科学出版社"十四五"普通高等教育研究生规划教材
医学影像技术研究生核心课程教材

供医学影像技术、医学影像学、生物医学工程、智能影像工程、
临床医学、预防医学等医学相关专业使用

医学 CT 成像技术学

主　　编　雷子乔　郑君惠　吕发金
副 主 编　陈　晶　刘义军　王世威　孙存杰　杨　明
编　　委（按姓氏汉语拼音排序）

陈　晶	中南大学湘雅医学院附属海口医院	孙存杰	徐州医科大学附属医院
		孙家瑜	四川大学华西医院
戴丽娟	河北医科大学第四医院	王世威	浙江中医药大学附属第一医院
郭文力	中国医科大学附属盛京医院	吴　岩	昆明医科大学第一附属医院
雷子乔	华中科技大学同济医学院附属协和医院	杨　明	华中科技大学同济医学院附属协和医院
李　健	陕西省人民医院	余佩琳	华中科技大学同济医学院附属协和医院
林盛才	广西医科大学第一附属医院		
刘建莉	兰州大学第二医院	张　艳	北京大学第三医院
刘义军	大连医科大学附属第一医院	张红迁	青海大学附属医院
吕发金	重庆医科大学附属第一医院	赵英明	中国科学技术大学附属第一医院（安徽省立医院）
梅习龙	中南大学湘雅二医院		
任　宏	浙江大学医学院附属邵逸夫医院	郑君惠	广东省人民医院
任福欣	山东第一医科大学附属省立医院	朱万安	吉林大学白求恩第一医院

科 学 出 版 社
北 京

内 容 简 介

本教材共九章，第一章为CT成像原理和设备构造，第二章为CT特殊成像技术，第三章为专用CT成像技术，第四章为CT辐射剂量，第五章为CT成像技术质量控制和设备管理，第六章为CT临床应用概要，第七章为各部位CT常规临床应用，第八章为心血管CT临床应用，第九章为CT成像的科学研究。在本教材相关知识基础上，系统介绍了医学CT成像基本知识和临床应用，叙述了各种CT设备基本构造原理和进展、检查技术方法、图像质量控制，注重医学CT成像技术的高级临床应用和科研素养培育。

本教材以临床实用为目的，强调实用性，避免与临床脱节，可供医学影像技术、医学影像学、生物医学工程、智能影像工程、临床医学、预防医学等专业学生及专业人员阅读参考，也可作为在职专业技术人员的培训教材和工具书。

图书在版编目（CIP）数据

医学CT成像技术学/雷子乔，郑君惠，吕发金主编. —北京：科学出版社，2024.6
科学出版社"十四五"普通高等教育研究生规划教材
医学影像技术研究生核心课程教材
ISBN 978-7-03-077593-1

Ⅰ.①医… Ⅱ.①雷…②郑…③吕… Ⅲ.①计算机X线扫描体层摄影–高等学校–教材 Ⅳ.① R814.42

中国国家版本馆CIP数据核字（2024）第017143号

责任编辑：钟　慧/责任校对：宁辉彩
责任印制：赵　博/封面设计：陈　敬

科学出版社 出版
北京东黄城根北街16号
邮政编码：100717
http://www.sciencep.com
北京中科印刷有限公司印刷
科学出版社发行　各地新华书店经销
*
2024年6月第　一　版　　开本：787×1092　1/16
2025年1月第二次印刷　　印张：17 1/2
字数：517 000
定价：98.00元
（如有印装质量问题，我社负责调换）

科学出版社"十四五"普通高等教育研究生规划教材
医学影像技术研究生核心课程教材
编审专家委员会

序

    为了顺应医学技术（一级学科）下医学影像技术（二级学科）及其亚学科快速发展的需求，紧跟新设备、新技术、新方法和新理论日新月异且更新周期不断缩短的发展步伐，科学出版社启动了科学出版社"十四五"普通高等教育研究生规划教材 医学影像技术研究生核心课程教材申报工作，为学科交叉性、融合性和前沿性的快速发展提供了良好的机遇。经医学影像技术研究生核心课程教材编审专家委员会研究决定，组织全国各省市的影像技术专家编写《医学数字 X 射线成像技术学》《医学 CT 成像技术学》《MR 成像技术学》《医学影像处理技术学》《医学影像信息与人工智能技术学》系列医学影像技术研究生教材，填补我国医学影像技术无研究生教材的空白。本系列医学影像技术研究生教材可供高等医药院校医学影像技术、医学影像学、生物医学工程、智能影像工程、临床医学、预防医学等医学相关专业使用。

    本系列研究生教材以《教育部 国家发展改革委 财政部关于加快新时代研究生教育改革发展的意见》（教研〔2020〕9 号）、《国务院办公厅关于加快医学教育创新发展的指导意见》（国办发〔2020〕34 号）、《普通高等学校教材管理办法》（教材〔2019〕3 号）、《教育部关于印发〈国家教材建设重点研究基地管理办法〉的通知》（教材〔2020〕1 号）和《普通高等学校本科专业类教学质量国家标准》等文件的精神为指导，全面深化普通高等学校教育改革，提升教育水平和培养质量，推进新医科建设。

    本系列研究生教材遵循医学影像技术研究生专业的培养目标，以临床实际问题为导向，以忠实专业要求、高于专业标准、强化研究专业、回归和服务专业为指导思想。坚持研究生教材的思想性、科学性、先进性、启发性、实用性和创新性的原则；本着源于本科教材的基本理论、基本知识和基本技能的基础上进行升华的理念；适应医学影像技术二级学科下相关亚学科的各种技术更新周期不断变短的趋势；紧跟相关学科新技术日新月异的发展步伐；追踪相关学科的新理论和新方法及新技术；强调学科的交叉性、融合性和前沿性。

    本系列研究生教材的编写倡导医学影像技术二级学科相关亚学科的应用技术理论化和理论知识实用化，力戒与临床脱节，强调实用性，避免纯理论。参加本系列研究生教材的编委大多是来自各地域的大学附属医院或教学医院临床第一线的"双师型"教师，具有丰富的教学经验和临床工作的实际体验。

    由于编者水平所限，书中如有缺点和错误，恳请广大读者不吝赐教，提出宝贵的改进意见。

余建明

2023 年 6 月

前　　言

　　《医学 CT 成像技术学》是科学出版社"十四五"普通高等教育研究生规划教材　医学影像技术研究生核心课程教材中的分册，主要供医学影像技术、医学影像学、生物医学工程、智能影像工程、临床医学、预防医学等医学相关专业研究生教学使用。本教材以《国务院办公厅关于加快医学教育创新发展的指导意见》（国办发〔2020〕34 号）、《普通高等学校教材管理办法》（教材〔2019〕3 号）、《教育部 国家发展改革委、财政部关于加快新时代研究生教育改革发展的意见》（教研〔2020〕9 号）为指导思想，根据教育部颁布的《学术学位研究生核心课程指南》和《专业学位研究生核心课程指南》开展编写工作。医学技术是近 20 年来在国内逐渐发展起来的新兴专业，2011 年国务院学位委员会和教育部公布了新的《学位授予和人才培养学科目录（2011 年）》，设立"医学技术"为一级学科（代码 1010），确定医学影像技术为医学技术一级学科下的二级学科，2017 年增设"医学技术"一级学科硕士、博士学位目录，并批准设立硕、博士点。本教材以研究生成长成才为中心，结合医学技术学科和医学影像技术学课程教学和人才培养特点编写，既考虑课程的前沿性，又考虑课程的实践性。

　　医学 CT 成像技术学是隶属于医学影像学下的学科，短短几十年其发展就出现了质的飞跃，CT 等医学影像设备的出现极大地影响了传统的临床诊疗体系，逐渐成为现代诊疗体系中不可或缺的一部分。本教材以现代医学影像技术学科体系的大影像学观为出发点，在本科教材相关知识的基础上，系统介绍了医学 CT 成像基本知识内涵、检查技术方法、高级临床应用和科研素养培育。

　　本教材的编写以临床实用为目的，倡导医学影像技术理论化和理论知识实用化，力戒纯理论，强调实用性，避免与临床脱节。参与本教材编写的编委均为来自各大学教学医院临床一线的教师，他们具有丰富的教学和临床工作经验，并根据他们各自的特长进行编写分工。

　　书中的不足之处在所难免，恳请广大读者不吝赐教，提出宝贵的改进意见。

雷子乔

2024 年 5 月

前　言

目　　录

第一章　CT成像原理和设备构造

第一节　CT成像原理

一、CT成像基础

计算机断层扫描（computed tomography，CT）是根据人体对X射线吸收率的不同，使用计算机重建方法得到人体二维横断面图像的影像设备。CT成像的基本过程为：X射线→人体→采集数据→重建图像→显示图像。X射线管产生的X射线对人体检查部位一定厚度的层面进行扫描，由探测器接收透过该层面的X射线，转变为可见光后，由光电转换器转变为电信号，再经模拟/数字转换器转为数字信号，输入计算机重建成横断面图像，最后由显示器显示图像（图1-1）。

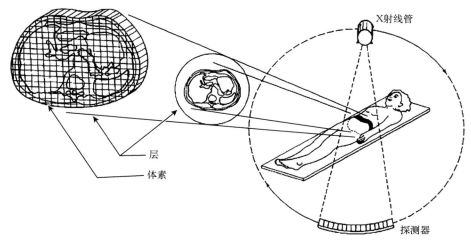

图 1-1　CT成像原理

CT成像是以X射线为能源，以X射线的吸收衰减特性为成像依据，以数据重建为成像方式，以组织密度差为CT成像的基础，使用数据采集和图像重建的方法获得CT图像。

二、CT成像基本过程

依据CT成像的过程，CT图像的产生可分为以下几个步骤。

1. 被检者被送入扫描区后，CT X射线管与探测器围绕被检者旋转扫描采集数据，所发出的X射线经由X射线管端的准直器准直。

2. X射线通过被检者后，源射线被衰减，衰减的射线由探测器接收，探测器主要分为闪烁晶体探测器和气体探测器。

3. 参考射线和衰减射线均转换为电信号，由放大电路进行放大，再由逻辑放大电路根据衰减系数和体厚指数进行计算和放大。

4. 经计算后的数据送给计算机前需由模数转换器将模拟信号转换为数字信号，然后再由数据传送器将数据传送给计算机。

5. 数据处理过程包括校正和检验。校正为去除探测器接收到的位于预定标准差以外的数据。检验是将探测器接收到的空气参考信号和射线衰减信号进行比较。校正和检验是利用计算机软件来重新组合原始数据。

6. 通过阵列处理器的各种校正后，计算机进行成像的卷积处理。

7. 依据扫描所获得的解剖结构数据，计算机采用滤波反投影法、迭代重建算法等进行图像重建。

8. 重建的图像再由数模转换器转换成模拟信号，传输到显示器显示，或传输到硬盘储存，也可交由激光相机打印胶片。

由此可见，CT X 射线管产生的 X 射线经准直器准直后，通过具有密度差异的被检者组织，部分能量被吸收，衰减后带有组织信息的 X 射线则由探测器接收，通过数据采集系统进行模数/数模数据转换后由计算机重建成横断面图像，继而由显示器显示出图像。因此，CT 是以 X 射线为能源，以 X 射线的吸收衰减特性为成像依据，以数据重建为成像方式，以组织的密度差为 CT 成像的基础，以数据采集和图像重建为重要环节的医学影像成像技术。

三、CT 图像数据采集

CT 图像数据采集的基本原理如图 1-2 所示，CT X 射线管与探测器成对称排列，每排探测器由 500～1000 个探测器单元组成。当 X 射线以扇形束的形式穿过被检者横断面时，X 射线被衰减，每个探测器单元会接收透过该层面的 X 射线并测量其衰减后的强度。单个探测器单元在每个角度每条射线上探测到的 X 射线信号强度可通过衰减定律方程进行计算。

$$I=I_0 \cdot e^{-\mu d} \tag{1-1}$$

式中，I_0 代表 X 射线在空气或未进入物体前的初始强度，I 为衰减后 X 射线强度，d 为物体厚度，μ 为物体的线性衰减系数，e 是自然对数的底。

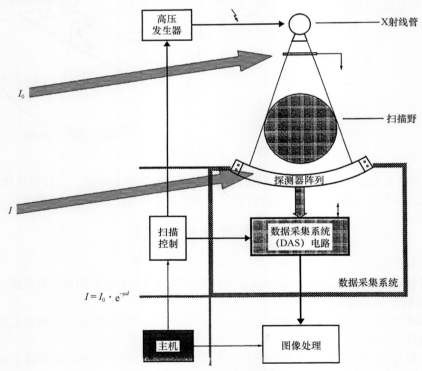

图 1-2　CT 图像数据采集的基本原理

早期 CT 图像重建多采用滤波反投影法，利用平行线束几何学原理进行断层图像重建，要求在图像重建前要把所获的扇形束投影数据转换为平行线束投影数据。在滤波反投影法的应用中，"重建函数核"代表对投影的高通滤波法，它决定图像的锐利度和噪声。重建图像用像素的数字矩阵来代表（通常为 512×512），每个像素代表被 X 射线束透射的体内欲成像层面的衰减系数。每个像素的 X 射线束衰减系数需要转换为 Hounsfield 单位（HU），范围为–1024～1024，作为以灰阶或彩色阶代表图像的基础。

四、CT 图像重建

CT 图像是用不同的灰度来表示的，反映器官和组织对 X 射线的吸收程度。黑影表示低吸收区，即低密度区，如含气体多的肺部；白影表示高吸收区，即高密度区，如骨骼。与常规 X 射线图像相比，CT 的密度分辨力（density resolution）高，即有高密度分辨力。因此，人体软组织的密度差别虽然小，也能形成对比而成像。

CT 图像重建就是运用一定的物理技术，以测定 X 射线在人体内吸收系数为基础，采用一定的数学方法，经计算机处理求解出吸收系数，在人体某剖面上的二维分布矩阵，再应用电子技术把此二维分布矩阵转变为图像画面上的灰度分布，从而实现重建体层图像的目的。CT 图像重建的本质就是吸收系数重建。简单来说，CT 扫描中 X 射线穿透人体的每个层面内的结构可以被分成多个小立方体［被称为体素（voxel）］，每个小立方体都对应一个单独的衰减信号，把这个信号输入到图像平面矩阵中相应的小格子［被称为像素（pixel）］中，把每一个体素的衰减信号都输入相应像素内，然后以不同的灰度反映出来，这就是 CT 图像重建的过程。

在图像重建过程中应满足以下基本要求：①应不失真地反映被测人体层面上的图像信息。只要图像采集的数据准确，就可以通过图像重建不失真地求解出图像矩阵，再现被测人体层面的图像信息，提供清晰的 CT 图像。②要在尽可能短的时间内完成计算。由于 CT 的图像重建是经过计算而重新构建图像的，因此计算时间要尽可能短，以适应临床高强度的工作。

螺旋 CT 的螺旋扫描方式与普通 CT 的间断式逐层扫描方式不同，其图像重建方式也不一样。螺旋扫描是在扫描床运动时，数据采集系统（data acquisition system，DAS）同步采集扫描数据，因而在图像重建时，必须考虑扫描床移动对图像重建带来的影响。单层螺旋 CT 常用内插法重建图像，多层螺旋 CT 则采用特殊的重建方法。

内插法是对重建图像的两端采集数据进行内插，使数据满足平面成像需要的方法。即取螺旋扫描数据段上的任何一点，将相邻两点扫描数据通过插值后，再做滤过投影并重建成一幅平面图像的方法。单层螺旋 CT 的图像重建，最常用的数据内插方式是线性内插（linear interpolation，LI），有 360° 和 180° 线性内插两种算法。360° 线性内插法是采用 360° 扫描数据以外的两点，通过内插形成一个平面数据。优点是图像噪声较小，缺点是实际重建层厚比标称层厚大 30%～40%，导致层厚敏感曲线（slice sensitivity profile，SSP）增宽，图像质量下降。

为改善图像质量，可用 180° 线性内插法。它采用靠近重建平面的两点扫描数据，通过内插形成新的平面数据。180° 线性内插法与 360° 线性内插法最大的区别是前者采用第二个螺旋扫描数据，并使第二个螺旋扫描数据偏移 180°，从而更靠近被重建的数据平面。180° 线性内插法重建改善了层厚敏感曲线，图像分辨力较高，但噪声增加。

螺旋 CT 也可进行非螺旋方式扫描，其扫描方式为 X 射线管不停地围绕被检者做圆周运动，X 射线管发出 X 射线时，扫描床静止，一层或多层扫描完成时，停止发射 X 射线，扫描床移动，再进行下一次扫描。此种非螺旋扫描方式，数据采集系统获得的扫描数据与普通 CT 扫描一致，为标准的断面数据，数据经处理后重建的图像为标准的断面像。图像重建特点是各扫描层面独自重建，每层面间无图像数据。

（雷子乔　杨　明　余佩琳）

第二节　CT 设备硬件构造

一、CT 设备的硬件

（一）静止部分结构

CT 设备的静止部分主要是扫描机架，图 1-3 是某国产 CT 扫描机架外形图，扫描机架内部结构包括 X 射线管、冷却系统和高压系统等。传统机架通常可根据检查需要进行 ±20° 或 ±30° 的倾斜，但现在的超高端 CT，由于探测器越来越宽，机架厚度也越来越大，所以舍弃了机架倾斜的功能，多采用数字倾斜式进行电子角度调节。

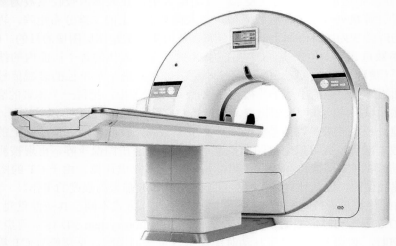

图 1-3　CT 扫描机架外形

（二）旋转部分结构

CT 设备的旋转部分结构主要由以下几部分组成。

1. X 射线发生装置　与普通 X 射线机的 X 射线管一样，分为固定阳极管和旋转阳极管两种。固定阳极管的长轴与探测器平行，旋转阳极管的长轴与探测器垂直。固定阳极管主要用于第一和第二代 CT 机，扫描时间长、产热多，采用油冷或水冷强制冷却，目前已基本淘汰。旋转阳极管多用于第三和第四代 CT 机，因扫描时间短，要求管电流较大（一般为 100~1000mA），采用油冷方式。在高压电场的作用下，活跃状态的自由电子由阴极高速撞击阳极钨靶发生能量转换。约 98% 转换为热能，2% 形成 X 射线经窗口发射到 X 射线管外对被检者进行照射。所以 X 射线管在工作过程中需要良好的散热以维持工作。

2. 冷却系统　一般扫描机架内有两个冷却电路，即 X 射线管冷却电路和电子冷却电路。无论是旋转阳极管还是固定阳极管，在扫描过程中均会产生大量的热，影响电子的发射，更为严重的是导致靶面龟裂，影响 X 射线质量，所以冷却是必须的。X 射线管通过绝缘油与空气进行热交换，扫描机架静止部分则用风冷或水冷进行热交换。主计算机根据扫描参数预算热量值，当预算值超过正常范围时，扫描软件会给出提示，操作者可通过修改扫描方案，如缩短扫描范围、降低管电压和管电流、增大螺距等方法完成扫描。

目前业内成熟的 X 射线管散热技术是"透心凉"直冷散热技术和零兆球管，均可以为提高 X 射线管的使用寿命提供良好的保障。

（1）"透心凉"直冷散热技术：是最早应用于数字减影血管道影（DSA）上 X 射线管技术，其最主要原理在于旋转轴承上的导油槽，导油槽的刻画条纹正好和汽车的轮胎条纹相反，把高压油往里挤，带走热量，直接冷却阳极靶面。

（2）零兆球管（straton tube）：又称电子束控管，其最主要的改进之处是将阳极靶面从真空管中分离出来，使阳极靶的背面完全浸在循环散热的冷却油中，将以往阳极靶面的间接散热改为直接散热，大大地提高了X射线管的散热效率（比普通CT X射线管散热率提高了5～10倍），满足了长时间扫描、连续工作的要求。同时由于散热效率的提高，阳极靶的直径可减小到120mm（普通CT X射线管阳极靶的直径通常为200～300mm），阳极靶直径的减小同时使X射线管的体积减小和重量减轻。另一个改进是旋转轴，以往所有的X射线管都是阳极旋转，阴极部分是固定的，而零兆球管的阴极部分也增加了一个轴承，与阳极靶一起在真空管中同时旋转，这个改进使阳极的机械旋转性能更稳定，更有利于阳极旋转速度的提高。

为了给X射线管提高热容量，各厂家还采用了所谓的"飞焦点"设计，即X射线管阴极发出的电子束，曝光时交替使用，其变换速率约1.0ms，利用锯齿形电压波形的偏转，导致电子束的瞬时偏转，使高压发生时电子的撞击分别落在阳极靶不同位置上，从而提高了阳极的使用效率，并能提高成像的空间分辨力。

扫描架散热有以下3种方式：一级水冷、二级水冷和直接风冷。

一级水冷方式是使用室外制冷机或医院的冷水系统提供的8～10℃的冷水循环，直接进入扫描架进行温度调节，根据扫描架内的实际温度调节控制水循环的流量，使扫描架内温度达到稳定。

二级水冷方式是上述8～10℃的冷水循环并不直接进入扫描架，而是通过温度交换装置，温度交换后的二级水冷内循环进入扫描架的散热系统（图1-4）。二级水冷内循环进入扫描架，通过散热器吸收热量，循环回来的温度较高的水经过温度交换器将热量传递给一级水冷外循环。根据扫描架内的实际温度调节控制二级水冷循环的流量，使扫描架内温度达到稳定。

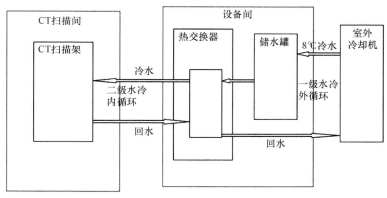

图1-4　CT冷却系统

直接风冷方式是机架直接通过扫描间的空调风冷却，使扫描架温度保持稳定。

3. 准直器　在X射线管保护套里有阳极靶，X射线束仅从窗口射出，而CT扫描需要非常小的扇形放射源，所以必须调节Z轴方向厚度，以得到不同的扫描层厚，并抑制散射线、减少辐射、提高图像质量（图1-5）。

CT机一般有两套准直器，一套在X射线管侧，称前准直器，控制放射源；另一套在探测器一侧，称后准直器。前准直器在Z轴方向在扫描控制单元（scanning control unit，SCU）的控制下变换不同的宽度以决定扫描层厚，前准直器在X轴方向的长度（d）决定X射线束的扇形角度（α）（图1-6），不同的CT机α或d有差异；后准直器主要起到减少散射线，减少读数误差，与前准直器配合，完成切层厚度的作用。在SCU控制下前、后准直器在Z轴方向需要绝对平行，扇形束必须覆盖探测器排列在X方向的全范围，且放射源焦点到每一个探测器距离相等。

在第三代CT以后，得益于焦点尺寸变小，经滤过器和前准直器的调整，X射线束具有很好方向性；同时探测器窗口很小，中心射线以外的散射线很难到达探测器；随着扫描速度加快，前后准直器的协调难以同步，影响探测器接收质量，所以第三代以后的 CT 机都不加后准直器。

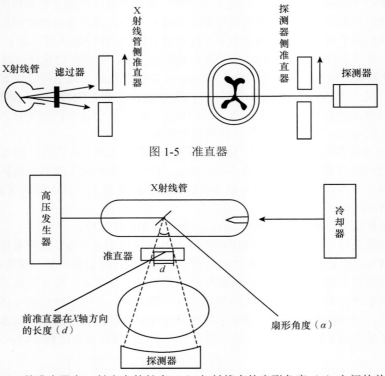

图 1-5　准直器

图 1-6　前准直器在 X 轴方向的长度（d）与射线束的扇形角度（α）之间的关系

4. 滤过器/板　由于从 X 射线管发出的放射线是一束包含不同能量的辐射，其中有不同数量的长波和短波，当具有一定能量的电子接近靶原子核附近时，在核电场力的作用下会改变运动的速度和方向，电子会因能量的减小而离开碰撞点，在此过程中，该电子能量的损失变为连续放射。由于每个电子的能量不相等，碰撞方式也不相同，所以光子的能量也不相等。因此，X 射线是由不同波长组成的连续光谱。在实际使用中，CT 机所产生的 X 射线也是多能谱的，而 CT 扫描必须要求 X 射线束为能量均匀的硬射线，所以从 X 射线管发出 X 射线必须进行过滤。

CT 机中使用的滤过器/板（又称楔形补偿器）的作用是吸收低能量 X 射线，优化射线的能谱，减少被检者的 X 射线剂量，并且使通过滤过后的 X 射线束，变成能量分布相对均匀的硬射线束。圆形物体（CT 检查被检者的横断面近似圆形）由于形状的原因，对 X 射线衰减吸收不一样，射线硬化的产生也有所差别，但这些变化探测器无法检测到，为了纠正射线硬化不一致的现象，CT 扫描仪中使用了专用的滤过器。

第一代 CT 机的滤过器是一个方形、中间呈弧形凹陷的水箱。目前 CT 机的滤过器/板主要有：① X 射线管的固有滤过，通常为 3mm 厚的铝板，有时也使用 0.1～0.4mm 厚的铜板；②"适形"滤过器［如"蝴蝶结形"（bow-tie）］，形状为两面凹陷、剖面观类似蝴蝶结形状的高密度物质，目的是适应人体形状射线衰减的需要。"蝴蝶结形"滤过器中心部分无法滤除散射线，而四周可很好地滤除散射线，在滤除低能射线、去除散射线、降低到达探测器射线能的动态范围的同时减少被检者的辐射剂量。"蝴蝶结形"滤过器常采用特氟龙［聚四氟乙烯（polytetrafluoroethylene）］为材料，该物质原子序数低、密度高，非常适合作为"蝴蝶结形"滤过器的材料。X 射线管的固有滤过和"蝴蝶结形"滤过器通常都置于 X 射线管的窗口前，为保证图像质量，CT 机中必须使用滤过器，但使用滤过器的同时也增加了 X 射线的输出量。

5. 探测器（detector）　是一种能量转换装置，用来收集电离电荷。探测器分为气体探测器和固体探测器两种。气体探测器主要有电离室、正比计数器、盖革计数器等；固体探测器主要分为半导体探测器和闪烁晶体探测器两种，无论哪种探测器必须具备以下条件。

（1）电源适应性强：不同电压均能正常使用，有良好的均匀性。

（2）动态范围宽：强弱信号都能检测，灵敏度高。

（3）余辉时间短：截止性能好。

（4）成分稳定：受理化因素影响小、寿命长。

（5）体积小：空间配置容易。

气体探测器技术应用的是气体电离室，探测器管套内排列着数百个至数千个单独通道，每一个通道为一个最小单元。电离室的两个电子阴极被连到高压电源，阳极连接到电流/电压转换电路（图1-7）。当X射线进入探测器，极板间氙气被电离，形成带电离子，在电场作用下，带电离子沿着场线形移动形成电流。该电流在外电路电阻中就会产生一个电压信号，输送到检测电路。气体探测器结构如图1-8所示。

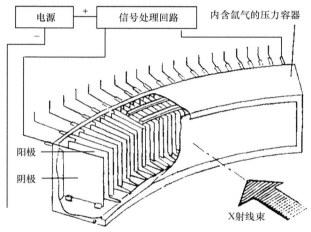

图1-7　电流/电压转换电路

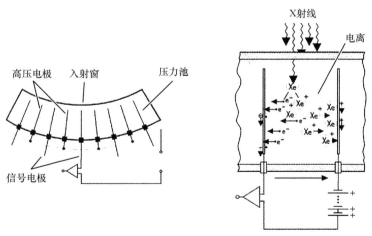

图1-8　气体探测器结构

　　目前，CT机上所用的气体探测器多采用化学性能稳定的惰性气体氙气（xenon，Xe）或氪气（krypton，Kr）等。气体探测器稳定性好，几何利用率高，但光子转换率低，通常使用高压气体（10～15个大气压）来提高气体分子密度，增加电离概率，增强灵敏度。

　　闪烁晶体探测器是利用某些晶体受射线照射后发光的特性制成的，由边长为0.8～1mm的单个探测器单元组成，由闪烁体［例如氧化钆或硫氧化钆（GOS）、Lumex 和 LuTag］制成，其背面连接有光电二极管（图 1-9）。当 X 射线照射晶体后，原子接受 X 射线光量子的能量，产生激发或电离，处于激发状态的原子返回到基态时，释放能量，这种能量以荧光光子的形态出现（荧光现象）；荧光经光导传给光电倍增管的光电阴极上，其上的光电敏感物质发出光电子，光电子经聚焦投射到光电倍增管的联极，经联极光电倍增后，光电子打在阳极上，并在输出电阻上形成一个电压脉冲（该脉冲幅度与被探测器单元探测到的放射强度成正比），再经前置放大后，输送到检测电路。

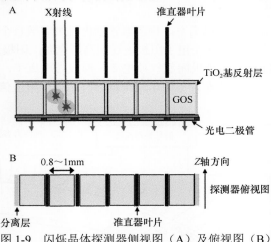

图 1-9　闪烁晶体探测器侧视图（A）及俯视图（B）

Z 轴方向是被检者的纵向。由闪烁体（如 GOS）制成的探测器单元吸收 X 射线并将其能量转换为可见光（浅色圆圈）

常用的闪烁晶体有碘化钠（NaI）、碘化铯（CsI）、锗酸铋（BGO）等。BGO 具有残光少，转换效率高，易加工不易潮解，不易老化，性能稳定等优点，因而被多种 CT 设备广泛采用。

探测器是 CT 的核心部件，负责收集穿过人体衰减后的 X 射线，并将这些信息转换成数字信号输入计算机处理，现在的探测器基本是采用固体闪烁计数型探测器。大多数主流厂家目前都采用高效稀土陶瓷（UFC）作为探测器主要材料，可将 X 射线利用率提高到 99% 以上。

探测器还有一个关键技术（最薄层厚），最初的单排 CT 依靠准直器来改变层厚，进入多层螺旋 CT 时代后，不再需要准直器来改变层厚，而是采用阵列式探测器，将最薄层厚缩减到了亚毫米级别。

随着后 64 排 CT 时代的到来，探测器宽度越来越宽，有厂家推出了球面探测器从而解决了由探测器加宽而带来的锥形线束对图像质量的影响。16 排以下 CT 通常采用不等宽设计，Z 轴中间为亚毫米，两侧为中心厚度的两倍，以达到兼顾精细扫描和覆盖范围的效果。而 64 排以上 CT 随着探测器加宽，速度提升，大都采用等宽亚毫米探测器设计，Z 轴方向上每个探测器单元都是亚毫米，且层厚相同。

（三）高压系统

高压系统包括高压发生器和稳压装置。高压发生器产生 X 射线的形式主要为连续 X 射线发生器和脉冲 X 射线发生器，CT 机对高压的稳定性要求很高，电压波动会影响 X 射线能量，而 X 射线能量与物质的衰减系数 μ（又称吸收值）密切相关，CT 图像是计算机求解吸收值而重建出来的，显然电压的波动会影响到图像质量。一般说来，CT 值的精度误差要求在 0.5% 以下，这就要求高压发生器的高压稳定度必须在 1/1000 以下。因此，任何高压系统必须采用高精度的反馈稳压措施。新机型多采用高频逆变高压技术，这种电压一致性好，稳定，纹波干扰小，图像分辨力更高。

（四）CT 操作台

1. 计算机系统　CT 机的计算机处理系统由主计算机和阵列计算机两部分组成。主计算机是中央处理系统，它与多点控制单元（MCU）、扫描控制单元（SCU）、整机控制单元（HCU）等各部分利用 I/O 接口，通过数据系统总线进行双向通信，从而控制 CT 整个系统的正常工作。其主要功能有：①扫描监控，存储扫描所输入的数据；② CT 值的校正和输入数据的扩展，即进行插值处理；③图像的重建控制及图像后处理；④ CT 自身故障诊断。

阵列处理器（array processor，AP）是 20 世纪 60 年代发展起来的计算机技术。CT 扫描速度快、数据量大、成像质量要求高，并要求实时重建，普通计算机难以完成这项工作，因此必须由专用的数据处理设备——阵列处理器来完成。它与主计算机相连，在它的控制下高速进行数据运算（每秒可达数十兆次），本身不独立工作。AP 系统中有多条总线，如数据总线、进行加法浮点运算的输入输出总线、进行乘法浮点运算的输入输出总线、控制总线等。

SCU 安装在扫描机架内。SCU 自身的中央处理器（CPU），连接在数据总线和控制总线上，接受来自主计算机的各种操作指令和向主计算机发送请求命令和输送数据。CT 机的扫描过程都是在主计算机控制下，由 SCU 来完成的。SCU 控制的硬件主要有调整单元、脉冲控制、旋转控制和遮光板控制等。如扫描旋转停止、复位电路、控制检查床升降移动及扫描架倾斜、扫描旋转运动，控制检查床的水平进退运动和 X 射线的发生、扫描的开始和中断等都由调整单元控制。机架里面设有各种检测探头，如旋转速度检测、机架倾角、床面位置等，将检测信号通过数据总线传给主计算机，主计算机通过控制总线给 SCU 发出指令。SCU 对准直器的调节是根据主计算机的预设层厚，相关电路自动调节准直器缝隙间距，控制扫描层厚。

操作系统又称人机对话系统，主要通过操作台完成。操作台是操作人员与计算机对话的工作平台。扫描参数的编辑、设定、扫描过程的控制、观察分析、被检者资料的输入及机器故障诊断均在操作台完成。

2. 图像重建系统　图像重建系统的作用是接收原始数据并进行重建运算获得 CT 图像。重建的实质是求解人体二维平面各体素对 X 射线的衰减系数，现代 CT 图像数据庞大，要求重建计算机内存大、运算速度快、存储容量大。

随着计算机技术的快速发展，现代 CT 采用高性能工作站进行图像重建。工作站一般配置多个多核处理器、大容量内存及大容量的磁盘阵列。有的厂家采用多台工作站协同工作，共同组合成图像重建柜。部分 CT 设备将专业图形处理单元（graphics processing unit，GPU）集成在控制主机中完成重建运算，在一定程度上简化了系统结构。

CT 图像重建系统一般包括原始数据接收处理、重建运算、任务控制及图像输出等模块。图像重建不但对计算机硬件性能要求较高，重建算法也是 CT 成像中的关键技术。不同的成像方式需要采用不同的算法，相同的原始数据、不同算法获得的图像差别巨大。随着计算机性能的进步，相较于传统的滤波反投影法，迭代重建技术能在较少投影数据下重建图像，使低剂量 CT 成像成为临床常规。

（五）图像显示及存储装置

显示器的作用是通过键盘与计算机对话（其包括被检者资料的输入、扫描过程的监控等）和扫描结果图像的显示。通常显示图像采用高分辨力显示器。其性能指标主要为显示分辨力，一般以点阵和线表示。另外与显示分辨力有关的是重建后图像的显示矩阵、像素大小和位深等。

CT 的图像存储设备分别由硬盘、磁带、软盘和光盘等组成，它们的功能是存储图像、运行操作系统及故障诊断软件。在一次扫描后，采集的原始数据先存储于硬盘的缓冲区，待重建处理后生成图像，再存入硬盘的图像存储区，从磁带、光盘等存取图像往往也通过硬盘作中介。由于 CT 属于数字成像设备，为保证图像的动态范围，存储都采取数字二维像素阵列方式。多数情况下，

CT 图像的矩阵大小是 512×512 或 1024×1024，深度是 8~12 个比特，灰阶范围是 512~4096。因此，一幅分辨力为 512×512 的 CT 图像约需 0.5MB 的存储空间，如一次 CT 检查有 500 幅图像，则需要约 250MB 的存储空间。

（六）CT 检查床

检查床的作用是在手动或系统自动控制下精准地移动被检者到预定位置。检查床由床面板和底座构成。床面板一般由强度高、重量轻、对 X 射线衰减小的碳纤维组成。床体的运动包括垂直和水平两个方向。检查床的升降一般采用底座电机加斜体蜗杆驱动，床体的升降范围由底座上的行程开关控制，床面高度通过尼龙绳带动编码器测量获得，并在机架面板上显示。床面板的移动由精密步进电机驱动螺纹丝杆完成。床面水平移动的精度直接决定了切片厚度的精度，单层螺旋 CT 中，切片厚度决定图像的层厚，图像扫描最薄层厚可达 1mm；多层螺旋 CT 中，图像最薄层厚＜0.5mm，因此床面移动定位精度要求极高，一般要求误差≤1mm。随着机架转速和扫描速度的提升，对床面移动速度和移动精度也提出了更高要求，绝对误差一般要求＜±0.5mm，部分高端 CT 可达±0.25mm。

扫描床附件包括额外的填充料和支撑固定配件，以避免不适和疲劳感，给被检者和医务人员以安全感。支撑固定配件包括不同的衬垫、固定件、臂托、头托和床垫、床面延长板等。

二、CT 设备硬件的研究进展

近年来，CT 硬件技术的发展已经从以往的单纯在机械上追求机架超高转速、探测器超宽覆盖和 X 射线管超大热容量，转向潜在的颠覆性技术，如光子计数探测器，用以提供更高空间分辨力，更低图像噪声和双/多能量成像。

（一）X 射线管技术

为了获得更快的扫描速度，同时在应用低千伏扫描协议时，减少 X 射线辐射，需要提高 X 射线管输出管电流，以获得更高的 X 射线管功率。

临床要在尽量短的扫描时间内完成被检者大范围的 CT 成像，需要更快的 X 射线管转速和移床速度，因此需要更大的管电流和更高的球管输出，更高的管功率并不意味着更高的被检者剂量，相反，它是降低被检者剂量的基础。新的直接（或主动）冷却还优化了球管散热以将冷却延迟降至最低。直接冷却的方式有两种：一种是旋转外壳管，其中阳极与外壳接触并且外壳与冷却介质接触，阳极、阴极和外壳作为一个整体一起旋转；另一种是使用螺旋槽轴承技术，该技术取代了传统的滚珠轴承，并且其中液态金属不仅用于润滑（非磨料接触）而且用于主动冷却阳极。

现在的新款设备还引入了专用的前置滤波器来修饰 X 射线光谱形状，并有选择地从光束中去除低能光子，否则这些光子将被被检者吸收而不是到达探测器。用 100kV 和锡滤过（Sn 滤过）扫描胸部，使胸部 CT 在常规胸片（有效剂量＜0.2mSv）的曝光水平下成为可能，非常适合未来的筛查项目。如在某厂家 CT 中使用 0.4mm 厚度的 Sn 滤过器，可以吸收所有发射光子的约 90%，因此球管输出的管电流需要很高，以在探测器端产生适当的信号。需要高管电流输出的另一个原因是需要使用低管电压扫描协议进行快速扫描。在临床应用中，低管电压下扫描可增加碘对比度，并可减少对比剂用量。因此，选择低管电压是减少 X 射线辐射和对比剂用量的有力工具。100kV，甚至 70kV 扫描已经成为新的成像标准，它可在降低对比剂用量和辐射剂量的同时保证图像质量。

X 射线管的输出也受系统锥角的影响，锥角与探测器排数有关（图 1-10），如果以相同的空间分辨力（X 射线束的宽度）进行比较，阳极角较小的球管（图 1-10A）允许更宽的电子束，因此比阳极角较大的宽锥形线束扫描（图 1-10B）的球管功率要大得多。随着球管功率的增加，可以使用更厚的前置滤波器（图 1-10A），并且可以使用更少的 X 射线剂量。

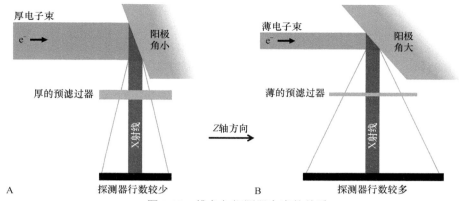

图 1-10 锥角与探测器宽度的关系

X 射线管的阳极角必须随着 CT 系统的锥角而增大。然而，较大的阳极角意味着电子束的消磁作用较小，为了获得相同的空间分辨力，必须在 Z 轴覆盖范围更宽的系统中使用更窄、功率更小的电子束，以避免阳极熔化，相应地，较低的 X 射线功率限制了辐射剂量减少的可能性。有厂家在 2018 年北美放射学会（RSNA）上宣布了一种新的 CT 球管，可在其宽体探测器 CT 中使用，即使在大锥角和阳极角情况下为 16cm 探测器提供在 70kV 和 80kV 下的 1300mA 的管电流。

（二）滑环技术

非螺旋 CT 机 X 射线管系统的供电及信号的传递是由电缆完成的，扫描时球管随机架做往复旋转运动，电缆易缠绕并且影响扫描速度的提高。

近年来，在 CT 扫描机架旋转过程中去掉了电缆，代之以铜制的滑环和导电的碳刷，通过碳刷和滑环的接触导电得以使机架能做单向的连续旋转，此即滑环技术。滑环可有盘状滑环和筒状滑环两种类型。盘状滑环形状类似圆盘，其导通部分设在盘面上，而筒状滑环呈圆筒状，它的导通部分则位于圆筒的侧面。导电刷通常有两种类型，即金属导电刷和混合导电刷。金属导电刷采用导电的金属和滑环接触，每一道滑环有两个金属导电刷游离端与其接触，目的是增加可靠性和导电性。混合导电刷采用导电材料银石墨合金（又称碳刷）与滑环接触，同样，有两个导电刷游离端与滑环接触。

滑环的传导方式根据 X 射线产生部分接受电压的高低，可分为高压滑环和低压滑环。高压滑环通过滑环传递给 X 射线发生器的电压达上万伏，而低压滑环通过滑环传递给 X 射线发生器的电压为数百伏。

低压滑环采用只有数百伏特的交流电源，根据 X 射线发生控制信号，借助于导电刷将电流送入滑环。在低压滑环供电方式中，电流进入滑环后，由滑环将电流送入高压发生器，再由高压发生器把高电压送给 X 射线管。低压滑环的 X 射线发生器、X 射线管和其他控制单元全部都安装在机架的旋转部件上。

在高压滑环供电方式中，交流电源直接供电给高压发生器，由高压发生器将高电压送入滑环，然后再输送给 X 射线管。高压滑环一般采用小型高频发生器，并且高压发生器不安装在旋转的机架上。高压滑环易发生高压放电导致高压噪声，影响数据采集系统并影响图像质量。低压滑环的 X 射线发生器须装入扫描机架内，要求体积小、功率大的高频发生器。目前，CT 机都采用低压滑环。

（三）探测器技术

在医学 CT 成像中，X-Y 轴平面代表被检者的横截面，而 Z 轴方向代表纵轴。1 个典型的探测器阵列由 800～1000 个平面内探测器单元和多达 320 个 Z 轴方向探测器行组成。更多行的总体优势是沿被检者纵轴同时采集更多数据，这主要允许提高扫描速度。1992 年，埃尔辛特（Elscint）公司推出了第 1 个第三代 CT 系统，该系统具有两排探测器。随着基于闪烁陶瓷的固态探测器的出现，各厂家在 1998 年相继推出了 4 排探测器阵列。从那时起，一场关于追求探测器排数（或每次旋转后的切片数）的竞赛持续了近 20 年，如今的高端 CT 系统在 Z 轴方向上有 192～320 个探测器排列，最大探测器宽度在等中心位置为 16cm，可在一次旋转中覆盖更多的解剖结构，扩大了动态 CT 的覆盖范围；但随着探测器宽度的增加，散射线增加、锥形束伪影和足跟效应等影响图像质量的伪影纷纷出现。

在引入 64 层扫描仪之前，每次旋转获取的切片数与探测器排数是相等的，而有厂家采用了一种称为"焦点倍增"的技术，该技术不仅在 X-Y 轴方向使每个探测器行的射线数增加一倍，而且在 Z 轴方向使用焦点的周期性运动，使在 Z 轴方向获得的独立切片数增加一倍，后来在推出 256 层 CT 时也采用了这个技术，虽然其层数翻了一番，但探测器的总宽度（以及探测器行的数量）并没有改变。

CT 探测器技术的最新进展涉及较小探测器元件和光子计数探测器。采用传统探测器技术的 CT 系统多使用 0.5mm、0.6mm 或 0.625mm 厚的探测器行，空间分辨力较高的是佳能 Aquilion Precision，其采用超高分辨力扫描时，探测器像素尺寸为 0.25mm×0.25mm，该系统能够提供超高空间分辨力的 CT 图像。该技术不同于西门子的超高分辨力模式，后者在探测器阵列前引入了 UHR 梳状或栅极，以提高空间分辨力。

传统的 CT 探测器技术中，X 射线被间接地转换为电信号，未来可能被光子计数探测器所取代。光子计数探测器可通过半导体［如碲化镉（CdTe）、碲化镉锌（CZT）或硅（Si）］直接将 X 射线光子转换成电流，其在顶部的阴极和半导体层底部的像素化阳极电极之间施加高压（800～1000V）（图 1-11），在半导体（如 CdTe 或 CZT）中吸收的 X 射线产生电子-空穴对，这些电子-空穴对在阴极和像素化阳极之间的强电场中分离。三个左侧探测器单元指示了潜在的亚像素结构。被吸收的 X 射线产生电子-空穴对，这些电子-空穴对被强电场隔开。电子漂移到阳极上，产生纳秒级的短电流脉冲。脉冲整形电路将其转换为半高宽为 10～15ns 的电压脉冲。电压脉冲的脉冲高度与 X 射线光子的能量 E 成正比，一旦这些脉冲超过阈值，就会对其进行计数（图 1-12）。光子计数探测器中吸收的 X 射线感应的信号脉冲一旦超过阈值 T_0 即被计数，T_0 的典型能量为 25keV，远高于低振幅基线噪声。在更高能量下的三个附加阈值（50keV 下的 T_1、75keV 下的 T_2 和 90keV 下的 T_3）也被指示，在不同能量阈值下的计数同时读出提供光谱解析的探测器信号。

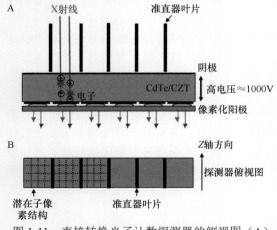

图 1-11 直接转换光子计数探测器的侧视图（A）和俯视图（B）

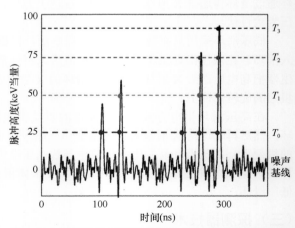

图 1-12 光子计数探测器吸收的 X 射线感应读出机制

　　根据材料的不同，探测器由 1.4～30mm 厚的半导体层组成。由于 CdTe 和 CZT 光子计数探测器具有较高的原子序数，因此可采用较薄的层厚。硅基 CT 光子计数探测器（图 1-13）由于探测器材料的原子序数较低，故采用较厚的层，更大的厚度使得光子计数能够被分割成更大的体积，更大体积上的分布可能有助于缓解脉冲堆积效应（即在上一个光子的信号还未衰减时新的光子已到达），但其探测效率低。

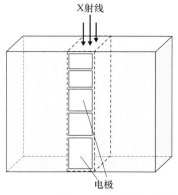

图 1-13　硅基 CT 光子计数探测器结构

　　因为单个 X 射线光子产生的信号可在下一个光子到达之前衰减，所以可以对单个光子进行量化。为了避免"堆积"效应，光子计数探测器的像素通常小于传统探测器，每个信号下的面积与进入的 X 射线光子的能量成正比，在将该区域转换为高度分析之前对电脉冲进行平滑处理，然后与阈值电压进行比较，通常将 2～4 个阈值构建在一个像素中，因此可分离多达 4 个能级（或能量仓）。光子计数探测器与传统探测器相比有多个潜在优势：①由于没有电子噪声，所以噪声更小。②由于统计误差产生的噪声较小（斯旺克系数）。③由于可实现统计上的最佳能量箱加权，可降低噪声。④如果以较低的空间分辨力重建小像素数据，则噪声较小。⑤像素更小，空间分辨力更高（避免重叠）。⑥光谱信息，通常有 2 或 4 个能级。因为计数的处理是纯数字的，可以更容易平衡噪声和辐射剂量，不再需要特定的高分辨力或双能谱协议，因为这些信息可从原始数据中获得。图 1-14 比较了使用常规探测器阵列的 CT 系统和具有匹配成像参数的光子计数探测器 CT 对低对比度体模的扫描，当在相同的 MTF 和相同的剂量下工作时，光子计数探测器的图像质量明显优于传统的 CT 探测器。光子计数探测器可在 4 种不同的探测器模式下工作（图 1-15、图 1-16），其中锐利（Sharp）和超高分辨力（UHR）模式是最通用的。图 1-15 显示光子计数探测器 CT 原型系统提供的几种不同读出模式，它们在空间分辨力和能量箱数量上有所不同。该图显示了一个像素的布局，该像素被分成 4×4 个子像素，从中将相同颜色的子像素合并（添加计数），然后再读出。这些子像素中的数字表示能量箱编号。例如，"12"表示可以同时读取箱 1 和箱 2，

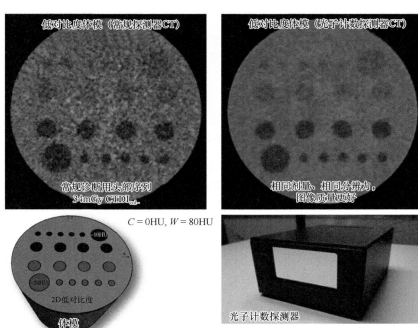

图 1-14　常规探测器 CT 和光子计数探测器 CT 系统的图像质量和对比度分辨力的比较

Sharp 模式是高分辨力和低分辨力像素的组合，因此在此插图中需要两个面板。图 1-16 显示了在常规模式（Macro 模式）（iso 中心为 0.5mm 像素大小）和 Sharp 模式（iso 中心为 0.25mm 体素大小）下使用相同剂量扫描的猪腿。图 1-16A 用标准的 B60f 卷积核（f 表示 Z 轴飞焦点）以匹配的分辨力重建。因为在 Sharp 模式下使用较小的像素，所以图像的噪声较小。图 1-16B 使用更锐利的卷积核（B80f 和 B80f）重建，以获得 Sharp 模式更高的分辨力。

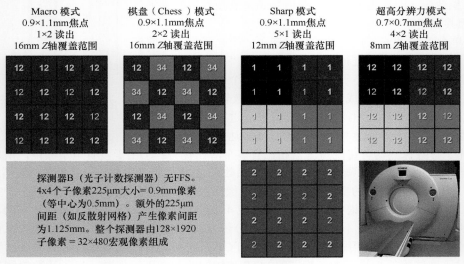

图 1-15　光子计数探测器 CT 不同的读出模式

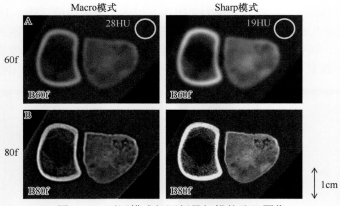

图 1-16　不同模式相同剂量扫描的猪腿图像

与现有的双能量采集技术相比，光子计数探测器通常被认为能提供更好的能量分离和更少的光谱重叠。然而，不可避免的物理效应降低了能量分离。在像素边界附近被吸收的 X 射线产生的电流脉冲在相邻探测器单元之间被分割（"电荷共享"），这导致将一个高能 X 射线光子错误计数为几个较低能量的碰撞。Cd 和 Te 的 K 边分别为 26.7keV 和 31.8keV，入射 X 射线可能使探测器材料的 K 电子电离，立即重新填充空的 K 壳层，释放 K 壳层荧光能量 E_{fluro} 处（E_{fluro} 是 K 壳层荧光 X 射线能量）的特征 X 射线，这些 X 射线被重新吸收，并在探测器单元本身或相邻单元中以较低的能量计数（"K 逃逸"）（图 1-17）。总之，高能 X 射线光子可能在较低能量下被错误计数，光谱分离及空间分辨力可能会降低。

光子计数探测器是未来医用 CT 的一项很有前途的新技术，临床试验展现了其很好的潜力，可能使临床 CT 达到一个全新的性能水平（图 1-18、图 1-19）。图 1-19 显示了犬模型中三种不同的对比剂分离，扫描数据由临床光子计数 CT 原型获得，并在四个能量箱（25～50keV、

50～75keV、75～90keV 和 90～140keV）中读取。在扫描 1d 前服用铋，扫描前 30s 静脉注射钆对比剂，然后在 3min 后静脉注射碘剂，以同时观察肾脏增强的不同阶段。图 1-19A 为钆注射后 30s 获取肾皮质钆增强峰值的图像，图 1-19B 为碘注射 220s 后在肾皮质处采集的图像，图 1-19C 为主动脉、肾皮质、髓质与骨盆中钆和碘的增强曲线。

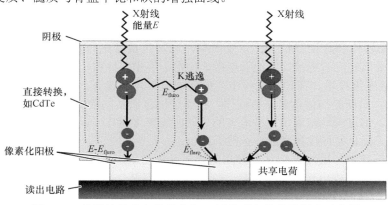

图 1-17　像素边界的电荷共享和 K 逃逸引起的能量损失示意图

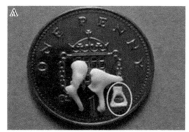
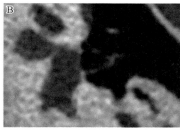
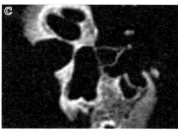

彩图 1-18

图 1-18　镫骨（A 黄色圆圈）的大小约为 2mm×3mm。通过医用 CT（图 B）和带光子计数探测器的单源 CT（图 C）原型获取样本图像，空间分辨力显著提高

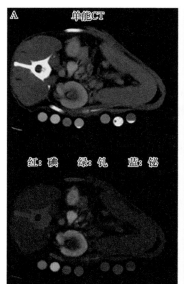
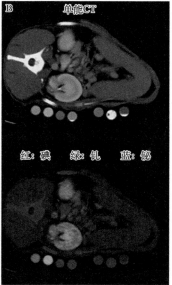
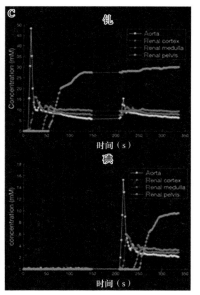

彩图 1-19

图 1-19　在犬模型中通过多物质分解同时成像三种不同对比剂

A. 钆注射后 30s 获取肾皮质钆增强峰值的图像；B. 碘注射 220s 后在肾皮质处采集的图像；C. 主动脉、肾皮质、髓质与骨盆中钆和碘的增强曲线

（雷子乔　杨　明　余佩琳）

第三节　CT 设备软件组成

一、扫描软件

（一）常规扫描软件

CT 常规扫描软件参数设置较 MR 系统简单，通常包括管电压、管电流、螺距等固定参数，根据设备不同，还有自动管电流、智能管电压、大螺距等相关参数。

1. 3D 自动管电流技术　在扫描过程中，根据被检者体型在 X、Y、Z 轴上的变化，可自动调节相应的毫安量。简便的扫描剂量调节程序，在保证图像质量的前提下，能将任何体型被检者的扫描剂量最小化。通过自动精确识别被检者的形体曲线变化，3D 自动毫安功能可在扫描的同时实时调节扫描剂量，保证了图像质量的一致性。

2. 智能管电压技术　虽然 X 射线管发出的辐射是管电压和电流相互作用的结果，管电流与辐射剂量呈线性关系，而管电压与辐射剂量之间的关系较复杂，其近似与管电压的平方成正比。假设恒定电流，管电压从 120kV 增加到 140kV，可提供高 50% 的剂量，而从 120kV 降低到 100kV 甚至 80kV 提供的剂量降低约 33% 或 65%。因此，管电压的调整对降低剂量具有更高的潜力。

同时，较低的管电压和碘 K 边缘（约 33.17keV）相近，光子与碘相互作用增加，因此在较低管电压下碘对比剂的衰减更强，而得到更好的对比度。由于这个原因，增强检查可使用较低的管电压，虽然剂量降低而产生更高的图像噪声，但其可被更高的对比度抵消，仍可达到足够的对比度噪声比。低管电压技术还可应用于肾功能受损和外周血管条件较差的被检者，在减少对比剂用量的情况下保持对比度不变。

近几年有厂家已经开发出用于自动选择管电压的技术，可以与管电流调制相结合，并且还可基于定位像以及针对相应检查目的得到合理的对比度噪声比。例如，西门子提供的软件（CARE kV）允许 12 级调节所需的对比度噪声比，采用较高的水平（12 级）保持对比度噪声比，降低管电压，同时接受更高的图像噪声，如 CT 血管造影。采用较低的水平可适量降低辐射剂量，以便通过转变到较低的电压来改善对比度，同时不会显著增加图像噪声。这对于肝脏等实质性器官的对比度增强检查是有利的（7 级）。此外，3 级可在管电压不变时保证图像噪声水平，常用于平扫检查。大量研究表明，在保证良好图像质量的同时可减少辐射剂量。最近的一篇文章研究了在主动脉瓣置换术之前使用 CARE kV 进行 CT 血管造影，基于客观和主观标准，在 70～100kV 均可提高诊断图像质量。一项基于全球超过 10 万病例的研究表明，与手动选择管电压的做法相比，采用 CARE kV 扫描时，容积 CT 剂量指数（$CTDI_{vol}$）平均减少约 15%，在某些部位减少更多（岩骨检查可降低约 56%、骨盆/下肢血管造影可降低约 49%）。但是在胸椎、腰椎及肾脏、输尿管结石时，平均剂量分别增加了 7% 和 26%，其主要原因是频繁自动选择最大可用管电压 140kV。同样，在儿科 CT 检查中，采用 CARE kV 技术与固定管电压为 120kV 的检查方案相比较，在保持图像质量的同时，可以减少 27% 的剂量。

3. 螺距　如果所有其他扫描参数保持不变，随着多层螺旋 CT 螺距的增加，检查剂量成比例地降低，但也增加了图像噪声。西门子和飞利浦扫描仪采用 4D 管电流调节技术可自动调整管电流与螺距，保持辐射剂量，层厚和图像噪声恒定，与螺距无关。采用该技术可应用较高螺距，以缩短扫描时间，避免运动伪影。在第二代和第三代双源 CT 中，扫描中可同时利用两套球管/探测器系统，结合大螺距（high pitch）技术，最大螺距可提高到 3.2，在对冠状动脉及主、肺动脉的扫描时，能以较快的速度及较低的辐射剂量取得较好的图像质量。

（二）特殊扫描软件

1. 大螺距　CT 扫描速度正比于螺距，即螺距越大，Z 轴方向的扫描速度越快；反之亦然。对于单源 CT，螺旋必须小于 1.5，以确保沿 Z 轴的无间隔体积覆盖。如果螺距增加到 1.5 以上，则会出现采样间隙。然而，对于双源 CT（DSCT）系统同时利用两套 DAS 获得的数据（约 90°/1/4 圈旋转），可用于填充这些间隙（图 1-20），并且螺距可增加到 3.2。在最大螺距下，不会采集冗余数据，并且每个测量系统的数据旋转 1/4 用于图像重建。时间分辨力约为机架旋转时间的 1/4。

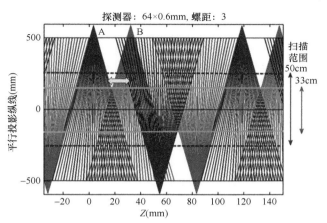

彩图 1-20

图 1-20 大螺距扫描探测器 A（蓝色）的采样间隙（黄色箭头）由探测器 B（红色）的数据填充

在大螺距扫描模式下，可以实现非常高的扫描速度，第二代双源 CT 扫描速度最高可达 450mm/s，第三代双源 CT 扫描速度最高可达 737mm/s。这使短时间内检查更大的解剖范围成为可能性。例如高时间分辨力、低辐射和对比剂量胸部 CTA、肺动脉 CTA 及主动脉 CTA 成像。高扫描速度和相应较短的扫描时间也有助于合作能力有限的被检者进行检查，例如儿童和不配合的被检者。

大螺距模式还可与心电门控相结合用于冠状动脉 CTA 采集，在设定的心脏时相从预设的位置（例如心脏的底部或顶部）开始采集，每幅图像的时间分辨力约为 X 射线管旋转时间的 1/4。需要注意的是，扫描数据是在心脏周期稍有不同的阶段获取的。相关临床研究表明，心率足够低且稳定的被检者（第二代 DSCT：心率＜65 次/min，第三代 DSCT：心率＜75 次/min），大螺距扫描技术能以极低的辐射剂量扫描整个心脏。

2. 动态扫描 又称大范围动态成像技术，是一种动态扫描技术，与普通动态成像技术相比，其最大的不同在于这种动态成像技术在扫描过程中，扫描床是一直处于一个周期性的 Z 轴方向的往返运动，每一期数据的采集使用的是螺旋采集模式。这种动态成像技术最大的优势是突破了探测器范围的限制和大幅减少检查的辐射剂量（图 1-21）。

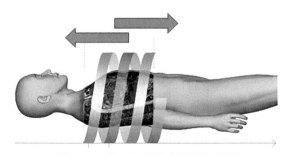

图 1-21 动态扫描技术原理示意图

动态扫描技术既可以应用于灌注成像，也可以应用于大血管、关节、脊柱等的动态成像。普通灌注技术的灌注范围受探测器物理宽度的限制，目前最大可以做到接近 16cm，但在探测器边缘因"屋檐征"而造成数据的不准确，而动态扫描技术可根据不同的靶器官选择合适的扫描范围，最大可覆盖到 22cm 的范围，大大超出探测器的物理宽度。动态扫描在血管动态成像方面最大可覆盖 800mm 的范围，满足了全主动脉、下肢动脉等特殊部位的动态成像，为临床诊断、治疗及评估提供了更好的应用。

3. 可变螺距 常规螺旋扫描中，单次扫描的螺距是保持不变的。而可变螺距技术可将具有不同螺距的两个螺旋扫描作为单个螺旋扫描程序执行，两个螺旋扫描中的一种可以设置为心电门控螺旋扫描。与传统使用两个重叠螺旋扫描方法相比，只需进行一次螺旋扫描程序就可以获得两个扫描区域的图像，这就降低了在第二次扫描中错过对比度增强时机的可能性，并减少了曝光剂量。

可变螺距技术多用于全主动脉成像和下肢动脉成像。全主动脉 CTA 成像时，心脏区域采用带心电门控的小螺距序列扫描，而心脏外的区域可采用常规螺距扫描，可在一次扫描中结合门控和非门控采集，有效缩短扫描时间，在降低了辐射剂量的同时减少对比剂用量（图 1-22）。在下肢动脉成像时，腘动脉以下血管采用小螺距扫描，避免了扫描速度过快而造成的膝关节以下动脉显示欠佳。

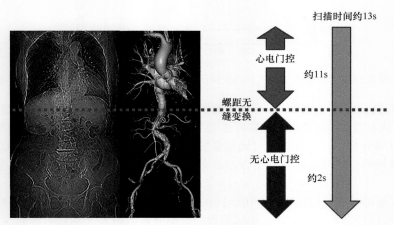

图 1-22   全主动脉可变螺距扫描

二、重建软件

（一）常规重建算法

螺旋扫描的数据采集是对一个被检区段的信息进行容积采集，X 射线的运行轨迹并不形成一个平面，故 DAS 采集到的扫描数据是非平面的。但 CT 图像是横断面的，其图像重建必须采用横断面数据。所以，螺旋 CT 的图像重建方式需采用不同于普通 CT 的图像重建方法，以便能够从螺旋扫描数据中合成平面数据。单层螺旋 CT 常用内插法重建图像，多层螺旋 CT 采用特殊的重建方法。

多层螺旋 CT 由于探测器的列数与宽度增加，锥形线束投影所造成的几何学误差进一步增大，因而多层螺旋 CT 须采用特殊的重建方法。不同厂家的多层螺旋 CT 采用的重建方法不同。常用的数据插补和重建方法有长轴内插、非线性插入、交叠采样、优化采样等。采用新重建算法可减少锥形线束伪影，保证图像 Z 轴方向的分辨力和提高数据采集速度。

常规 CT 图像重建的基本算法有以下几种：直接反投影法、解析法（包括滤波反投影法和二维傅里叶变换重建）、加权超平面重建和心脏图像重建。

1. 直接反投影法 又称总和法，是将众多的投影近似地复制成二维分布的方法。基本原理是把与各向投影强度成正比的量沿投影反方向投影回矩阵里，并将它们累加起来，组成该物体的层面图像，它的缺点是生成的图像较为模糊，现已被淘汰。

2. 解析法 是目前 CT 图像重建技术中应用最广泛的一种，它利用傅里叶变换投影定理。主要有两种方法：二维傅里叶变换重建和滤波反投影法（FBP）。其中滤波反投影法目前应用最多，其无须进行傅里叶变换，速度快，转换简单，图像质量好。但其不能完全分辨采集数据的基本成分，将采集数据理想化（基于无限小尺寸假设的点源 X 射线焦点），忽略了采集过程中量子噪声和电子噪声对投影数据的污染，并将噪声带到重建图像中，有时甚至会放大噪声，影响图像质量，从而可能掩盖病变和有价值的诊断信息。

3. 加权超平面重建 是先将三维的扫描数据分成一个二维的系列，然后采用凸起的超平面作区域重建。如先收集全部投影数据中的 1～9，然后收集 2～10、3～11，最后再将所有扫描数据加权平均处理。经过参数优化后，可获得良好的噪声、伪影和层厚敏感曲线形状的图像。

4. 心脏图像重建 多层螺旋 CT 心脏图像重建方法主要有单扇区重建（single segment reconstruction，SSR）和多扇区重建（multisegment reconstruction，MSR）。单扇区重建（SSR）是用回顾性心电门控获得螺旋扫描原始数据，利用半重建技术进行影像重建。多扇区重建（MSR）是利用心电门控的同期信息，从不同的心动周期采集同一期相，但不同角度半重建所需的原始数据进行影像重建。单扇区重建与多扇区重建的主要区别是单扇区重建的时间分辨力仅由 X 射线管的旋转速度决定，而多扇区重建的时间分辨力不仅受 X 射线管的旋转速度的影响，还受心率的影响。

（二）迭代重建算法

迭代重建算法又称近似法，是将近似重建所得图像的投影同实测的层面进行比较，再将比较得到的差值反投影到图像上，每次反投影之后可得到一幅新的近似图像。通过对所有投影方向都进行上述处理，一次迭代便可完成；再将上一次迭代的结果作为下一次迭代的初始值，继续进行迭代。迭代重建技术有 3 种方法：联立迭代重建法（SIRT）、代数重建法（ART）和迭代最小二乘法（ILST）。

近年来随着计算机技术的迅速发展，以及多层螺旋 CT 应用辐射剂量较高，CT 生产厂商纷纷推出了经过改良的迭代重建算法。迭代重建算法的最大优点是通过反复多次的迭代可降低辐射剂量，并可相应减少伪影，一般可降低辐射剂量 30%～70%。迭代重建算法已经在临床上逐步取代了传统的滤波反投影法（filtered back projection，FBP）。

与传统的 FBP 比，迭代重建算法在图像校正过程中除了采用建立系统光学模型，还采用了系统统计模型，该模型分析每一个独立光子的统计波动的特征，并与正确的统计分布进行比较，通过重复容积迭代重建循环有效降低了统计波动引起的图像噪声，并在低剂量下通过多次迭代和校正更新能够重建出高质量和低噪声的图像。此外，迭代重建算法有助于减少由金属植入物引起的伪影，以及由光子匮乏和线束硬化效应引起的伪影。

迭代重建技术已经在头颈部、胸部、腹部及心脏等领域取得了广泛的临床应用。在头部 CT 扫描中，新型探测器和迭代技术的联合应用极大降低了辐射剂量，在不影响图像诊断质量的前提下，采用迭代重建算法的扫描方式相对于采用标准剂量及 FBP 的 CT 检查，其辐射剂量可降低 40%。胸部低剂量扫描是近年来临床肺部筛查的热点，研究表明，胸部 CT 扫描若应用迭代技术，在辐射剂量降低 50% 的情况下，图像可满足诊断要求。在腹部扫描中，迭代重建技术较 FBP 技术，不仅能够降低图像噪声，同时可以提高图像的空间分辨力（图 1-23）。

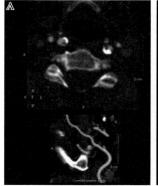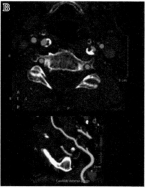

图 1-23 迭代重建算法提高图像空间分辨力
A. FBP；B. 迭代重建算法

三、基于人工智能 CT 软件研究进展

人工智能（AI）在 20 世纪中叶被公认为一门学科，随着该领域发展到今天的突出地位，人工智能的各种元素几乎影响了现代技术的方方面面。近几十年来该领域的大部分成功可归功于计算能力的进步、庞大的数据集和云计算的兴起，以及对人工智能理论、算法理解的提高。如今，软件可以识别图像中的特征以识别照片中的个体，或者在医学上识别 CT 或人体其他图像中的特定病理特征。

目前的人工智能，无论是传统机器学习的形式，还是最近的深度学习，都已被证明可以成功地检测和表征病理区域，准确分割病理或器官区域，综合呈现诊断、标记病理和解剖的类型和位置、减少图像中的量子噪声，甚至从被检者周围的多个视图（或投影）重建横断位图像。而人工智能在 CT 扫描中的应用主要在被检者定位、扫描定位、序列选择、参数选择和图像重建等，其完整应用场景如图 1-24 所示。

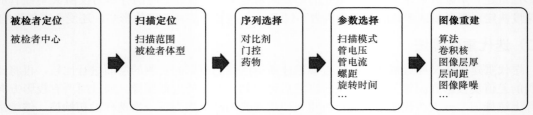

图 1-24　人工智能应用场景

（一）被检者定位

CT 系统的几何结构使得 X 射线管-探测器围绕固定中心旋转，称为"机器等中心"。如果被检者不在等中心周围，则会导致在某些身体位置误用剂量，并且相对于被检者位于等中心时的图像噪声增加。

近年来，有厂家将三维红外摄像机集成到 CT 系统中（图 1-25）。摄像机位于检查床上方的天花板上，使用顶部摄像头获取带有深度信息的被检者表面三维图像，使用人工智能算法，检测被检者表面的特定标志；基于扫描的部位和检查床的当前高度，系统自动垂直移动检查床以定位被检者，使得大部分扫描的解剖结构位于等中心。

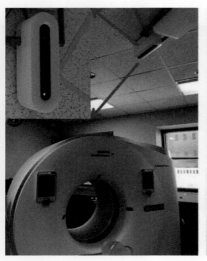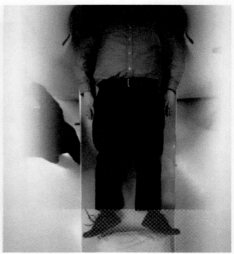

图 1-25　基于人工智能的被检者自动定位

（二）扫描定位

　　将被检者在扫描床居中摆放后，技师必须手动将一条线移动到所需扫描的开始和结束位置，技师之间的差异会导致扫描范围过大或过小。如今，利用经过训练的人工智能算法，可从医学图像中准确识别特定的人体解剖结构，根据检查目的，系统可以自动选择以所需解剖覆盖为中心的最佳扫描范围（图 1-26），正位（1-26A）和侧位（图 1-26B）采集的 CT 定位图，人工智能算法可以自动定位扫描范围，以覆盖所有肺解剖结构（浅色范围）或仅覆盖心脏解剖结构（深色框内）。

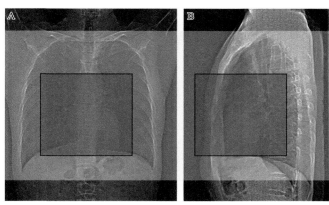

图 1-26　基于人工智能的扫描范围自动定位

（三）参数选择

　　对于不同类型的疾病，需要正确选择参数以优化 CT 检查。扫描时需要这些参数与不同类型被检者，扫描床、X 射线管旋转及是否使用其他特殊技术（例如心脏门控技术、能谱技术）的匹配有关。目前，一些自动曝光控制（automatic exposure control，AEC）系统使用简单的机器学习技术来选择最佳的管电压和管电流。更复杂的系统涉及对比剂注射和扫描采集时间，以便在数据采集期间感兴趣的解剖结构增强效果最佳。

（四）图像重建

　　人工智能技术应用于 CT 图像重建的动力源于 FBP 和迭代重建算法的缺点。对于 FBP，当剂量较高时，图像质量是足够的，但当剂量降低以减少对被检者的剂量时，会产生图像噪声和伪影。迭代重建算法解决了这一问题，在使用低剂量 CT（LD-CT）时重建出满足诊断的图像。然而，图像经常出现斑点、塑料外观或不自然，其程度通常与迭代重建算法的强度有关。因此，在临床工作中通常采用中等强度的迭代重建。

　　人工智能技术在 CT 图像重建中的应用试图解决这些局限性，与迭代重建算法相比，深度学习重建的目标是提供更好的图像质量、剂量性能和重建速度。大量研究表明利用基于卷积神经网络（CNN）的深度学习方法可降低 CT 图像噪声。使用残差学习实现的基于卷积神经网络的图像去噪技术可以识别图像噪声，从而从低剂量（高噪声）图像中去除图像噪声以生成低噪声图像，该技术被训练来识别噪声而不是特定的解剖结构（图 1-27），随后从原始图像中减去该结构以提高图像质量并减少辐射剂量。

　　该算法通过腹部临床被检者数据中的数百万个小块进行训练。对于这些病例，使用有效的噪声插入技术来模拟减少剂量的图像。因此，训练集包含模拟低剂量图像（在临床诊断剂量水平的25%）和在临床诊断剂量水平获得的图像。从这些数据中，该算法被训练来寻找图像噪声，噪声显著减少，同时没有损失任何空间分辨力。深度学习重建算法的目的是克服迭代重建算法在低剂量 CT 成像中的局限性，并从真实信号中识别噪声并抑制噪声，图像中的解剖和病理特征不会受到损害，得到的图像有足够高的高信噪比（图 1-28）。

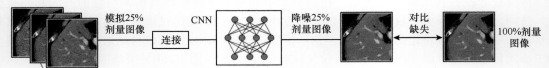

图 1-27　基于卷积神经网络的图像去噪技术

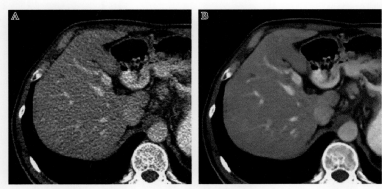

图 1-28　迭代重建算法（A）和深度学习重建算法生成的图像（B）

　　人工智能，尤其是基于 CNN 的深度学习，需要使用训练数据集来建立各种神经节点和网络层之间连接的正确权重。但是 AI 网络使用特定的数据集训练，这些数据集仅代表特定的图像特征，在不同 CT 扫描仪上采集的数据或用不同采集或重建参数采集的数据通常不能很好地与在不同条件下训练的网络一起工作，这是基于深度学习的图像降噪算法在临床广泛应用主要障碍。

（雷子乔　杨　明　余佩琳）

参 考 文 献

Alkadhi H, André E, 2020. The future of computed tomography: personalized, functional, and precise. Investigative Radiology, 55(9): 545-555.

Flohr T, Petersilka M, Henning A, et al., 2020. Photon-counting CT review. Physica Medica, 79(10): 126-136.

Hahn J, Bruder H, Rohkohl C, et al, 2017. Motion compensation in the region of the coronary arteries based on partial angle reconstructions from short-scan CT data. Medical Physics, 44(11): 5795-5813.

Lell MM, Kachelrie ß, Marc, 2020. Recent and upcoming technological developments in computed tomography. Investigative Radiology, 55(1): 8-19.

Lell MM, Wildberger JE, Alkadhi H, et al, 2015. Evolution in computed tomography: the battle for speed and dose. Investigative Radiology, 50(9): 629-644.

Maier J, Eulig E, Dorn S, et al, 2018. Real-Time Patient-Specific CT dose estimation using a deep convolutional neural network//2018 IEEE Nuclear Science Symposium and Medical Imaging Conference (NSS/MIC). IEEE.

Mccollough CH, Leng S, 2020. Use of artificial intelligence in computed tomography dose optimisation. Annals of the ICRP, 49(S1): 113-125.

Nicol ED, Norgaard BL, Blanke P, et al, 2019. The future of cardiovascular computed tomography: advanced analytics and clinical insights. JACC. Cardiovascular Imaging, 12(6): 1058-1072.

Sandfort V, Persson M, Pourmorteza A, et al, 2020. Spectral photon-counting CT in cardiovascular imaging. Journal of Cardiovascular Computed Tomography, 15(3): 218-225.

Shikhaliev PM, Fritz SG, 2011. Photon counting spectral CT versus conventional CT: comparative evaluation for breast imaging application. Physics in Medicine & Biology, 56(7): 1905-1930.

Willemink MJ, Mats P, Amir P, et al, 2018. Photon-counting CT: technical principles and clinical prospects. Radiology, 289(2): 293-312.

第二章 CT 特殊成像技术

第一节 CT 灌注成像

一、CT 灌注成像原理

随着多层螺旋 CT 的快速发展，进一步拓宽了 CT 的应用范围，CT 灌注成像（CT perfusion imaging，CTPI）已成为 CT 常规检查中的一部分。CTPI 实际上是一种特殊形式的动态扫描。

CTPI 是指在静脉高速团注对比剂的同时对靶器官进行连续动态扫描，获得靶器官的时间密度曲线（time-density curve，TDC），之后采用数学模型计算获得一系列灌注参数，并通过色阶赋值形成灌注图像，以此来评价组织器官的灌注状态。CTPI 能反映组织的血管化程度和血流灌注情况，提供常规 CT 增强扫描不能获得的血流动力学信息，反映的是生理功能的变化，属于功能成像范畴。

（一）CT 灌注成像的基本原理

1. 经静脉注入对比剂后对所需层面进行多次动态扫描得出 TDC，如图 2-1 所示（横坐标为时间，纵坐标为注射对比剂后各像素增加的 CT 值）。

CT 增强扫描组织强化程度与组织内对比剂浓度呈线性相关，故 TDC 可直接反映靶器官中对比剂浓度的变化，间接反映器官血流灌注量改变，从而定量评价组织血流灌注及微循环改变。

2. 被检组织的灌注情况与其血管化程度、血管壁的通透性和细胞外液量有关，组织的血管化程度与早期强化相关，而血管壁的通透性和细胞外液量与后期强化相关。

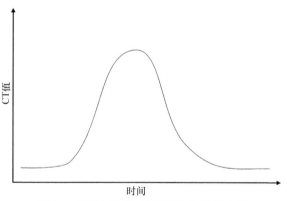

图 2-1   组织衰减与时间变化的线性曲线

（二）主要灌注参数

1. 血流量（blood flow，BF）   指单位时间内血液流经的量，即血液从供血动脉到毛细血管的供应。

2. 血容量（blood volume，BV）   反映组织血液灌注量。代表有功能的毛细血管数量，BV 与血管大小和毛细血管开放的数量有关。

3. 平均通过时间（mean transit time，MTT）   指对比剂从动脉流入到静脉流出的时间。

$$BF=BV/MTT$$

4. 达峰时间（time to peak，TTP）   指对比剂从动脉流入至到达峰值的时间。

5. 达容时间（time to max，T_{max}）   指对比剂到达所有组织的时间，代表组织储存血液功能达到最大值的时间。如颅脑缺血半暗带的灌注诊断标准为 $T_{max} \geqslant 6s$。

6. 表面通透性（permeability surface，PS）   常用于判定血脑屏障是否破坏。PS 增高提示脑屏障破坏。

主要灌注参数变化与脑组织损伤的关系见表 2-1。

表 2-1 主要灌注参数变化与脑组织损伤的关系

BF	BV	MTT	TTP/T_{max}	反应状态
正常或轻度降低	正常或稍升高	延长	延长	血管狭窄或闭塞但代偿良好
轻度降低	正常或轻度降低	延长	延长	缺血
中度降低	中度降低	延长	延长	缺血半暗带
重度降低	重度降低	显著延长或不可测量	显著延长或不可测量	不可逆梗死区

（三）主要数学模型

CTPI 的主要数学模型分为非去卷积模型和去卷积模型。通过 TDC，选择数学模型计算出 BF、BV、MTT 和 PS 等灌注参数，数学模型基于 Fick 原理，可用式（2-1）表示。

$$Q(t) = F * \int_0^T [C_a(t) - C_v(t)]dt \qquad (2-1)$$

式中，$Q(t)$ 为组织中的对比剂总量，F 为对比剂流速，$C_a(t)$ 为对比剂流入浓度（动脉），$C_v(t)$ 为对比剂流出浓度（静脉），T 为对比剂通过时间。

1. 非去卷积模型 临床上目前常用最大斜率算法（max slope method，MS）最早由彼得斯（Peters）于 1987 年提出，其假设在注射对比剂后 TDC 最大斜率到达前无对比剂流出，推导出：单位体积组织 BF=组织 TDC 最大斜率/输入动脉 TDC 强化峰值。帕特莱克（Patlak）模型和最大斜率模型同属于腔室模型，最大斜率算法是单室模型，它假设血液经动脉流入，而无静脉流出；Patlak 模型是双室模型，血液经动脉一部分流入毛细血管，另一部分通过毛细血管进入血管外组织间隙。另外还有肝脏模型及心肌模型。

2. 去卷积模型（deconvolution model，DC 模型） 最早由采尼奇（Cenic）等于 1999 年提出，它将每个像素位置的时程数据转换为相应的推动剩余函数（impulse residue function，IRF），以此反映静脉团注对比剂后随时间推移对比剂在组织内的数量，通过去卷积运算计算出 BF、BV，常用于神经灌注。

非去卷积模型对对比剂注射的速率要求较高，否则会造成组织灌注量略低于实际组织灌注，因此在临床上对于一些心功能、静脉功能较差的被检者应用受到一定限制，增加了操作难度和危险性。DC 模型对对比剂注射速率要求不高，受心功能影响小，且其未对组织血流灌注模型做过多假设，获得的灌注量更接近组织实际灌注值。

二、CT 灌注成像扫描与后处理技术

CTPI 检查方法在不同的部位略有差别。一般先行平扫，选择感兴趣区靶器官进行灌注扫描。原则是尽量取病灶最大层面，层面内尽量包含病灶及周围大血管，如胸腹部的主动脉、颅脑的大动脑、中动脉和上矢状窦等，以利于灌注区域的参数运算。CTPI 后处理技术主要是通过运用不同的数学模型转换获得灌注图像，不同的灰度以伪彩色显示，获得直观、清楚的各参数彩色图像。

（一）颅脑

CT 灌注成像最早应用于脑梗死的诊断，可在血管闭塞后 1～2h 发现缺血区域，为实施溶栓治疗赢得宝贵的时间。正常脑白质的血管化程度和血流灌注量均小于脑灰质，在 BF 和 BV 上表现的亮度低于灰质区，而在 MTT 图像上则亮度高于灰质区。CTPI 可对缺血的严重程度进行量化评分，可用于评价梗死区和可复性的缺血半暗带，给临床治疗和判断预后提供指导（图 2-2、图 2-3），也可用于脑肿瘤放、化疗的疗效观察及肿瘤成分探查。

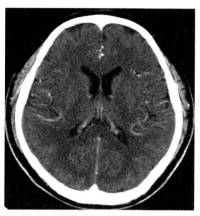

图 2-2　正常人颅脑轴位 CT 灌注图像

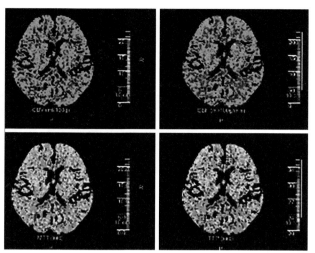

彩图 2-3

图 2-3　正常人颅脑灌注参数图像

1.扫描方法　扫描范围以怀疑的病变区为中心位置，平行于前-后联合连线（AC-PC）线。确定扫描层面后，团注对比剂同时按下扫描键，一般延迟 4～6s 开始进行灌注扫描，对比剂用量在 40ml 左右，注射流率通常在 4～5ml/s，然后以同样流率注射生理盐水 40ml。一般管电压 70kV 或 80kV，管电流 150～200mA，总扫描时间为 40～45s，每 1.5s 扫描 1 次。

2.后处理技术　重建层厚 5mm，层间距 3mm，如需进行多期 CTA 重建，可选择层厚 1～1.5mm，层间距 0.7～1.2mm 重建。获取颅脑时间衰减曲线（TAC），将所有数据传输至工作站进行后处理分析，获得颅脑的灌注参数及灌注伪彩图。

（二）心肌

心肌灌注是指流经心肌组织内冠状动脉血管网的血流，即从小动脉流入，经毛细血管到小静脉流出的血流。心肌灌注的数据采集方式通常分为静态 CTPI、动态 CTPI 和能谱 CTPI。由于动态 CTPI 可获得心肌 TAC，利用不同的数学模型计算相应参数以定量评价组织灌注值，包括心肌血流量（MBF）、心肌血容量（MBV）、灌注毛细血管血容量（PCBV）、血管外细胞外容积（EEV）、达峰时间（TTP）等，可定量分析冠状动脉不同病理改变对心肌微循环功能的影响，以及心肌活性的评价。负荷后隐匿的心肌缺血会显示更明显，动态负荷心肌 CTPI 成为近年来热度较高功能学成像方式之一（图 2-4）。

1.扫描方法　扫描范围包含左心室，扫描时嘱被检者尽可能屏气 30～40s。以 4.5～5.5ml/s 的注射流率团注 40～60ml 对比剂，延迟 4s 开始进行灌注扫描，心电门控收缩末期采集，灌注时间为 30～35s，连续动态扫描。

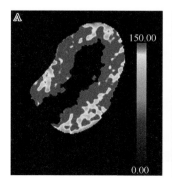
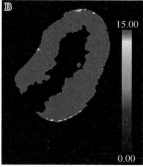
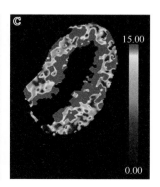

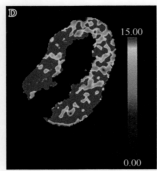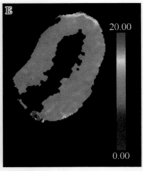

图 2-4　正常人负荷心肌 CT 灌注成像

A. MBF 伪彩图；B. MBV 伪彩图；C. PCBV 伪彩图；D. EEV 伪彩图；E. TTP 伪彩图

2. 后处理技术　重建层厚 3mm，层间距 2mm，视野（FOV）以心肌为中心，包括整个降主动脉，利用专用软件对扫描后的图像进行计算，得到心肌的灌注参数及灌注伪彩图。常用的数学模型有去卷积法和非去卷积法。

（三）肝脏

肝脏为双重供血，由肝动脉、门静脉及周围循环分支供血，因此其灌注计算较其他器官复杂。肝动脉灌注和门静脉灌注需在脾和门静脉中放置感兴趣区（region of interest，ROI）分别计算肝脏灌注参数：肝动脉灌注量（hepatic arterial perfusion，HAP）、门静脉灌注量（portal venous perfusion，PVP）、总肝灌注量（total liver perfusion，TLP）、肝动脉灌注指数（hepatic perfusion index，HPI）。前三者的单位是 ml/(100ml·min)，HPI 的单位是 %，表示 HAP 在 TLP 中所占的百分比，即 HPI=HAP/TLP。正常肝灌注图像表现为均匀灰度。肝脏 CTPI 能反映肿瘤的血流灌注、鉴别肿瘤的性质及移植器官的存活情况。

1. 扫描方法　扫描时嘱被检者尽可能屏气，扫描范围包含门静脉、肝脏、胰腺和脾或以怀疑的病变区为中心位置。以 4.0～6.0ml/s 的注射流率团注 50ml 对比剂，延迟 6～10s 开始进行灌注扫描，灌注时间为 30～40s，以电影扫描方式采集。

2. 后处理技术　获取 TAC，将所有数据传输至工作站进行后处理分析，得到相应的灌注参数及灌注伪彩图。肝脏灌注参数的计算方法常见的有最大斜率法和去卷积法，前者是迄今为止使用最广泛的一种数学模型。

（四）胰腺

胰腺是一个血供较丰富的脏器，其功能学改变早于形态学改变，各种胰腺疾病均会影响胰腺实质的血流灌注。胰腺主要由胰十二指肠动脉和脾动脉供血，其 TDC 与腹主动脉一致。在胰腺 CTPI 检查时，腹主动脉为输入动脉，以下腔静脉、门静脉或肠系膜上静脉为输出静脉。

1. 扫描方法　扫描时嘱被检者尽可能屏气，扫描范围包含胰腺体和病灶层面。经静脉团注对比剂后延迟 5～10s 进行动态增强扫描。

2. 后处理技术　获得该区域的 TDC，得到胰腺的各灌注参数值，用于评价胰腺的血供及鉴别胰腺肿瘤的性质。

三、CT 灌注成像的质量控制

目前，CTPI 的临床应用主要在急性脑缺血和肿瘤学的研究方面。传统 CT 受限于探测器宽度，覆盖范围有限，但随着 64 层及以上 MSCT 的应用，扫描覆盖范围可达到 40～160mm，可进行全器官灌注扫描。CTPI 是一项非常重要的功能检查方式，为了减少辐射剂量和优化图像质量，可使用 CT 的自动管电流调制和迭代重建技术，从而在较低的辐射暴露下保持图像质量。

（一）CTPI 影像质量标准

1. 颅脑

（1）脑组织窗：轴位扫描能显示眼球及视神经、脑灰质、脑白质、丘脑及基底神经节、脑室系统、中脑周围的脑脊液腔隙。

（2）骨窗：显示颅骨内板、外板和板障结构。

（3）后处理：将采集数据导入工作站进行 CTPI 图像后处理，软件通过手动标记大脑前动脉及上矢状窦，可计算出颅脑的灌注参数值及制成灌注伪彩图。颅脑的灌注参数包括 BF、BV、TTP、MTT。

2. 心肌

（1）窗宽窗位：图像通常使用 200～300HU 的窄窗宽和 100～150HU 的窗位。

（2）后处理：使用心脏运动最少的相位进行重建，将采集数据导入心肌 CTPI 专用分析软件，可用彩图显示，并计算出特定的心肌灌注值，如心肌血流量或血容量。

3. 肝脏及胰腺

（1）腹窗：清晰分辨肝脏、胆囊、脾脏、胰腺及肾脏组织与血管。

（2）后处理：将采集数据导入工作站进行 CTPI 图像后处理，软件通过手动标记腹主动脉为输入动脉，以下腔静脉、门静脉或肠系膜上静脉为输出静脉，可计算出各灌注参数值及制成灌注伪彩图。

（二）辐射剂量优化

1. 降低管电压及管电流　早期 CTPI 一般使用管电压 120kV，导致辐射剂量过大，随着技术的进步，目前大多使用管电压 80kV 进行灌注成像。使用管电压 70～80kV 扫描剂量更低。降低管电流时需要兼顾灌注图像质量及诊断结果。

2. 减少采集频次及采集范围　随着影像设备的进步和人工智能的发展，可做到将采集时间拓宽到 3s 内或采集时间在 45s 以下，使用后处理软件分析可在扫描数据的后段采用稀疏采集，以减少辐射剂量。扫描范围越大，辐射剂量越高，因此应使用更小范围采集以满足诊断需求。

（郑君惠　林盛才）

第二节　CT 能谱成像

一、CT 能谱成像原理

在传统 CT 扫描中，不同元素组成的材料可以具有相同的 CT 值。随着能谱 CT 的出现，突破了传统 CT 分辨等密度病灶的局限，使区分不同的组织类型成为现实，将 CT 检查由单一成像参数的形态学检查带入到一个多能量成像参数的能谱 CT 功能学成像中，同时大大提高了射线的利用率，有效减少了 CT 检查的辐射剂量。

（一）能谱 CT 成像的物理基础

1. X 射线通过物质的衰减能够客观反映 X 射线的能量。

2. X 射线通过物质后产生的光电效应与康普顿效应共同决定了物质的衰减曲线。

3. 物质的衰减曲线呈线性关系，可以选择两种物质作为基物质进行物质分离。

能谱 CT 的物质分析目的是分析基础物质的衰减效应，而不是确定物质成分，因此在分离物质时任意选择两种基物质，而不是以一种固定的物质作为基物质进行分离。通常选择水和碘衰减高低不同的两种物质组成基物质对，因为它包含了从软组织到含碘对比剂及医学中常见物质的范围。组织在某种单能量下的 CT 值通过两组管电压的数据可以获得，根据高低能量的原始数据求解出用于基物质对图像重组的两组原始数据（碘-水），继而根据其基物质的原始数据重组得到基物质对的图像，再根据相对应的已知的基物质的吸收曲线计算出特定水平的单能量图像，同时也可得到常规的混合能量图。水和碘的密度与 X 射线的能量无关，因此在能谱成像中，通过求解基物质对密度值就可以求解 CT 值。

（二）各种双能量成像技术原理及对比

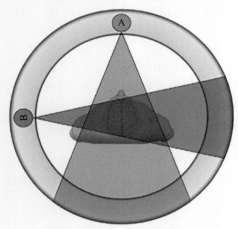

图 2-5　双源 CT 扫描示意图

两套 X 射线管同时采集图像，A 探测器 X 射线管覆盖全部扫描野，B 探测器 X 射线管覆盖扫描中心视野

1. 双源 CT（dual source computed tomography，DSCT）　不同于单个 X 射线管和单套探测器的 CT 系统，DSCT 是在扫描机架内安装两套 X 射线管和两套探测器系统，通过不同管电压设置下同时应用两个 X 射线管来获取双能量数据，例如 80kV 和 140kV。发展到第三代 DSCT，X 射线管提供 150kV 的管电压，可获取高能 CT 数据。其两套系统在机架内呈 95° 放置，A 探测器系统覆盖 50cm 的全部扫描野，B 探测器系统最大覆盖 35.5cm 的扫描野，两套系统可以分别调节管电压和管电流（图 2-5）。

利用 DSCT，两套扫描系统的扫描参数（例如管电压和管电流）都可以单独调整，从而在低能量和高能量扫描之间实现辐射剂量的均衡分布。独特的预过滤可优化光谱分离，提高图像质量和定量精度。DSCT 的双能量评估受硬件限制，仅限于较小探测器的中心扫描野，图像获取存在交叉散射辐射的干扰。

2. 单源快速管电压切换 CT 系统　X 射线管在低管电压和高管电压之间来回切换电压，以获得两个在时间和空间上紧密排列的不同能量数据。能谱 CT 采用单 X 射线管瞬时高低能量切换的成像方式，瞬时高压发生器能够在 0.5ms 内实现 80/140kV 的高速切换，与探测器的快速反应性能相对应，从而使能谱成像的应用投入临床。在快速管电压切换中，由于低能量和高能量投影的时间偏移，获取的投影数据集是交错的，采用数据插值以实现数据的一致性，从而实现投影空间的物质分解。能谱 CT 在进行双能量采集时管电流不能自动调制，会降低检查的剂量效率，因此能谱 CT 采用了自适应统计迭代重建（adaptive statistical iterative reconstruction，ASIR）技术，该技术能更好地统计噪声并利用迭代的方法加以抑制，以保证低剂量和图像质量的平衡。

3. 双层光谱探测器 CT（dual layer spectral detector CT，DLCT）　使用一套 X 射线管和两层能量积分闪烁探测器，可以获得两个不同光谱的数据集。通过 X 射线管产生 X 射线，低能光子被顶部的低密度石榴石闪烁层选择性吸收，而高能光子通过底部的稀土陶瓷层吸收，以此来获得能谱 CT 数据。双层探测器技术不受视野、机架旋转时间或管电流调制的限制来进行相关数据采集，对比 DLCT 扫描中的交叉散射，以及 rsDECT 中视图插值而导致空间分辨力的降低，有助于大幅度降低能谱图像的噪声。

二、CT 能谱成像扫描与后处理技术

（一）能谱 CT 多参数分析

1. 常规 CT 图像　能谱 CT 扫描后生成高、低能两组数据及两组数据能量之和或两组数据根据系数生成的混合能量图像，所以每次扫描都可以获得传统的常规 CT 图像。

2. 虚拟单能谱影像（virtual monoenergetic image，VMI 或 MonoE）　相当于单一能量射线成像，包括 40～200keV 等能级。低能级图像具有良好的软组织密度分辨力，提高了血管对比度，可常规用于病灶的检出；高能级图像显著降低图像噪声，有助于减轻线束硬化伪影，可应用于金属植入物的检查。

3. 碘密度图　为各体素所含碘浓度的分布图，常使用碘融合彩色图像，可用于定量分析强化的程度。

4. 虚拟平扫（virtual plain scan，VPS）　对含碘组织进行去碘处理，使其尽可能等于不含碘时组织的 CT 值，生成类似常规平扫的图像。

5. 能谱曲线　以单能级水平为横坐标，CT 值为纵坐标，获得具有物质衰减的曲线，代表不同物质的 CT 值随能级的变化特征，根据曲线形态及斜率的不同可对病灶及正常组织的成分差异进行鉴别。

（二）在心血管中的应用

1. 冠状动脉 CT 血管成像（coronary artery CT angiography）

（1）优化对比剂用量、提高血管强化能力：低能量 X 射线可使碘的衰减增加，因此能谱 CT 低能级的图像可以减少静脉内对比剂的注射量，使血管不佳的被检者进行低对比剂流率、用量的冠状动脉 CT 血管成像成为可能。低能级图像低至 40keV，可提高血管强化效果差的图像信噪比（signal to noise ratio，SNR）和对比噪声比（contrast to noise ratio，CNR），提高了图像后处理能力，避免重复扫描的额外对比剂注射和辐射剂量。

（2）降低 CT 辐射剂量：能谱 CT 可利用增强数据重建出虚拟平扫图像，可代替钙化积分平扫。

（3）支架：金属支架在 CT 上会产生线束硬化伪影，影响图像质量。可重建能谱 CT 数据，应用虚拟单能谱影像进行不同密度的金属减影处理，可达到最佳的减轻金属伪影效果，更清晰地显示支架处解剖细节，获得更高的图像质量。

2. 心肌

（1）心肌灌注：能谱 CT 心肌灌注主要分为动态心肌灌注和静态心肌灌注。能谱 CT 诊断心肌缺血比常规 CT 更具优势。能谱 CT 可以在一次检查中获得冠状动脉和心肌的信息，可以同时评估冠状动脉的情况和是否存在心肌缺血及缺血的位置及程度。

（2）心肌延迟强化：心肌延迟强化反映心肌纤维化的程度和范围，对于评估心肌梗死或缺血程度具有重要意义。能谱 CT 碘密度图可以对心肌延迟强化进行定量分析。

（三）在腹部的应用

1. 扫描方法　腹部不同部位 CT 增强扫描检查方法见表 2-2。

表 2-2　腹部不同部位 CT 增强扫描检查方法

检查部位	扫描范围	扫描时相
肝脏、胆囊、脾脏、胰腺	自膈顶部至需检查的肝脏、胆囊、脾脏、胰腺解剖结构的下缘	通常行三期扫描，开始注射对比剂后 25～30s 扫动脉期，55～60s 扫门静脉期，150～180s 扫延迟期
肾脏	自肾上腺区至肾下极下缘	通常行三期扫描，开始注射对比剂后 30～40s 扫皮质期，60～90s 扫实质期，150～180s 扫延迟期
盆腔	自髂骨嵴水平向下扫至耻骨联合下缘	通常行双期增强扫描，开始注射对比剂后 35～40s 扫动脉晚期，70～90s 扫静脉期

2. 后处理技术　与常规 CT 图像相比，利用低能级（40～70keV）VMI 图像能提高血管及强化组织的对比度和图像质量，为对比剂的优化应用提供了理论基础。低能级 VMI 图像能够增加异常强化灶和组织背景的对比度，提高小病灶的检出率。不同组织由于本身密度和增强后组织内

对比剂含量的不同，其能谱曲线表现也不同，可作为诊断与鉴别诊断的基础。低能级 VMI 图像结合碘密度图、有效原子序数图，可以提高小的富血供肿瘤（如肝细胞肝癌、肾脏透明细胞癌等）（图 2-6）、隐匿的相对乏血供肿瘤的检出率。对于常规 CT 图像无法显示的阴性结石，有效原子序数图、低能级 VMI 图像能提高检出率，并可进行结石成分分析。低能级（40～70keV）VMI 图像对于胃癌及肠道肿瘤的检出率显著提高，并提高肿瘤分期的准确性。

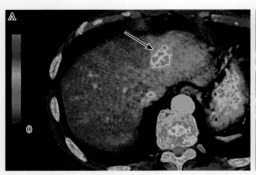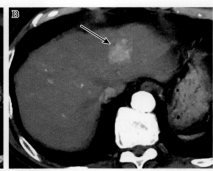

彩图 2-6

图 2-6　肝细胞肝癌 CT 肝动脉期能谱成像
A. 碘密度图；B. 虚拟单能谱影像（70keV）

（四）外周血管 CTA

1. 头颈部 CTA　能谱 CT 能够分析碘、脑脊液及出血。将虚拟平扫图像与碘密度图融合，可显示出血灶的部位、大小等形态学信息，对于怀疑动脉瘤破裂导致蛛网膜下腔出血的被检者直接行增强扫描，利用 VPS 可准确显示蛛网膜下腔出血，可以降低被检者的辐射剂量。低能级（40～70keV）VMI 图像能提高图像的对比度，有助于改善头颈部 CTA 的图像质量。此外，颅内动脉瘤夹闭是治疗动脉瘤的常用手段，动脉夹可产生线束硬化伪影，影响局部血管的显示，利用高能级 VMI 图像可降低金属伪影，改善图像质量，利于术后评估。有效原子序数图和能谱曲线可以对颈动脉斑块进行成分分析，有利于不稳定斑块早发现、早诊断。

2. 胸腹部 CTA　能谱 CT 低能级（40～70keV）VMI 图像的 CNR 和 SNR 均高于常规 CT 图像，能提高肺栓塞的检出率。常规 CT 图像对远端肺动脉微小栓子及对比剂充盈不佳的血管显示存在一定的局限性，无法定量评估栓子对肺实质血流灌注的影响，而能谱 CT 提供的各项参数可清晰显示远端血栓、可视化栓子对肺灌注的状态。

对于腹部 CTA 而言，动/静脉 40keV 的图像能显著提高腹部动静脉血管的成像质量，显示更多远端细小血管分支；可提高主动脉瘤腔内支架隔绝术后内漏的检出率；增强主动脉穿透溃疡及壁内血肿的显示等。主动脉瘤腔内支架隔绝术后常需要多次 CTA 随访复查，可应用增强的能谱 CT 数据进行虚拟平扫成像替代常规平扫，可有效降低辐射剂量。

三、CT 能谱成像的质量控制

能谱 CT 是临床 CT 成像技术的新兴领域，其图像质量控制受到 CT 硬件和软件的相关技术挑战。在硬件方面，获取能谱 CT 数据要求先进的 X 射线管或探测器技术；在软件方面，重建密度图像的准确性和精度是其重要的性能参数，例如，量化碘浓度的能力、高能和低能数据之间的能量分离、采集数据中的噪声及重建算法。

（一）能谱 CT 影像质量标准

1. 诊断学标准　影像标准必须满足临床诊断要求。

2. 能谱 CT 参数　将采集的双能量数据导入工作站可进行多参数分析及图像后处理，如 CTA 可自动去除骨斑块和金属伪影、重建虚拟平扫图像、灌注血容量的单相成像，以及获得具有物质衰减的能谱曲线等。

3. 被检者辐射剂量标准 在不影响图像质量的前提下，尽量降低被检者辐射剂量。

（二）能谱 CT 图像质量控制方法

1. 提高空间分辨力 采用薄层扫描，提高 Z 层面空间分辨力，减少部分容积效应。采用预过滤双能射线优化光谱分离，提高图像质量和定量精度。

2. 增加密度分辨力 探测器效率越高，密度分辨力越高。双层探测器技术不受视野、机架旋转时间或管电流调制的限制，可提高 X 射线效率，提高密度分辨力。

3. 降低噪声 采用迭代重建算法，降低图像噪声。

4. 消除伪影 减少因被检者因素造成的运动伪影；对能谱 CT 进行定期保养和维护，保持机器精度，避免因设备因素造成的伪影。

（郑君惠　林盛才）

第三节　CT 定量成像

一、CT 定量成像原理

定量 CT（quantitative CT，QCT）指利用 CT 检查扫描数据来测定某一 ROI 内特殊组织的某一种化学成分含量的方法。定量 CT 根据 X 射线能谱分为单能量定量 CT 和多能量定量 CT 两种。目前，定量 CT 技术的应用主要有 3 个方面：骨密度测定、冠状动脉钙化积分分析、能谱 CT 的定量分析。

二、CT 定量成像扫描与后处理技术

（一）骨密度测定

定量 CT 常用来测定骨矿物质含量，监测骨质疏松或其他代谢性骨病被检者的骨矿密度。定量 CT 骨密度测定一般选择 T_{12}～L_3 连续 4 个椎体。

1. 扫描方法 扫描范围包括 T_{12}～L_3 椎体层面，薄层扫描，骨算法及标准算法重建图像。扫描时被检者仰卧于检查床上，背部下方放置一个标准密度校正体模。体模内含有数个已知不同密度的溶液模块或固体参照物，以此作为参照密度标准来校正和计算椎体内骨密度。

2. 后处理方法 扫描后测量每一椎体层面各 ROI 的 CT 值，通过骨密度测量软件计算出骨密度值，单位是以每立方厘米（cm^3）内所含羟磷灰石的当量浓度来表示。常用于测量的 ROI 有椎体海绵骨前部的椭圆形 ROI、去除椎体皮质骨的 ROI、皮质骨和海绵骨的综合 ROI（图 2-7）。

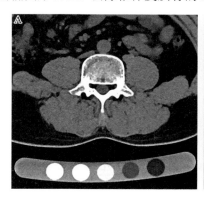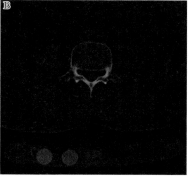

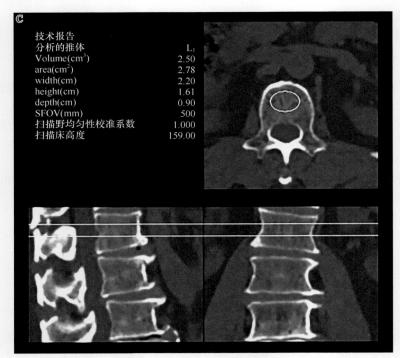

图 2-7　定量 CT 成像骨密度测定

A. 标准窗；B. 骨窗；C. 专用软件技术报告

（二）冠状动脉钙化积分分析

冠状动脉钙化积分（coronary artery calcium score，CaS）是应用 MSCT 对冠状动脉的钙化灶进行定量测定。

在冠状动脉 CT 图像上，将 CT 值大于 130HU、面积大于 3 个相邻像素的斑块定义为钙化斑块。钙化斑块的检出由专用软件自动完成。CaS 分析软件定义钙化斑块密度积分为：CT 值 130～199HU 为 1 分，CT 值 200～299HU 为 2 分，CT 值 300～399HU 为 3 分，CT 值 ≥400HU 为 4 分（图 2-8）。钙化积分的计算公式为：CaS=钙化斑块密度积分×钙化面积（mm²）。

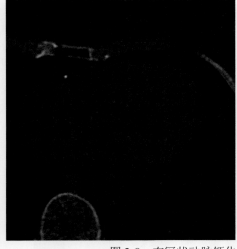

血管分支钙化评分

动脉	容积 (mm³)	等质量 (mg CaHA)	钙化评分
LM	0	0	0
LAD	0	0	0
LCX	0	0	0
RCA	36.59	6.54	37.94
总计	36.59	6.54	37.94

- 阈值 = 130HU (95.6g/cm³ CaHA)
- 病灶数量基于容积
- 钙化评分基于阿加斯顿（Agatston）分数
- 等质量矫正因子：0.736

图 2-8　右冠状动脉钙化（左）和积分（右）

目前广泛应用的 CaS 系统包括阿加斯顿（Agatston）积分法、容积积分法和质量积分法。合理应用三种积分方法可以得到相似的结论。钙化积分与冠心病风险相关性见表 2-3。

表 2-3 钙化积分与冠心病风险相关性

CaS	0	1～10	11～100	101～399	≥400
动脉硬化斑块负荷	没有斑块	微量斑块	轻度斑块	中度斑块	广泛斑块
心血管病危险性	非常低	低	中度	中度	高度

1. 扫描方法 应用心电门控技术，屏气扫描，扫描范围包括整个心脏，重建层厚 2.5～3.0mm。

2. 后处理方法 将冠状动脉图像通过冠状动脉钙化积分分析软件，对冠状动脉的钙化灶进行定量分析。

（三）能谱 CT 的定量分析

能谱 CT 将碘与水作为最基本的标准物质，进行物质密度成像和定量分析。能谱 CT 碘基图像可有效反映肺实质血流动力学的变化，同时提供解剖和功能信息；碘基图像还可直接进行碘定量分析，在结节性甲状腺肿、甲状腺腺瘤、甲状腺癌等的鉴别诊断中起到积极作用；能谱 CT 肺组织碘定量分析可作为肺栓塞疗效评估的客观指标；能谱 CT 还可对水、钙、铁、脂肪等进行定量分析，实现对骨钙含量测定、铁沉积测量，通过对脂肪定量分析，有望对脂肪肝进行精确的定量诊断。

能谱 CT 的定量分析还包括物质成分分析、骨代谢异常定量分析、肝脏代谢异常（铜代谢）分析等，关于能谱 CT 的定量分析还处于发展阶段。

三、CT 定量成像的质量控制

随着定量 CT（QCT）在临床中的广泛应用，其成像的图像质量和扫描过程中产生的电离辐射应引起重视。关于图像质量的控制，如果使用同一品牌 QCT 产品，各机器间测量结果有很好的一致性。QCT 的辐射剂量与扫描长度及扫描技术参数中的管电流（mA）×扫描时间（s），即管电流量（mAs）呈明显线性相关。在骨密度测定的 QCT 腰椎扫描中，应采用低剂量扫描技术，扫描范围仅包括测量椎体，既能够保证临床工作中骨密度测量仪（BMD）测量的准确性，同时使被检者的受辐射剂量降低。还可以通过降低管电压、采用自动曝光控制等方法降低被检者的辐射剂量。

完整的 QCT 系统包括 CT 机、校准体模、质控体模和软件及正常参考值，其中任何一个因素改变亦可影响测量结果。应该定期做 QCT 质量控制（quality control，QC）进行校正，包括精密度测试确定适当的统计参数等。

（郑君惠　林盛才）

第四节 CT 动态成像

一、CT 动态成像原理

CT 动态成像是指静脉团注法注射对比剂后在短时间内对选定的层面进行快速连续扫描。动态扫描时，扫描过程与图像重建过程自动分开，扫描优先进行，待扫描结束后，再做图像的重建和显示，以利于在血管或靶器官组织内对比剂浓度仍较高时，于较短时间内完成扫描，较好地显示强化特征。

根据不同的检查目的和 CT 机性能，动态扫描又分为进床式动态扫描和同层动态扫描两种，前者扫描范围包括整个被检查器官，可分别在血供的不同时期，进行双期和多期螺旋扫描，以发现病灶为主要目的；后者是对某一感兴趣层面连续进行多次扫描，获取时间密度曲线，研究该层面病变血供的动态变化特点，观察病灶的强化特征，鉴别病变性质，其中感兴趣层面的选择是关键。

640 层 MSCT 可进行 160mm 范围内的全器官动态扫描，获取全器官同一期相的时间密度曲线，观察全器官血供的动态变化特点。

二、CT 动态成像扫描与后处理技术

动态扫描是指静脉注射对比剂后对兴趣区域进行快速连续扫描。

"两快一长"扫描是动态扫描的特殊形式，"两快"是指注射对比剂速度快以及开始扫描的时间快，"一长"是指扫描持续的时间足够长，一般需持续数分钟，甚至更长。扫描方法是先平扫选择病灶的最大层面或感兴趣层面，然后快速静脉注射对比剂 60～80ml，在选定的时间点上对感兴趣层面或病变进行多次扫描。"两快一长"动态扫描主要用于肝海绵状血管瘤，肝内胆管细胞型肝癌，以及肺内孤立性结节的诊断和鉴别诊断。

CT 动态扫描反映的是血流动力学的改变，是指在静脉注射对比剂同时对选定组织器官的某一层面进行连续多次扫描，以获得层面内每一个像素的时间密度曲线（TDC），根据该曲线利用不同的数学模型计算出血流量（BF）、血容量（BV）、对比剂平均通过时间（MTT）、对比剂达峰时间（TTP）、表面通透性（PS）、肝动脉分数（HAT）等血流参数，以此来评价组织器官的灌注状态。

由于目前 MSCT 技术的时间分辨力提高，逐渐实现了多层同层动态 CT 扫描，可获得更多的病变信息，动态扫描已经逐渐被多期扫描代替。

（郑君惠　林盛才）

参 考 文 献

程晓光, 王亮, 曾强, 等, 2018. 中国定量 CT(QCT) 骨质疏松症诊断指南 (2018). 中国骨质疏松杂志, 25(6): 733-737.

石明国, 2013. 医学影像设备 (CT/MR/DSA) 成像原理与临床应用. 北京: 人民卫生出版社.

张云亭, 于兹喜, 2010. 医学影像检查技术学. 3 版. 北京: 人民卫生出版社.

中华放射学杂志双层探测器光谱 CT 临床应用协作组, 2020. 双层探测器光谱 CT 临床应用中国专家共识. 中华放射学杂志, 54(7): 635-643.

中华医学会影像技术分会, 中华医学会放射学分会, 2016. CT 检查技术专家共识. 中华放射学杂志, 50(12): 916-928.

第三章 专用 CT 成像技术

第一节 口腔 CT 成像技术

一、口腔 CT 成像构造和原理

口腔 CT（dental computed tomography，DCT）是专门针对人体颌面部进行 X 射线成像的设备，其在颌骨内阻生牙的术前评估、颌骨囊肿及肿瘤、颞下颌关节病、牙髓病与根尖周病、口腔种植及口腔正畸学等方面具有重要应用。由意大利工程师莫宗（Mozzo）研发的口腔锥形线束 CT（cone beam computed tomography，CBCT）是目前口腔影像设备中极有前景和实用性的诊断设备，其体积小、成本低、成像速度快、空间分辨力高，可进行轴位、冠状位、矢状位、口腔全景图多角度扫描，同时可进行三维后处理重建，充分显示口腔内部结构和细微结构（图 3-1）。CBCT 扫描范围小，辐射剂量低；但密度分辨力较低，软组织成像能力较差。对于腮腺、下颌下腺、唾液腺等腺体样软组织的病变多采用常规螺旋 CT 扫描，根据临床需求选择普通扫描或增强扫描（感染性病变、血管性病变、肿瘤性病变等）。其扫描和后处理同常规螺旋 CT。

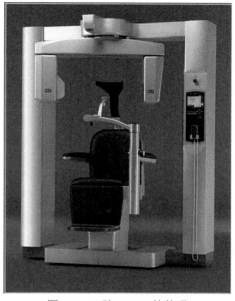

图 3-1　口腔 CBCT 的外观

（一）口腔 CT 成像系统构造

口腔 CT 成像系统主要包括两大部分：硬件系统和软件系统。其中硬件系统由采样系统和图像处理系统两部分组成。采样系统包括扫描机架、X 射线管、探测器、高压发生器、激光定位器、模数转换器（A/D 转换器）、接口电路等辅助设备及可移动检查床或座椅。图像处理系统包括电子计算机、数模转换器（D/A 转换器）、图像显示器、接口电路等。软件系统主要用于操控扫描系统，完成图像信号的采集、传输、处理，即 CT 数据采集模块、CT 图像重建模块、CT 图像应用模块三个层面。

（二）口腔 CT 成像系统原理

口腔 CT 成像系统原理如下：首先对被检者的扫描部位利用颌托配合咬合装置进行固定。然后进行激光定位，确保被扫描部位在容积成像范围内，高压发生器为 X 射线源提供管电压和管电流，由 X 射线源和探测器组成的影像扫描系统围绕被扫描部位做 360°、270°、180° 的旋转（旋转角度因厂家不同各有差异），X 射线穿过被扫描组织后衰减的射线被平板探测器接收到，经 A/D 转换器转变为数字信号后传入计算机系统，再通过一系列的去噪、滤波、几何校准、重建等算法处理后，经 D/A 转换器转换后，以数字图像的形式显示在计算机上，最终传送给口腔医生进行诊断（图 3-2）。

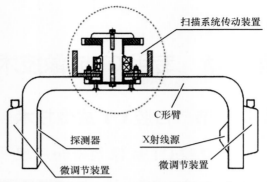

图 3-2　口腔 CBCT 的扫描系统的传动装置

二、口腔 CT 成像扫描与后处理技术

（一）口腔 CT 成像扫描

口腔 CT 扫描前指导被检者摘除头颈部金属饰物及义齿，坐于摄影椅上，双手轻扶前方手柄，头部置于扫描架上，双眼目视前方，上颌平面与地平面平行。口腔 CT 的正中矢状位指示线与被检者面部正中线一致。旋转影像扫描系统对被检者进行扫描，扫描范围从眶下缘至下颌角。整个扫描过程中保持头部及口腔处于自然静止状态，不转动，不吞咽。扫描结束后，原始的影像数据通过滤波反投影技术重建出相应的轴位图像，也可通过图像后处理工作站，对扫描图像进行轴位、冠状位、矢状位多方位重组，以满足临床诊疗的特殊需求。

（二）口腔 CT 成像后处理技术

图像后处理技术包括图像重建技术和图像重组技术。前者是指使用原始数据经计算机采用各种特定的重建参数处理得到的横断面影像的一种技术，例如改变原始数据的层厚、矩阵、视野、间隔或者选择不同的滤波函数算法等。后者是指使用重建后的图像数据实施进一步后处理的技术方法，不涉及原始数据，包括多平面重组、曲面重组、容积重组、最大强度投影、最小强度投影等，口腔 CT 成像的图像重组中前三者较常用。扫描所得的图像，可通过窗技术选择合适的窗宽、窗位，以及适宜的放大缩小来显示 ROI 结构和病变组织，同时还可通过合适的重组技术来更清晰地显示 ROI。

1. 多平面重组（multiplanar reformation，MPR）　指把横断面扫描所得的以像素为单位的二维图像，重组成以体素为单位的三维数据，再用轴位、冠状位、矢状位三方位或斜面截取三维数据，得到重组的二维图像，层厚越薄、层数越多，重组图像越清晰、平滑，层厚过大易造成阶梯状伪影。例如在口腔种植牙术前检查中，通过 MPR 从多个角度显示种植部位牙槽骨的形态及与周围重要解剖结构的位置关系，对缺牙部位牙槽嵴的骨高度、宽度等进行测量，计算种植牙牙体的直径、长度及角度，提高牙齿种植成功率。

2. 曲面重组（curved planar reformation，CPR）　是 MPR 的一种特殊形式，是指在容积数据的基础上，指定某个感兴趣器官，软件计算辨认该器官的所有像素的 CT 值，并将其以二维的形式显示出来的一种重组方法。CPR 可将扭曲的结构伸展或拉直，显示在同一平面上，以更好地显示其全貌，是 MPR 的延伸和发展（图 3-3）。

3. 容积再现技术（volume rendering technique，VRT）　指将同一系列平面图像合成三维图像的方法，将所有体素内的 CT 值设定为不同的透明度，由完全不透明到完全透明，同时利用虚拟照明效应，用不同的灰阶或伪彩显示三维立体图像。VR 重组的三维图像可以进行任意方位的旋转、放大、缩小，以及 CT 阈值的调节，以满足从不同角度、不同组织结构的观察。

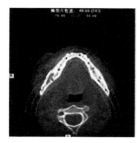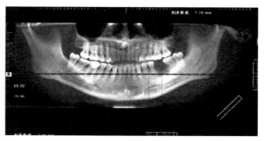

图 3-3　口腔牙齿的曲面重组

三、口腔 CT 成像的质量控制

采集的 CT 图像必须满足临床诊断需求，图像质量好坏将直接影响临床诊断，CT 图像的质量影响因素有很多，主要包括以下几个方面。

1. 分辨力　包括密度分辨力（density resolution）、空间分辨力（spatial resolution）、时间分辨力（temporal resolution），是判断 CT 机性能和图像质量的重要指标。密度分辨力是指区别两个物体对 X 射线吸收（阻阳率）的能力。口腔 CT 密度分辨力较低，软组织成像能力较差。空间分辨力是指将相邻两结构分开的能力。口腔 CT 静态成像对时间分辨力要求不高，现在口腔 CT 都能满足。

2. 噪声　是指均匀物体的影像中各像素的 CT 值参差不齐，图像呈颗粒性，影响图像质量，噪声大小与图像质量高低成反比。噪声主要包括 3 类：量子噪声、结构噪声、电子噪声。量子噪声的主要原因是光子探测过程中的不确定性。增加 X 射线量，量子噪声会降低。探测板的性能差异可导致结构噪声，探测板的质量越好，或者运用更复杂的算法都可以减少结构噪声。电子噪声是信号通过电路板时转变所产生的。高性能的计算机通常看不出来电子噪声。其他如探测器的灵敏度、层厚、像素大小、重建方法、X 射线量等都有可能是噪声的来源。

3. 部分容积效应　是指在同一种扫描体素内含有两种以上不同密度的组织时，所测得的 CT 值是这些组织的平均值。薄层扫描、小视野大矩阵重建可以减少部分容积效应。

4. 伪影　是指 CT 图像中与被扫描组织结构无关的异常影像。伪影的原因多样，包括设备原因、被检者原因、扫描人员原因等。常见的伪影有探测器响应不一致导致的同心圆环形伪影、被检者制动差导致的运动伪影、扫描范围内的金属异物导致的高密度放射状伪影及图像重建层厚间隔过大导致的阶梯状伪影。

标准的口腔 CT 图像应同时满足以下几个条件：①检查部位符合临床诊断需求；②图像上无明显伪影；③图像采集和重建参数符合影像诊断的需求；④预置合适的窗宽和窗位；⑤图像标识显示完整。

（孙家瑜　刘建莉）

第二节　乳腺 CT 成像技术

一、乳腺 CT 成像构造和原理

乳腺 CT 一般采用锥形线束 CT（CBCT），即锥形线束乳腺 CT（cone beam breast computed tomography，CBBCT）。CBBCT 是一种三维立体专用乳腺影像检查设备，消除了乳腺 X 射线摄影（mammography，MG）中图像的组织重叠，可全方位观察乳腺腺体分布情况，可以从不同角度、不同方位提供乳腺的三维图像。CBBCT 是一种基于锥形线束 X 射线和平板探测器的专用乳腺 CT 成像技术，其 X 射线能量明显小于传统螺旋 CT 的扇形束 X 射线（CBBCT 49kV，胸部 CT 80～120kV）。

（一）锥形线束乳腺 CT 成像的原理

1. 常用锥形线束 CT 的原理　锥形线束 X 射线 CT 是 21 世纪初发展起来的用于器官整体三维 CT 成像的新技术。不同于现在常采用扇形 X 射线束 CT，CBCT 采用的是三维锥形或金字塔形 X 射线束；CBCT 只需旋转 360° 即可获取重建所需的全部原始数据（在某些情况下，为了降低辐射剂量，甚至只需要旋转半圈，即 180° 即可）；最后，不同于常规 CT 需要完整的轴状位数据信息，CBCT 只需要采集被检者的一小部分信息即可成像。

锥形线束 CT 采用面状探测器，即将被检者的整个检查区域置于一个探测器，产生不同组织器官的图像。锥形线束 CT 获得的初始图像是二维投影，经过图像重建可使其转换成一个三维数据集。相比于普通 X 射线 CT，利用锥形线束 CT 重建法，可使二次重建的三维图像，伪影明显减小。对于大多数的锥形线束 CT 系统，利用普通的计算机即可在＜20s 的时间内完成数据的重建处理。在一个正交坐标上，允许在横断位、矢状位、冠状位上重建三维图像。对于重建后的图像，可以通过窗宽、窗位来调节亮度和灰度。

2. 锥形线束乳腺 CT 的原理

（1）锥形线束乳腺 CT 是一种基于锥形线束 X 射线和平板 X 射线探测器的专用乳腺成像 CT。乳房自然下垂时从胸壁至乳头形成一个独立于体外的悬垂个体，其外形接近半椭球形。锥形线束乳腺 CT 采用半锥形 X 射线束，完整覆盖整个乳房的同时也避免了过多的射线对其他部位产生不必要的照射。每次扫描时，X 射线发射器的锥形线束 X 射线穿透整个乳房后形成乳房平面投影图，平面投影图被发射器对侧的平板探测器捕捉到并保存在存储器。整个扫描过程中，发射器和探测器同步围绕乳房进行 360° 旋转，发射器以脉冲投照方式进行 300 次投照，探测器捕捉到 300 幅不同角度的乳房投影图序列。计算机利用 300 幅投影图序列进行三维重建处理。与全身 CT 相比，乳腺 CBBCT 只针对特定部位乳腺进行局部专门扫描，而不需要做环绕全身的扫描，这就避免了对非检查部位的无谓扫描，因此可以大大降低对被检者的辐射（图 3-4）。

（2）进行 CBBCT 扫描时，被检者取俯卧位，检查侧乳腺从检查床探口自然下垂于扫描区域（图 3-5），X 射线源和探测仪围绕未经加压的乳腺扫描一周，扫描时间大约只需 10s，可以获取二维投影图像重建后形成乳腺高分辨力的三维立体图像，重建像素达 $0.27mm^3/0.19mm^3$，可多视角、多层厚显示乳腺各种组织结构，包括皮肤、脂肪、腺体、血管、胸壁肌肉等，达到消除组织重叠、准确定位病灶空间位置、充分显示病灶形态特征的效果（图 3-6）。系统的体模研究评估证明，使用 CBBCT 重建的图像具有各向同性的空间分辨力，在横断位、冠状位及矢状位的图像具有同样的分辨力。

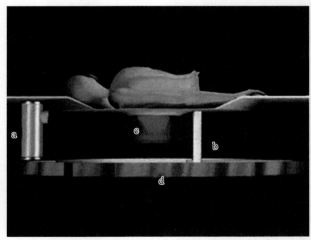

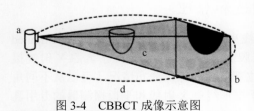

图 3-4　CBBCT 成像示意图

a. 锥形线束 X 射线发生器；b. 平板 X 射线探测器；
c. 待成像乳腺；d. X 射线发生器和探测器的旋转轨迹

图 3-5　CBBCT 工作示意图

a. 锥形线束 X 射线发生器；b. 平板 X 射线探测器；c. 待成像乳腺；d. 扫描架

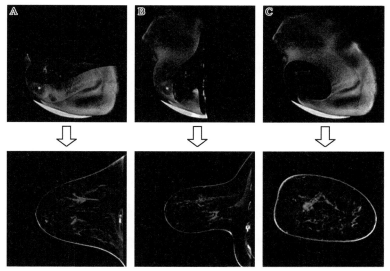

图 3-6　锥形线束乳腺 CT 常用三个显示平面

A. 横切面；B. 矢状面；C. 冠状面

（二）常用锥形线束乳腺 CT 的构造

锥形线束乳腺 CT 由扫描系统、电源系统及操作台三大部分组成。扫描系统包括检查床和扫描架，扫描架上装有 X 射线发生器、高压发生器和平板 X 射线探测器，主要负责被检者的影像信息的采集。检查床上有一个微凹的开口，被检者俯卧位于检查床时，待检测乳房自然悬垂于检查床的检查探口内，无须对乳房进行压迫，无压迫的俯卧位扫描体位提高了被检者检查的舒适度，增加了对全乳腺的覆盖范围。扫描架位于检查床的下面，X 射线发生器发出锥形线束射线穿过乳房后，信息被平板探测器采集。X 射线发生器和平板探测器围绕乳房进行 360° 的旋转，得到 300 幅二维投影图像。电源系统由电源变压器、控制电路组成，分别向系统供电及传递控制信号等。操作台由高性能计算机和图像显示器组成，主要负责扫描参数的设置及对图像的后期处理等。

锥形线束乳腺 CT 作为一种新型乳腺三维影像设备，具有扫描速度快、空间分辨力高及各向同性等优点，可以全方位、多角度观察乳腺内部形态。

二、锥形线束乳腺 CT 成像扫描及其优势

1. 锥形线束乳腺 CT 扫描方式　分为平扫 CBBCT（non-contrast CBBCT，NC-CBBCT）和增强 CBBCT（contrast-enhanced CBBCT，CE-CBBCT）两种扫描模式。在检查过程中，被检者俯卧于检查床上，待检侧乳腺自然悬垂于扫描野内。双乳交替进行扫描。扫描参数如下：管电压恒定为 49kV；管电流根据待检乳腺的乳房大小及密度自动选择（12～200mA），扫描时间为 8ms；单周扫描时间为 10s。平扫完成后行增强扫描。早期文献报道 CBBCT 增强检查的扫描模式：高压注射器以 2ml/s 流率向被检者体内注射 100ml 碘对比剂，后注射生理盐水冲刷，于 20～30s 及 60～70s 采集增强检查图像。但现阶段不同医疗机构的 CBBCT 增强检查采集方式及时相不尽相同，采集时间范围 40～180s，大部分研究和应用于 120s 采集强化图像。有研究对 CBBCT 增强检查最佳采集时相进行了探讨，比较了 120s 与 180s 采集的强化图像对于鉴别良恶性病变的效果，结果发现静脉注射对比剂后 120s 采集强化图像的表现最佳。但现阶段尚无关于 40s（即动脉期）与 120s 采集时相的比较，尚需进一步研究以探求 CBBCT 增强检查的最优采集时相，以规范化 CBBCT 的扫描流程。

2. 锥形线束乳腺 CT 算法　常用滤波反投影的近似算法和迭代算法。

3. 锥形线束乳腺 CT 的优势 锥形线束乳腺 CT 与传统乳腺 X 射线检查 MG 相比有一定的优势。MG 是一种二维成像方法，会产生乳腺组织重叠从而影响诊断。乳腺的平均腺体剂量与乳腺厚度有一定的关系，在检查过程中需要对乳房进行压迫来降低乳腺腺体所受的辐射剂量，提高图像质量。CBBCT 检查过程中无须对乳房进行压迫，其辐射剂量与 MG 相当，重建后得到三维图像具有各向同性的特点，无组织重叠，可以从任意方向对乳腺进行观察。与乳腺 MRI 检查相比，CBBCT 图像采集所需时间更短，平扫与增强检查的总采集时间为 10～15min，而乳腺 MRI 检查每采集一个序列的图像需要 2～8min，整个检查结束需要 20～30min。CBBCT 检查在乳腺癌诊断价值方面不可能取代乳腺 MRI 检查，但对于有乳腺 MRI 检查禁忌证的被检者而言是一种替代方法。钼靶 X 射线检查过程中仍需对乳房进行压迫，非各向同性空间分辨力，对微小病灶尤其是微小钙化灶描述不完整，而 CBBCT 检查完全消除了组织重叠，对微小钙化显示良好。

三、锥形线束乳腺 CT 成像的质量控制与应用发展

1. 质量控制 主要包括 X 射线管和发生器、剂量指数、影像质量和图像显示。

X 射线管和发生器对于获得高质量的图像至关重要，因此首先应对它进行质量控制。针对锥形线束 CT 的 X 射线管和发生器的质量控制指标主要包括：射线输出的可重复性、射线输出的线性、过滤、管电压、照射野的大小、漏射线等。这些指标的测试，除照射野的大小、漏射线外，其他指标可参考医用 X 射线摄影设备的质量控制方法，但对于锥形线束 CT 需考虑在不同的模式（如定位模式、CT 模式等）下进行测试。

对于普通螺旋 CT，剂量指数是重要的剂量学指标，是 X 射线、CT 设备的辐射剂量特性的实用表征量，主要包括加权 CT 剂量指数 100（weighted CT dose index，$CTDI_{100}$）、加权 CT 剂量指数（weighted CT dose index，$CTDI_w$）和容积 CT 剂量指数（volume CT dose index，$CTDI_{vol}$）3 个指标。直接将这些指标用于锥形线束 CT 是存在缺陷的，因为锥形线束 CT 的照射野更大，且剂量分布不对称。有研究人员根据锥形线束 CT 的特点，开发制作了锥形线束 CT 专用的剂量指数测试模体。应用该模体，可以通过电离室或热释光剂量元件（TLD）的方式来测试锥形线束 CT 专用剂量指数。

目前，国际上还没有就锥形线束 CT 影像质量控制方法达成共识。使用为普通 CT 设计的模体（如 Catphan500、600），可以得到一些影像质量指标，但也存在局限性，表现定位困难、对软组织的评价不够准确、对硬组织空间分辨力（亚毫米级）的评价能力不足、没有分析相关指标的配套软件等。基于上述原因，有的研究机构开发了专门用于锥形线束 CT 质量控制的模体。锥形线束 CT 影像质量的指标包括图像密度值、对比细节（探测阈值、图像品质因子、信噪比）、一致性和伪影、噪声、空间分辨力、几何精度等。

不论 X 射线装置的质量如何，医生都是通过显示器阅读图像，因此图像显示的优劣直接关系到能否对疾病做出正确诊断。对于锥形线束 CT 图像显示的质量控制包括显示的一般条件和显示器分辨力。

2. 未来发展 环状人工伪影及重建图像对比度欠缺是影响 CBBCT 图像效果最常见的问题，而伪影影响图像质量，进而影响诊断及治疗效果的评估，因此如何消除此类伪影显得尤为重要。前期一些研究显示可通过前向投影模型、后重建法等方法进行伪影矫正，也可通过焦辐射的方法来矫正散射。CT 可精确测量病灶三维形态、容积和空间位置。CBBCT 具有检查速度快、有效覆盖范围广、检查辐射剂量低、无须挤压乳房、易于掌握及操作等优势。既可满足高负荷的常规被检者检查及乳腺癌筛查，也可用于实施穿刺和微创手术，全方位 3D 显示和新辅助治疗效果评估，将有助于临床医生提高治疗质量和医患沟通的效率。

（孙家瑜 刘建莉）

第三节 移动 CT 成像技术

一、常规移动 CT

常规移动 CT（mobile CT，MCT）又称术中 CT 或床旁 CT。MCT 的使用可以及时发现被检者出现的各种异常情况变化，有效避免因搬动被检者外出检查所带来的各种风险。MCT 灵活轻便，即使在狭窄的地方 1 人即可移动其支架，并能放置于被检者床边。应用 MCT 进行床边检查，避免了转运被检者、处理监测仪器等烦琐工作，降低了护理人员的工作负荷。随着计算机技术和其他硬件技术的发展，MCT 更加小型化、便利化，现在的 MCT 已经非常灵活、方便，应用范围也逐渐扩大，具有体积小、质量轻、移动性好的特点。

（一）MCT 成像构造和原理

MCT 是基于传统 CT 研发出来的，由小孔径 8 排/16 排螺旋 CT 扫描机架、扫描床和便携式计算机图像工作站 3 个部分组成。机架和工作站之间通过无线局域网或者有线连接，将扫描获得的影像加密后实时传输给便携式计算机，再通过计算机处理后将图像呈现出来。MCT 尺寸小、质量轻、方便移动，配备了后备电池及可以带动整个扫描机架移动的两个精确步进电动机，扫描过程中通过两个精确步进电动机的同步移动来扫描被检者不同部位获取图像。即使在断开交流电的情况下，也可以通过自身直流电源对整个扫描机架供电，不仅可以在术前、术后对被检者进行扫描，还可以移动至手术室，在术中为医生和被检者服务。MCT 可在床旁进行常规 CT 扫描、增强 CT 扫描、CT 三维重组、CT 血管造影、CT 组织灌注成像及氙气增强 CT 检查等，图像质量可与大型多排螺旋 CT 相媲美，而辐射剂量却比传统 CT 低很多。检测结果表明，MCT 扫描过程中距离机架 2.5m 外，辐射剂量几乎为 0。目前临床常用的 MCT 有 CereTom 8 排移动 CT 和国产 16 排 MCT，其技术参数如下。

CereTom 8 排 MCT：尺寸为 1531mm×729mm×1338mm（高×长×宽），质量为 438kg；探测器为 8 排，DICOM3 影像标准，扫描层厚 1.25mm、2.50mm、5.00mm、10.00mm，空间分辨力为 7LP/cm；扫描矩阵 512×512，扫描孔径 318mm，扫描野 25cm；X 射线管电压 120kV，管电流 7mA。计算机工作站，英特尔 CoreTM2 3GA2 双核处理器，2GB 内存，120G 硬盘，装有 Voxar 3DT 诊视软件包，可进行 2D、3D 和多平面重组显示，兼容影像存储与传输系统（PACS）；碳纤维材质扫描板，可透 X 射线。

国产 16 排 MCT：中国自主研制，尺寸为 1350mm×1100mm×980mm（高×长×宽），质量为 270kg；探测器为 16 排，DICOM3 影像标准，扫描层厚 1.1mm、2.2mm、4.4mm，空间分辨力为 9LP/cm；扫描矩阵 512×512，扫描孔径 330mm，扫描野 30cm；X 射线管电压 120kV，管电流 8mA；计算机工作站，配置同 8 排 MCT。16 排 MCT 扫描板材质与同 8 排 MCT。

（二）MCT 成像扫描与后处理技术

将 MCT 推至病床前或转运车前，在计算机工作站上输入被检者信息，将扫描板安装于病床或转运车、被检者检查部位移至扫描板上，调整病床或转运车将被检者检查部位置于扫描孔中间，以普通 CT 扫描所要求的连线设定为扫描基线，扫描体位及检查前准备与普通 CT 相同。在扫描仪液晶触屏或计算机上设定好扫描参数后开始扫描，扫描完毕后，被检者回位、完成 CT 检查。图像数据通过无线方式自动传输到计算机工作站进行数据运算和图像后处理，影像资料可通过 PACS 上传或保存于各种移动存储设备。

MCT 后处理技术与普通 CT 相同（以头部检查为例）。

1. 预置窗宽、窗位 软组织窗的窗宽 90～100HU，窗位 35～45HU；骨窗的窗宽 3500～4000HU，窗位 500～700HU。

2. 常规三维图像重组　用薄层横断面数据进行 MPR（多平面重组），可获得脑组织的冠状面、矢状面、斜面图像。运用表面遮盖法（shade surface display，SSD）显示颅骨的骨折线、病变与周围解剖结构的关系等。

3. CTA 三维图像重组　头部血管图像后处理常包括 MPR、最大强度投影、容积重组及 SSD。

（三）MCT 成像的质量控制

1. 检查部位符合临床诊断需求。

2. 图像上无设备故障造成的伪影。

3. 图像采集和重建参数符合影像诊断的需求。

4. 预置合适的窗宽和窗位。

5. 图像标识显示完整。

6. 增强检查期达到相应的临床诊断要求。

以头部检查为例，图像质量应达到以下标准：①脑组织窗：能够清晰显示眼球及视神经、脑灰白质边界、基底神经节、脑室系统、中脑周围的脑脊液腔隙、静脉注射对比剂后的大血管和脑室脉络丛。②骨窗：显示颅骨的内板、外板和板障。③CTA：通过对比剂可以显示颅内动脉血管，包括颈内动脉颅内段、大脑中动脉、大脑前动脉、脑底动脉环、基底动脉、大脑后动脉等。静脉系统显示上矢状窦、下矢状窦、直窦及乙状窦等。

二、方舱 CT

方舱 CT 作为一个集合系统，其内设有 CT 设备、辐射防护装置、独立检查操作间、独立扫描间、紫外线空气消毒设施、网络系统、空调、除湿机、电源分配系统及通风系统等，具有可移动性、网络化、室外快速安装、预防交叉感染、被检者高流通量等特点。

（一）方舱 CT 设备配置和性能参数

1. 设备配置　方舱 CT 的外部舱体由镀锌钢板、铅防护层、竹木纤维板和防护阻燃层的复合层组成，最大程度降低了户外高温、日照、降水等复杂环境对设备稳定性的影响。扫描间六面安装铅板，铅板与箱壁压制一体成形，防护水平需达到 5mm 铅当量。舱体各壁及铅玻璃的辐射防护等级均符合 GBZ 130—2020《放射诊断放射防护要求》，包括扫描间以外的人员受到照射的年有效剂量应 < 0.25mSv；空气比释动能率在距机房外表面 0.3m 处 < 7.5μSv/h。工作人员在方舱式应急 CT 机房内隔室操作可以不再附加其他辐射防护措施。方舱 CT 扫描间及操作间均配备空调和除湿机，从而保证了恒温恒湿环境，避免外部环境及内部空间温度大幅度变化影响图像噪声水平。有研究表明当温度达到 30℃时会导致密度分辨力下降，因此方舱 CT 适宜的操作温度应控制在 20～25℃，相对湿度宜保持在 30%～70%（无凝露）。因 CT 设备对震动比较敏感，超过一定负荷的震动就会造成影像质量不佳，所以需要对方舱中的 CT 机特别是扫描机架做减震处理。通过为 CT 机安装 8 个金属橡胶材料的减震器等技术，可满足不同方向的减震需求，进一步保证了高精度的 CT 影像质量。这些减震设计，确保了方舱设备的长寿命和稳定性。

2. 性能参数　方舱最初的配备为双层 CT，随着技术发展，目前以 16 层 CT 为主，部分机型配备了 64 层及以上的高端 CT，支持一站式全身大范围扫描。方舱 CT 探测器宽度 ≥ 20mm，能够确保各向同性，真正兼顾了高质量影像和低剂量扫描。扫描机架孔径 750mm，X 射线管热容量 ≥ 2MHU，X 射线管旋转速度 0.27～0.8s/r，管电压 80～140kV，管电流 10～225mA。全肺扫描时间 ≤ 10s，采集层厚 5mm，重建层厚 1.25mm，重建矩阵 512×512 或 1024×1024。设置固定管电压时建议兼顾体重指数（BMI），BMI < 19kg/m² 宜选择 100kV，BMI 为 19～24kg/m² 时则选择 120kV。如被检者配合屏气效果不佳时，建议调整扫描方向为自足至头，避免因憋气时间不足造

成的运动伪影；也可增大螺距、提高 X 射线管转速、增加准直器宽度或采用专用固定带胸部加压等方法减少呼吸运动伪影。迭代重建算法的应用能在明显降低 CT 辐射剂量的同时提高影像信噪比，优化后的 CT 扫描协议更适用于短时间内接受多次 CT 扫描的被检者，避免了因不必要的辐射损伤导致的潜在致癌风险。

（二）方舱 CT 与医务人员的防控（用于传染性疾病筛查时）

1. 辐射安全防护　方舱 CT 的机房结构及材质与传统 CT 截然不同，传统 CT 机房是混凝土或砖墙结构搭配防护涂料，以及含铅玻璃和含铅防护门。而方舱 CT 不仅要实现坚固、阻燃、重量轻，避免高温、暴雨等恶劣天气对方舱舱体本身的损坏，也要和传统 CT 一样做好辐射防护，方舱 CT 的铅玻璃及扫描间 6 个面防护等级也需要满足 GBZ 165—2012《X 射线计算机断层摄影放射防护要求》。由于 CT 技师隔室操作，无须附加辐射防护措施，被检者须在技师指导下，使用防护铅衣或铅围裙等辐射防护用品防护相应部位和器官。

2. 感染防护　进入方舱 CT 工作的医务工作人员个人防护参考《医疗机构内新型冠状病毒感染预防与控制技术指南》的要求，穿戴医用一次性防护服、防水手术衣、一次性鞋套（含靴套）、N95 口罩、一次性医用外科口罩、一次性乳胶检查手套、一次性帽、防护面屏。佩戴 N95 口罩时应做佩戴气密性检查。

（三）方舱 CT 消毒及废物处理（用于传染性疾病筛查时）

1. 设备消毒　操作间内设备表面及工作台面采用 75% 乙醇进行擦拭消毒。机房内 CT 机架及设备床面可采用有效氯 1000mg/L 的含氯消毒液或 500mg/L 二氧化氯消毒剂进行擦拭消毒，舱内射线防护门表面及设备间内墙体可采取同浓度消毒液进行喷洒消毒，30min 后清水擦拭干净。

2. 空气消毒　设备暂停使用阶段，使用医用紫外线灯照射 30min 以上进行空气及舱体表面消毒，照射范围内确保无人员活动。出现污染时，如被检者出现喷嚏、咳嗽、呕吐等，则随时消毒，并且方舱 CT 内配有等离子空气消毒机持续消毒。

3. 地面消毒　地面用有效氯 1000mg/L 的含氯消毒液擦拭消毒，有肉眼可见污染物时，应先完全清除污染物再常规消毒。

4. 医疗废物的管理　方舱 CT 内所有的废弃物应当视为感染性医疗废物，严格依照《医疗废物管理条例》和《医疗卫生机构医疗废物管理办法》管理，对检查过疑似被检者或者确诊被检者的工作人员防护用品应直接丢弃于医疗废物桶内，使用双层黄色医疗废物收集袋，双侧封扎，标识清楚，密闭转运。

（四）方舱 CT 的优势

1. 移动 CT 室，机动灵活。独立于室外的全身型方舱检查单元改变了做 CT 检查必须进医院放射科的传统检查模式，把设备停放在室外，被检者无须进入门诊、放射科即可完成扫描，方便隔离，降低了院内被检者大量交叉感染的风险，减少了病毒传播。

2. 无须机房，免安装，通电即扫。由于可以选择任何合适的室外空间停放，通电即可工作，避免了临时采购周期长、机房建设和装修耗时耗力等问题。

3. 类负压设计，避免病毒传播，专业消毒装置独立进、出风道，差异化气压，避免病毒传播。双空调系统，风无界双向换气新风空调，有利于保证在室内恒温的前提下，引入室外新鲜空气的同时起到空气净化作用，保护被检者安全。扫描间、操作间专业紫外线消毒装置，感染被检者一人一消，防止交叉感染。

4. 机动性强，疫情结束后可转院内作为常规 CT。方舱 CT 较常规的普通 CT 扫描发热被检者的 CT 检查，可明显降低辐射剂量，而图像质量能与普通 CT 无明显差别，达到诊断要求，同时方舱 CT 检查方便、快捷、全独立隔离设计理念，可以避免医护交叉感染，具有机动性、灵活性、有效性、网络化等特点，可作为发热被检者专用 CT，也可作为更多临床应用场景的需要，提供安全、方便、快捷的 CT 检查。

（孙家瑜　刘建莉）

第四节　微型 CT 成像技术

一、微型 CT 成像构造和原理

微型 CT（micro computed tomography，microCT）又称显微 CT、微焦点 CT，采用 X 射线成像原理进行超高分辨力三维成像，能够在不破坏样品的情况下，对骨骼、牙齿、生物材料等离体样本和活体小动物进行高分辨力（几十微米到亚微米级）X 射线成像，并获取样品内部详尽的三维结构信息。

（一）微型 CT 成像的物理基础

1. 当 X 射线穿过人体时，由于人体组织、器官的原子类型和厚度各有不同，穿过人体的 X 射线会有不同程度衰减，进而表现为不同程度的灰度对比。

2. 微型 CT 采用微焦点 X 射线管对样本各个部位的层面进行扫描，经探测器和光电转换器处理后，转变为电信号，再经模拟/数字转换器转换为数字信号，最后由计算机转变为不同灰度对比度的图像（图 3-7）。

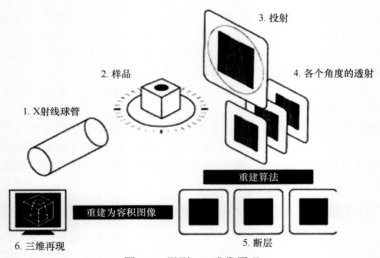

图 3-7　微型 CT 成像原理

3. 微型 CT 采用的是锥形 X 射线束，相比于采用扇形 X 射线束的普通 CT，其优点在于：①扫描速度快，缩短成像时间；②减少辐射剂量、提高 X 射线利用率；③能够获得真正各向同性的容积图像；④图像空间分辨力高。

（二）微型 CT 成像构造

微型 CT 主要由 4 个部分构成：X 射线源、标本载物台（支持样品进行旋转或者直线运动）、X 射线探测器和机械控制及图像处理系统。

1. X 射线源　商用 microCT 几乎都使用 X 射线管，大部分使用的 X 射线管带有透射性的靶，分辨力可达 9μm，而利用同步辐射光源的微型 CT 分辨力甚至可以达到 1～2μm。虽然透射性靶具有聚焦光点小、分辨力高的优势，但因其对热的耐受能力差，限制了使用的电子束的能量，从而导致 X 射线管的光子流较低，进而影响图像质量。为了提高信噪比，可以延长采集时间，这对静态的物体没有影响。而对于活体，呼吸和心脏的跳动，会导致伪影。因此商业化的微型 CT 提供大聚焦光点的 X 射线管，可以将扫描时间减少至 10ms，因而可以满足活体心脏图像采集的需求。

2. 标本载物台　根据微型 CT 成像原理，载物台分为旋转型和固定型。具体采用何种形式，取决于 X 射线系统在扫描过程中是否旋转，但固定型载物台在扫描时对于标本的固定更容易些。

3. X 射线探测器　微型 CT 成像过程中影响图像质量的因素很多，包括聚焦点的大小、系统的光学设计及探测器性能等。其中，探测器必须具有以下特性：较高的光子效率、不产生几何变形、对一定范围的扫描能量具有线性和一致性反应。目前，最常用的探测器是通过玻璃光纤偶联闪烁体的电荷耦合器件（CCD）探测器，该探测器的光敏层直接和 X 射线作用，没有其他干扰物干扰，因此填充因子（filling factor）为 100%，缺点是读取时间长。还有一类是活性矩阵平板图像采集器（active matrix flat panel imager，AMFPI），它由矩阵光电二极管通过矩阵薄膜晶体管（TFT）连接，矩阵光电二极管可以是无定型硅或是互补金属氧化物半导体器件（complementary metal oxide semiconductor，CMOS）。该探测器利用行扫描模式，加快了读取时间。但因为 TFT 占取 50% 的光敏层，因此填充因子小于 50%，导致灵敏度降低，且成像滞后还会影响空间、低反差及时间分辨力。平板探测器可提供非常好的几何稳定性但需要校准偏移和像素增益因子（pixel gain factor）。

4. 机械控制及图像处理系统　机械控制系统主要是控制载物台或者是 X 射线源及探测器的相对运动。图像处理系统主要涉及图像重建的算法。

现有的微型 CT 系统设计有两种构型，离体成像系统（样本旋转）和在体（活体）成像系统（扫描系统旋转）（图 3-8），二者差异比较见表 3-1。

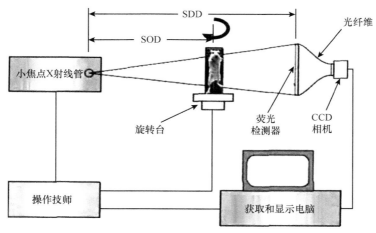

图 3-8　离体成像扫描系统

SOD. 源物距；SDD. 源探测器距

表 3-1　离体成像系统和在体成像系统差异

微型 CT 构型特点	离体成像	在体成像
旋转部位	样本旋转	X 射线系统旋转
空间分辨力	15～50μm	50～100μm
研究对象	离体标本（如骨骼、牙齿等）	活体动物（如鼠、犬等）
应用领域	分析样本内部结构和力学特性	分析样本生理代谢功能研究
优势	提供完整样本的三维连接性、拓扑结构和微结构，为组织学分析的有效补充，保证样本完整，不影响随后组织学分析	实现生理代谢功能的纵向研究，显著减少动物实验所需的动物数量

二、微型 CT 成像图像重建算法

微型 CT 图像重建的算法总体分为两类：基于滤波反投影的近似算法和迭代算法。微型 CT 系统多采用三维锥形线束重建算法，近似算法由于数学形式上简单，实现起来容易，而且在锥角比较小的情况下，能够取得较好的重建效果，所以在实际中有着广泛的应用。费尔德坎普·戴维斯·克雷斯（Feldkamp-Davis-Kress，FDK）算法是一种基于圆轨道扫描的近似重建算法，1984 年由费尔德坎普（Feldkamp）等提出。在各种基于滤波反投影的近似算法中，FDK 类型的算法一直是实际应用中的主流。由于 FDK 算法是一种近似的算法，无论后续如何处理，重建结果与实际物体都会存在一定误差，但是对于适度的锥角（半锥角＜10°）来说，这种偏离非常小。经过发展，FDK 算法获得了不断改进，由最初的标准 FDK 发展到任意轨道的 G-FDK，以及着眼于提高重建速度或重建精度的其他 FDK 衍生算法。

美国芝加哥大学潘晓川教授课题组提出了一种 FBP 精确重建算法，该算法是继卡采维奇（Katsevich）算法以后的另一个重要的锥形线束 CT 精确重建算法。该算法虽然是针对螺旋锥形线束 CT 提出的，但由于 FBP 算法本身的特点，使得该算法能够方便、直观地扩展到其他形式的锥形线束扫描轨道的 CT 精确重建中。作为锥体束重建的一种特殊情况，FBP 算法也被应用到扇束、平行束 CT 精确重建中。FBP 算法的最大优点在于它第一次在数学上解决了横向截断的投影数据的 CT 精确重建问题，能够利用理论上最少的投影数据精确重建出物体图像。

当投影的量有限时，迭代重建算法可以提高图像的质量。投影的减少可以降低标本接收照射的剂量，但当重建高分辨力图像时，大量的计算则会影响重建效率。通过缩小目标区域及对子集排序以减少迭代，可降低计算负荷，减少计算所花费的时间，另外通过使用专门的图像处理硬件系统，也提供了解决计算问题的另一个方案。

近些年，有研究人员将压缩感知理论和图像迭代重建算法相结合，提出了一种基于字典学习的超分辨力重建算法。该算法虽然可以获得分辨力更高的重建图像，却带来了数据运算量的增大和算法效率下降的问题。

三、微型 CT 成像的质量控制与应用发展

（一）微型 CT 成像质量控制

微型 CT 的分辨力高达几微米，仅次于同步加速 X 射线成像设备水平，具有良好的"显微"作用，扫描层厚可达 10μm。它与普通临床 CT 最大的差别在于分辨力极高，可以达到微米级别，目前国内一家自主研发微型 CT 的公司已经将分辨力提高到 0.5μm，具有良好的"显微"作用。微型 CT 成像质量控制主要涉及以下几个方面。

1. 空间分辨力　指在一个图像中能区分出两个结构之间的最小距离，CT 图像的分辨力主要是由探测部件的大小和数量、焦点的大小及发射源-对象探测器距离决定的。一般说来源-探测器距离及探测器部件的大小是固定的。平面内分辨力的极大化是通过源-对象距离的极小化达到最大放大倍数实现的。利用位移几何学，样本的旋转轴偏移 X 射线扇面的中心，可实现比较高的放大倍数。由于渗透到每个体积元的 X 射线比居于中心的几何位置的情况少，其代价是要略微牺牲图像的质量。对分辨力起支配作用的断面厚度由改变探测器前方孔径大小决定。因为 X 射线的产生及造成对象内部吸收是随机过程，X 射线信号会产生噪声，探测器和放大电子部件又进一步产生噪声。所以，这些效应引起的 X 射线信号的变异干扰样本本身引起的变异。这种强度测量中的噪声限制了扫描器区分具有类似衰减度的邻近体积的能力。常规 CT 的分辨力为 1～2mm 数量级，微型 CT 为了克服这种缺点，采用了同步加速器结构中的专用束线技术，使得在毫米到亚毫米的大小内实现微米级分辨力。

2. 层厚　指微型 CT 机扫描时的断层厚度。影响层厚精度的因素主要与微型 CT 机本身的硬

件设计有关，厚度太厚会导致能量吸收太多，图像质量降低。故在实际应用中，微型CT扫描直径都比较小，一般在几厘米以内。

3.图像伪影　常规CT经常出现伪影，在中心区域出现较低的衰减。原因是不同能量的非均匀吸收。微型CT由于X射线探测器非常小，扫描面积小，分辨力精度达到5～10μm，同时图像伪影问题也大为改善。

4.低对比度分辨力　又称密度分辨力，指物体与均匀背景物对X射线的线性衰减之差，也是微型CT图像上区别物体一定形状、大小的能力，低对比度分辨力通常以微型CT机能区分出目标物体的最小尺寸表示。微型CT的对比度主要是通过调节X射线的能量实现的，在低于25keV的状态下，图像的对比度较好。通过一些物理学的相衬方法，也可以提高反差，使软组织成像成为可能，使用对比剂也可以增加软组织的对比。对比度分辨力可以通过对比噪声比（CNR）来测定。虽然关于微型CT质量控制的研究非常多，但是相比于医用常规CT机，微型CT图像质量评价仍缺乏相关的标准和测量模体。

（二）微型CT应用领域

经过多年的研究与探索，微型CT技术得到了长足发展，广泛用于医学、地质学、材料学，以及植物学等领域的研究。微型CT应用领域见表3-2。

表3-2　微型CT应用领域

应用领域		具体应用
医学	骨科	骨小梁的三维结构成像；骨质疏松和骨关节病；人骨标本研究
	口腔医学	口腔内科，如根管形态学和牙体牙髓研究；口腔解剖学，如根管、根尖孔及颌骨形态学研究；口腔临床教学；口腔修复学；口腔正畸学
	血管系统	血管结构研究等
	心脏成像	冠状动脉图像及相应参数
	美容保健	肌体组织三维解剖结构
	生物材料	生物支架材料
	疾病机制	骨骼发育及骨缺损修复、组织修复
地质学		对煤、岩石孔隙结构的三维可视化；对颗粒床蒸发、多孔介质干燥、渗流等状态扫描成像等
材料学		材料三维成像，建立三维模型，预测和优化材料的机械性能等
植物学		鉴定现代样品中植物的种类等

（三）微型CT发展方向

微型CT技术20多年来获得很大的改进，其主要发展方向可概述为高对比度、超高分辨力、快速实时和多模态成像几个方面。

1.高对比度　CT成像技术在数十年的发展中，空间分辨力、时间分辨力、剂量控制方面都获得很大的提高，唯独在改善成像对比度方面，进展不是太大。为了改善图像对比度，发展了一些不同于传统的基于吸收的CT成像技术，包括相位衬度CT成像、K边缘减影CT成像、荧光减影CT成像和散射CT成像。这些成像技术大都基于同步辐射源，它有高的亮度、高的单色性和能量可调谐性，但都受限于生物组织相关元素性质、辐射装置精度等，因此，高对比度的微型CT成像技术将是未来研究的焦点。

2.超高分辨力微型CT（NanoCT）　微型CT分辨范围覆盖了cm到μm量级，其中X射线显微CT具有最高的分辨性能，可到几个微米，要实现亚微米和纳米无损三维成像，多年来都还是一个空白。界线的突破也是众多研究人员奋斗的目标。依赖于现代的X射线源技术，精密机械和探测系统，2004 年全球首台桌面型 NanoCT 面市，此 CT 为基于一种开放式微焦斑 X 射线源，空间分辨力可达 150～200nm，超过同步辐射源微型 CT。根特（Ghent）大学的迪里克（Dierick）等（2007 年）基于一种最小焦斑达 900nm 的开放式微焦斑 X 射线源对琥珀化石进行无损三维显微成像。有公司基于波带片技术做出了空间分辨力达 50nm 的 NanoCT，可用于半导体缺陷分析、分子影像、干细胞研究、先进材料开发等方面。

3. 快速实时　在生物学领域，以小动物为模型的活体成像非常重要，用于药物开发、肿瘤病理学和基因学研究。对于活体成像需要考虑 3 个重要的方面：①高空间分辨力，以反映器官和病变区解剖结构。②低辐射剂量扫描，以减小动物的辐射损伤。③减少采集和重构时间，以满足大量的动物扫描需要。在一次微型 CT 扫描中，通常采集、处理数据量到几个 Giga 甚至几十个 Giga 字节，这也是实现实时三维成像的限制因素。现阶段，大致有 3 种方法可实现加速成像：①减小采集与处理数据量。采用基于 ROI 的局部扫描方案，可以大大减小扫描束的范围，减小处理数据量。局部扫描方案还能减小散射和整体辐射剂量。另外，采用优化的扫描轨迹可以减少扫描投影数，加速成像过程。②优化的重构算法，软件加速。③硬件加速方法，采用定制的集成电路（ASIC）进行硬件加速重构，缺点是算法灵活性欠佳。

4. 多模态成像　现阶段，没有任何一种单一成像方式能够在一幅图像中提供显微结构、功能和分子过程的所有信息，通过多模态成像能够信息互补。多模态成像实现的一个关键在于三维结构在空间和时间上的准确匹配。微型 CT 实现多模成像的方式有下面几种。

（1）与核素成像（SPECT/PETS）的结合：用单光子发射计算机断层成像（SPECT）和正电子发射断层成像术（PET）进行的核医学成像由于标记分子探针具有高的灵敏度、特异性和组织穿透深度而成为分子成像的"金标准"。遗憾的是这种方法受限于低的空间分辨力（＞lmm）和在一个合理的时间间隔内差的统计特征。然而，微型 CT 能提供高空间分辨力的 X 射线衰减系数分布，这能用于修正 γ 射线的组织衰减，改善核素成像方法的精确性。同时，如果能预先知道核素可能集聚的生理位置（通过微型 CT 精确描绘），那么核素的活动可限定在那个小的区域，核素的浓度可更为准确地评估。

（2）与组织分析学的结合：组织染料和免疫组织化学方法的广泛应用，可以为细胞和组织中分子和细胞过程提供很多有用信息。但组织学方法的不足在于组织准备和切片会损坏和扭曲样本，使得无法采用其他方法对样品进一步分析。因此，也难以提供各向同性的三维微观结构信息。而微型 CT 作为一种无创性检查，利用其高的分辨力，可以提供样本精细的三维结构，从而弥补组织学分析的不足。

（3）与光学成像的结合：微型 CT 与荧光光学成像结合可同时实现解剖成像和功能成像，进行更为精确和定量分析。在光学分子成像中，荧光分子成像利用了具有特异性的荧光分子探针标记特定分子或细胞，空间分辨力能达到毫米级，由于荧光穿透距离短，目前主要用于小动物成像。荧光断层成像（fluorescence molecular tomography，FMT）是近年快速发展起来的一种成像方法，通过图像重建能够提供目的深度信息和对目标物进行立体成像，克服了平面成像的局限性。在 FMT 中，CT 扫描可用于定位光学特性发生变化的边界。在光学成像领域当中新兴的近红外荧光（near-infrared fluorescence，NIFF）成像逐渐受到重视，它具有很好的穿透性。乔希（Joshi）建立了一套 CT/PET/NIR 三模态成像系统，利用微型 CT 和 PET 获得小动物的有限元解剖模型，结合非接触的频域荧光边界测试实现功能成像，三者实现了完好的无缝融合。

（孙家瑜　刘建莉）

参 考 文 献

曹雪，陆伟，朱桃燕，等，2021. 口腔颌面锥形线束 CT 对种植牙术前指导及术后效果评估的价值研究. 中国 CT 和 MRI 杂志，19(11): 35-37.

傅菲，刘筠，2020. 方舱 CT 技术进展与临床应急使用现状. 国际医学放射学杂志，43(3): 335-337.

黄垂文, 2021. 方舱 CT 的安装与使用相关问题探究. 中国医学物理学杂志, 38(7): 861: 863.

刘伟, 张倩, 陈思远, 等, 2020. 移动 CT 相对于传统 CT 存在的优势. 生物医学工程与临床, 24(3): 343-345.

骆毅斌, 王浩文, 詹欣智, 等, 2021. 口腔颌面锥形线束计算机体层摄影设备的研发. 中国设备工程, (7): 199-200.

牛振, 杜钟庆, 李春英, 等, 2020. 天津市 8 台方舱 CT 应用防护检测结果分析. 中国辐射卫生, 29(4): 374-377.

乔文俊, 许乙凯, 严承功, 等, 2020. 新型冠状病毒肺炎期间方舱 CT 感染防控经验. 中国医学物理学杂志, 37(7): 903-907.

徐晓斌, 王越, 孙嘉伟, 2021. 口腔颌面锥形线束计算机体层摄影设备的图像性能问题梳理与探索性研究. 中国医疗器械信息, 27(1): 21-24.

颜莉, 阿依努尔·霍斯塔伊, 张蕾, 2021. 数字化根尖片与口腔锥形线束 CT 测量牙齿长度的价值对比. 分子影像学杂志, 44(5): 759-763.

张震, 张丰收, 宋卫东, 2020. 锥束口腔 CT 机复合谐波传动装置设计. 机械传动, 44(12): 68-72.

第四章 CT 辐射剂量

第一节 CT 辐射剂量介绍

一、CT 检查辐射的特点

随着 CT 成像技术的不断发展，从传统 CT、单层螺旋 CT 到多层螺旋 CT，CT 成像技术的广泛应用使得接受 CT 电离辐射的人群也随之增加。在以往的 20 年里，全世界 CT 检查量平均增幅达 8 倍，国内超过 12 倍，CT 辐射剂量问题越来越受到公众的关注。

（一）CT 检查中 X 射线与人体的相互作用

CT 检查属于 X 射线检查的一种，X 射线是一种波长短、频率高、能量大的电磁波，与人体作用的过程中所产生的生物效应会对人体造成伤害。X 射线穿过人体组织时，与人体组织相互作用，X 射线的一部分能量或全部能量转移给物质，主要过程有光电效应、康普顿效应，次要过程有相干散射。电子对效应和光核反应不在医用 X 射线范畴发生。

在 CT 成像过程中光电效应不产生散射线，可减少影像的灰雾，增加人体组织间的对比。缺点是入射 X 射线通过光电效应会被人体吸收，增加了被检者的辐射剂量。

在 CT 扫描时，康普顿效应会产生一定的散射线，降低了影像对比度，同时散射线会对被检者及陪护人员产生电离辐射。

在诊断用 X 射线能量范围内，只有相干散射、光电效应和康普顿效应三种作用形式。低能 X 射线以光电效应为主，随 X 射线能量的增大，光电效应的发生概率下降。在整个诊断 X 射线能量范围内，引入体内的对比剂（碘剂和钡剂），光电效应占绝对优势。

（二）CT 检查辐射的来源

CT 的电离辐射主要来源于 X 射线管发出的射线束，其次是 X 射线管构件散射线、漏射线、射野内物体散射、射野外物体散射及扫描室内空气发生 X 射线电离产生臭氧等。

（三）CT 检查与普通 X 射线检查在辐射方面的差别

CT 辐射不同于常规 X 射线摄影，在 X 射线摄影中，X 射线管发出的射线束进入人体并穿过人体后到达成像介质，整个过程中 X 射线强度的衰减是持续性的，并且只有一个体表面接受 X 射线。而 CT 扫描时 X 射线管围绕被检者 360° 旋转，被成像的平面各个方向都接受了 X 射线，由于 X 射线的入射方式，还形成了体表和中心的差别，其组成为 2/3 外周剂量加上 1/3 中心剂量。CT 检查采用的探测器转换效率高，X 射线的利用率要比普通 X 射线检查高，所以 CT 机 X 射线管的滤过要求比普通 X 射线管高，对人体有害的软射线基本被吸收。

二、CT 扫描射线束的形状辐射分布

目前使用的 CT 机扫描射线大多为扇形束或锥形束，并且射线束的纵轴方向（Z 轴）都很窄，以扫描层厚的概念解释则很薄（图 4-1）。

假定把该射线束的宽度放大，从射线束的侧面观，则可以画出纵轴方向的射线强度分布图（图 4-2）。

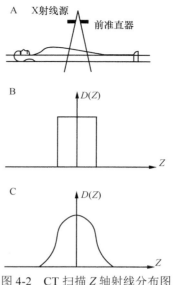

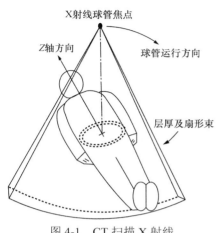

图 4-1 CT 扫描 X 射线

图 4-2 CT 扫描 Z 轴射线分布图

A. 射线束分布示意图；B. 理论上纵轴射线束强度分布图；
C. 实际上纵轴射线束强度分布图；$D(Z)$ 示射线的强度

实际使用中，在纵轴方向的边缘并不形成一个直角，而是平滑得类似于钟形，其剂量的分布也往往要比标称层厚宽。通常的横断面 CT 扫描的剂量分布可从两个方向解释，从焦点向探测器方向所形成的射线分布，称为辐射剂量分布，而从探测器向焦点方向，则称为层厚剂量分布，其辐射剂量的分布主要与有无探测器端的准直器有关。如无探测器端的准直器，则位于扫描层附近的其他组织结构，会引起扫描剂量分布的变化和产生额外的散射线。被检者的辐射剂量主要与辐射剂量分布有关。一般而言，不同 CT 机之间的剂量值并不相同。一次扫描的辐射剂量，除扫描层面内的剂量外，扫描范围外的区域也存在一定剂量的散射线，其分布和剂量如图 4-3 所示。

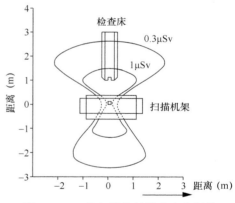

图 4-3 CT 机扫描散射线分布和剂量

三、CT 辐射剂量的表达

CT 辐射剂量的表达主要包括扫描平面的剂量分布、垂直于扫描平面的剂量分布、剂量曲线、空间剂量分布及杂散辐射。扫描平面的剂量分布、垂直于扫描平面的剂量分布直接与被检者有关，剂量曲线主要是评估放射工作人员所受剂量，以及辐射防护的考虑。

（一）剂量分布

CT 是将 360° 所有投影的剂量分布进行叠加，因此在检查层面中的剂量分布是相当均匀的。入射点位于整个外表面上，其剂量要高于中心点的剂量，只是局部扫描的剂量分布呈现明显的不对称性。

（二）剂量分布曲线

剂量分布曲线由焦点尺寸、CT 的几何参数和准直宽度决定。由于 X 射线散射的原因，它比灵敏度曲线（表示垂直于扫描平面的系统响应特性）略宽，尤其是在探测器一侧使用准直器（图 4-4）。

彩图 4-4

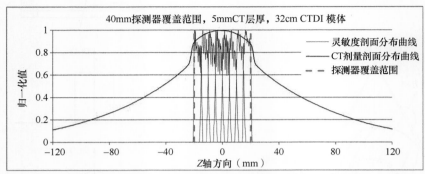

图 4-4　40mm 探测器覆盖范围、模体剂量和灵敏度曲线

红线代表剂量分布曲线，蓝线代表 5mm 层厚条件下单个层厚的灵敏度曲线；CTDI，CT 剂量指数

（三）CT 剂量指数

CT 剂量指数（CT dose index，CTDI）表示沿 Z 轴方向产生一层图像的辐射剂量值，该值等于单次横断面扫描时轴面吸收剂量除以总 X 射线束宽度，反映了 CT 机输出的相对辐射剂量水平。从而引申出 $CTDI_{100}$、$CTDI_w$ 和 $CTDI_{vol}$ 三个参数。CTDI 通常使用热释光剂量计测量，测量值实际为吸收剂量，国际单位为戈瑞（Gy）。

1. $CTDI_{100}$　指 CT 的 X 射线管旋转一周将平行于旋转轴（Z 轴，垂直于断层平面）的剂量分布 $D(Z)$ 沿 Z 轴从 –50mm 到 +50mm 积分除以层厚 T 与扫描断层数 n 的乘积的商。$CTDI_{100}$ 这个最基本的表征量反映的是在标准甲基丙烯酸甲酯模体中测得某点空气中沉积的 X 射线能量，用于比较不同 CT 机的性能。

$$CTDI_{100} = \frac{1}{nT} \int_{-50mm}^{50mm} D(Z) dZ \tag{4-1}$$

2. $CTDI_w$　是电离辐射在辐射中心和边缘的加权平均值，即在辐射中心计算的 CTDI 值的 1/3 与在外围计算的 CTDI 值的 2/3 之和。$CTDI_w$ 描述 CT 扫描某一断层平面上的平均剂量状况，反映多层连续扫描的平均剂量（螺距=1 时），但对于不连续的多层扫描，$CTDI_w$ 不能准确反映其平均剂量。$CTDI_w$ 描述多层螺旋 CT 在整个扫描容积范围内的平均辐射剂量，考虑了 X 射线在 Z 轴方向上层面边缘产生的"尾部区域"。

$$CTDI_w = \frac{1}{3} CTDI_{100(中心)} + \frac{2}{3} CTDI_{100(外周)} \tag{4-2}$$

3. $CTDI_{vol}$　是 $CTDI_w$ 与螺距的比值，是一种新定义的表征量，表达了 X、Y、Z 三维空间上的平均辐射剂量，其国际单位为 Gy。

$$CTDI_{vol} = \frac{N \cdot T}{\Delta d} CTDI_w \tag{4-3}$$

式中，Δd 为球管每旋转一周检查床移动的距离；N 为球管旋转一周的断层数；T 为扫描层厚。

（四）剂量长度乘积

剂量长度乘积（dose length product，DLP）是 $CTDI_{vol}$ 与扫描长度的乘积，反映一定扫描范围内的辐射剂量，$CTDI_{vol}$ 相同的被检者由于扫描范围不同，DLP 也不同，其国际单位是 mGy·cm。

$$DLP = CTDI_{vol} \times L \tag{4-4}$$

（五）有效剂量

有效剂量（effective dose，ED）指将组织及器官的当量剂量乘以与其危险度有关的权重因子再求和，从而反映整个机体发生随机性效应的危险度（针对 CT 设备的参数）。不同器官和组织的权重因子不同，所以使用有效剂量可以最准确地对比不同 CT 扫描模式的辐射风险，有效剂量的国际单位是 Sv，计算公式为：

$$ED=k\times DLP \qquad (4-5)$$

式中，k 为转换系数，与身体不同部位有关，单位是 $mSv\cdot mGy^{-1}\cdot cm^{-1}$。

（六）体型特异性剂量估算值

人体吸收剂量不仅与设备输出剂量有关，还与被检者的体型有关。美国医学物理学家协会第 204 号报告提出了体型特异性剂量估算（size-specific dose estimate，SSDE），即经过体型校正的被检者吸收的 CT 辐射剂量，SSDE 消除了体型变化对辐射剂量的影响，对于评估儿童的辐射剂量尤为重要。但由此获得的 SSDE 仅考虑了体型大小，而忽略了身体组织成分的影响。2014 年美国医学物理学家协会又提出了根据水等效直径计算的水等效 SSDE，该参数既考虑了不同组织的密度，又考虑了被检者体型，比 SSDE 更精确，尤其适用于胸部 CT 检查。

四、人体各部位 CT 辐射剂量诊断参考水平

经过放射诊断专家、影像技术专家、辐射防护专家和专业技术人员多年的探索，一项基于大规模国内调查数据而建立的 CT 检查成年人辐射剂量诊断参考水平（diagnostic reference level，DRL）以国家卫生行业标准（WS/T 637—2018）形式发布。其制定原则和方法符合国际惯例和我国的实际情况，基本上涵盖了我国成年人常见 CT 检查项目，与国外的 DRL 比较，整体处于合理或较低的剂量水平。

1. CT 辐射剂量 DRL 相关概念　DRL 是为了寻找辐射剂量和图像质量间最佳平衡点，DRL 为在常规条件下某种特定检查程序对被检者产生的辐射剂量水平。DRL 包括全国 DRL、地区 DRL 及机构 DRL。全国 DRL 的确定基于对全国大规模被检者的剂量学调查，通常选取全国调查数据中典型被检者辐射剂量分布的第 75 个百分位数作为全国 DRL。地区 DRL 为地区被检者辐射剂量分布的第 75 个百分位数。医疗机构应根据其特定的 CT 检查设备及扫描部位制定相应的机构 DRL，即医疗机构内 CT 辐射剂量分布的均数（或中位数）。DRL 的三类参考水平均应随着 CT 设备的更新或 CT 扫描方案的优化进行必要的修订。

2. 制定 DRL 需要遵循的原则

（1）确定国家、地区及机构 DRL 的目标，如规范扫描技术。

（2）根据国家、地区及机构相应的数据确定 DRL 值。

（3）DRL 的测量方法应简单易行。

（4）DRL 值度量被检者所接受的射线量与相应变化的危险度。

（5）需明确阐述用于实践中的 DRL 方式。

3. 辐射防护优化的重要参数

（1）可达剂量（achievable dose，AD）：为在实践调研中辐射剂量分布的第 50 个百分位数，辐射剂量在 DRL 范围内的设备，其进一步优化应以 AD 为目标。

（2）诊断参考范围（diagnostic reference range，DRR）：提供了辐射剂量的参考范围，其上、下限分别设置为辐射剂量分布的第 75 个百分位数和第 25 个百分位数。超过上限辐射剂量过高，需要调整扫描方案或优化扫描设备，而低于下限则可能会影响图像质量。

（3）剂量限值：指从事辐射相关的人员不应超过的辐射剂量值。在实际工作中，不应将 DRL 和剂量限值混淆。DRL 用于描述职业辐射暴露和公共人群辐射暴露，而不针对医疗辐射暴露，是

不能超过的数值。有时可根据临床需要选择超过 DRL，DRL 是根据标准体型制定的，不能用于个体，剂量限值可应用于个体。

4. CT 辐射剂量 DRL 的意义和重要性 国家、地区及机构间扫描设备及扫描方案各不相同，建立相匹配的 DRL 有利于评估实际工作中辐射剂量是否过高或过低。建立 DRL 的目的不是最大限度地降低 CT 检查的辐射剂量，而是优化辐射剂量与图像质量的平衡。如果一个合理的 CT 检查，因辐射剂量过低导致图像质量欠佳，不能提供必要的临床信息，也就意味着接受了不必要的辐射暴露。通过 DRL 对辐射剂量进行调整，应使图像质量和辐射剂量均达到最优化。

5. CT 辐射剂量 DRL 的研究现状 建立 DRL 用于医疗照射的防护已成为一种趋势，全球多个国家已开展 CT 辐射剂量 DRL 的研究。在广泛调查的基础上，欧盟国家、美国有关机构已制定了典型成年和代表性年龄组儿童被检者的 DRL，并按照年龄、体宽、体型及适应证提出了进一步细化的 DRL。澳大利亚于 2012 年建立儿童辐射剂量的全国 DRL。2010 年，日本建立了日本第一个全国 DRL。中华医学会放射学分会质量管理与安全管理学组于 2015 年 6 月成立中国 CT 辐射剂量管理项目工作组，利用专业辐射剂量管理软件，采集、管理和分析全国不同地域的 CT 辐射剂量数据，获得成人及儿童各部位的 DRL，并于 2017 年中华医学会放射学分会学术年会上发布了该研究结果。不同国家或机构成人和儿童 CT 辐射剂量 DRL 见表 4-1、表 4-2。为利于和国外相关数据进行比较，表 4-1、表 4-2 中我国的数据仅列出了 CTDI$_{vol}$ 和 DLP 数据。

表 4-1 不同国家或机构成人各部位 CT 辐射剂量诊断参考水平

国家或机构	时间(年)	头部 CTDI$_{vol}$ (mGy)	头部 DLP (mGy·cm)	颈部 CTDI$_{vol}$ (mGy)	颈部 DLP (mGy·cm)	胸部 CTDI$_{vol}$ (mGy)	胸部 DLP (mGy·cm)	腹盆腔 CTDI$_{vol}$ (mGy)	腹盆腔 DLP (mGy·cm)	胸、腹及盆腔连扫 CTDI$_{vol}$ (mGy)	胸、腹及盆腔连扫 DLP (mGy·cm)
ACR-DIR	2016	56	962	19	563	12[a]	443[a]	16[a]	781[a]	15[b]	947[b]
ACR-AAPM	2013	75	—	—	—	21	—	25	—	—	—
NCRP	2012	75	—	—	—	21	—	25	—	20	—
日本	2015	85	1350	—	—	15	550	20[a]	1000[a]	18	1300
欧盟国家	2014	60	1000	—	—	10	400	25	800	—	—
英国	2014	60	970	—	—	12	610	15	745	—	1000[b]
爱尔兰	2012	58	940	—	—	9	390	12	600	13[b]	12[b]
澳大利亚	2015	60	1000	30	600	15	450	15	700	30	1200
加拿大	2016	79	1302	—	—	14	521	18	874	17[b]	1269[b]
荷兰	2013	—	935.6	—	—		346.5	15	700		
希腊	2014	67	1055	—	—	14	480	16	760	I7[b]	1020[b]
埃及	2017	30[b]	1360	—	—	22	420	31	1325	33	1320
中国	2017	49	832	16	690	9	332	34[c]	1965[c]	43	2297

ACR-DIR. 美国放射学会-剂量指数注册；ACR-AAPM. 美国放射学会-美国医学物理学家协会；NCRP. 国家辐射防护与测量委员会；CTDI$_{vol}$. 容积 CT 剂量指数；DLP. 剂量长度乘积；埃及头部数据为头颅增强数据；中国数据为国内多中心 CT 辐射剂量调研分析数据；荷兰腹盆腔数据为 2012 年数据。a.（颈部、胸部、腹盆腔以及胸腹及盆腔连扫）平扫；b.（颈部、胸部、腹盆腔以及胸腹及盆腔连扫）增强扫描；其他平扫和增强扫描结果一致。c：腹部与盆腔平扫的辐射剂量之和。欧盟颈部增强扫描的 DLP 为 500mGy·cm；ACR-DIR 胸部增强扫描的 CTDI$_{vol}$ 和 DLP 分别为 13mGy、469mGy·cm，腹盆腔增强扫描的 CTDI$_{vol}$ 和 DLP 分别为 15mGy、755mGy·cm；日本腹盆腔增强扫描的 CTDI$_{vol}$ 和 DLP 分别为 15mGy、1800mGy·cm；中国胸部与腹部增强扫描的 CTDI$_{vol}$ 分别为 11mGy、18mGy，DLP 分别为 468mGy·cm、1787mGy·cm。—示无数据

表 4-2　不同国家或机构儿童各部位 CT 辐射剂量诊断参考水平

国家或机构	时间（年）	头部		胸部		腹部		腹盆腔	
		$CTDI_{vol}$（mGy）	DLP（mGy·cm）	$CTDI_{vol}$（mGy）	DLP（mGy·cm）	$CTDI_{vol}$（mGy）	DLP（mGy·cm）	$CTDI_{vol}$（mGy）	DLP（mGy·cm）
ACR-AAPM	2013	40	—					20	
日本	2015								
<1 岁		38	500	11.0（5.5）	210（105）	11.0（5.5）	220（110）	—	—
1～5 岁		47	660	14.0（7.0）	300（150）	16.0（8.0）	400（200）	—	—
6～10 岁		60	850	15.0（7.5）	410（205）	17.0（8.5）	530（265）	—	—
欧盟国家	2014	—	600、900	—					
英国	2014								
<1 岁		24	350						
1～5 岁		40	650						
>5 岁		60	860						
澳大利亚	2015								
0～4 岁		30	470	2	60			7	170
5～14 岁		35	600	5	110			10	390
中国 [a]	2017	39	804	4	113	8	434	—	—

ACR-AAPM. 美国放射学会-美国医学物理学家协会；$CTDI_{vol}$. 容积 CT 剂量指数；DLP. 剂量长度乘积；a. 国内多中心 CT 辐射剂量调研分析数据；日本胸部和腹部的 CT 辐射剂量诊断参考水平采用 16cm 模体测得，括号内数据为采用 32CM 模体测得；—示无数据

（刘义军　张红迁）

第二节　CT 检查有效剂量的估算

一、有效剂量的概念

（一）有效剂量

在 CT 检查过程中，人体不同器官接受辐射的危险度不同，为了计算所受到照射的组织带来的总危险度，评价辐射对其所产生的危害，针对辐射产生的随机性效应引进有效剂量（E）：

$$E=\sum W_T \times H_T \tag{4-6}$$

式中，H_T 为组织 T 受到的当量剂量；W_T 为组织 T 的权重因子。

从式 4-6 可以看出，有效剂量（针对所有类型的辐射）是以辐射诱发的随机性效应的发生率为基础，表示当身体各部分受到不同程度的照射时，对人体造成的总的随机性辐射损伤。因为 W_T 没有量纲，所以有效剂量（E）的单位和当量剂量（H）的单位一样。

有效剂量是将每个组织及器官的当量剂量乘以一个与该组织及器官危险度有关的权重因子。有效剂量对于估计辐射的随机危险度非常方便，同时也是辐射实践最优化原则的基础量，可以用于不同 X 射线诊疗辐射风险之间的比较。然而在临床实践中，器官剂量和有效剂量并不能直接测量出来。

（二）常用的剂量评估

1. $CTDI_{vol}$、DLP、ED 评估法　目前临床常用评估 CT 辐射剂量的方法是读取扫描设备上

的容积 CT 剂量指数（CTDI$_{vol}$）和剂量长度乘积（DLP），再通过转换因子计算得到有效剂量（ED），但 CTDI$_{vol}$ 是用体模测得的，无法个性化估算受检者的辐射剂量，存在一定误差。

2. 体型特异性剂量估算及计算方法

（1）体型特异性剂量估算（SSDE）：是由 CTDI$_{vol}$ 通过体型转换因子校正得出 CT 剂量估算值，称为体型特异性剂量估算。美国医学物理学家协会（AAPM）于 2011 年提出用有效直径，即被检者的左右径线与前后径线乘积的平方根来计算校正系数，对传统的辐射剂量估算方法 CTDI$_{vol}$ 进行校准，来估算被检者辐射剂量的 SSDE，以此来弥补体型对 CTDI$_{vol}$ 和剂量长度乘积（DLP）在评估被检者辐射剂量上的影响，实现个体化有效剂量估算。通过有效直径计算转换因子，并将转换因子作为校正系数，对传统的辐射剂量估算方法 CTDI$_{vol}$ 进行校准，来估算被检者辐射剂量。

（2）SSDE 计算方法：测量被检者检查部位层面的前后径（AP，cm）和左右径（LAT，cm），参考被检者的有效直径及转换因子（f_{size}），同时记录被检者的 CTDI$_{vol}$ 计算 SSDE，如式 4-7～式 4-9 所示：

$$有效直径=LAT \times AP \tag{4-7}$$

$$f_{size}=a \times e^{-b \times 有效直径} \tag{4-8}$$

$$SSDE=f_{size} \times CTDI_{vol} \tag{4-9}$$

式中，直径为 32cm 标准参考体模下指数关系系数 a=3.704、b=0.037；直径为 16cm 标准参考体模下指数关系系数 a=1.875、b=0.039。

随着被检者体型的增大，CTDI$_{vol}$ 和 SSDE 之间的差异度减小，其中 BMI 最小的被检者组常规 CTDI$_{vol}$ 和 SSDE 两者的差异度达到了 50% 以上。因此，SSDE 能够更好地评估被检者受到的辐射剂量，而 CTDI$_{vol}$ 过低地估计了被检者受到的辐射剂量，而且体型越小的被检者被低估的剂量值越大，实际受到的辐射剂量越高。

二、多层螺旋 CT 扫描的有效剂量估算

目前临床应用的螺旋 CT 多具备多排探测器，如 64 排、128 排、256 排、320 排等。CT 的空间分辨力、密度分辨力、时间分辨力、纵向分辨力等性能不断提高，超高速、薄层、各向同性扫描技术的应用使得 CT 成像向超精细、功能化方向发展。但是 CT 扫描的高剂量、CT 检查的高频度也凸显了对被检者剂量的正确监测和评价的重要性。

多层螺旋 CT 沿着 Z 轴方向扫描，其扫描长度必然明显影响其所致的被检者的辐射剂量，因此，用剂量长度乘积（DLP）来评价多排螺旋 CT 扫描的电离辐射危险。

$$DLP=i \sum n CTDI_w \times nT \times N \times C \tag{4-10}$$

式中，i 为 CT 扫描序列数，N 为螺旋扫描圈数，nT 为每旋转一圈的标称限束准直器宽度，C 为 X 射线管旋转一周的管电流与扫描时间之积，而 $nCTDI_w$ 则表示与所用管电压和总标称限束准直器宽度相对应的归一的加权 CT 剂量指数。

三、CT 检查的器官有效剂量估算

CT 扫描的器官剂量的计算可利用数学模拟计算与特定扫描剂量测量相结合的办法进行估算，将每个器官剂量进行危险度加权后累加即可以得到 CT 扫描的有效剂量。更简化的办法是利用 CT 剂量指数或 DLP 进行估算。因此，多层螺旋 CT 扫描的全身有效剂量可以利用多层螺旋 CT 扫描的容积 CT 剂量指数 CTDI$_{vol}$ 及扫描长度 L 之积计算出剂量长度乘积 DLP，然后再乘以特定的转换系数 k 来估算。

$$E=DLP \times k \tag{4-11}$$

k 的大小可以通过蒙特卡洛模拟算法计算得出，也可以由国际权威机构［如欧盟委员会（CEC）］关于 CT 的质量标准指南给出，单位为 mSv/(mGy·cm)，头部扫描 k=0.0023mSv(mGy·cm)，

胸部扫描 k=0.017mSv/(mGy·cm)，腹部扫描 k=0.025mSv/(mGy·cm)。

（刘义军　张红迁）

第三节　CT 检查吸收剂量测量

吸收剂量是当电离辐射与物质作用时，用来表示单位质量的物质吸收电离辐射能量大小的物理量。

吸收剂量是辐射防护中最基本的剂量学概念，其实质是单位质量物质吸收的能量。吸收剂量适用于任何类型的电离辐射、任何被辐射照射的物质，适用于内、外照射。吸收剂量是一个非常直观的量，也是辐射防护中最基础的一个量，辐射防护测量及评价体系的建立、各类防护量的计算及实用量的测量都需要用到吸收剂量。

一、基于物理模体测量

CT 扫描辐射剂量的测量是 CT 放射防护研究必不可少的一部分，CT 辐射剂量的测量需要用到剂量仪和物理模体。

（一）物理模体

物理模体包括 CT 剂量模体和仿真模拟人模体，前者用于测定 CT 机辐射特性，CT 剂量模体是利用有机玻璃做成的直径为 16cm 和 32cm、长度为 15cm 或 14cm 的圆柱形模体，中间和周围共 5 个放置剂量计的插孔，用于测量 CT 剂量指数。后者用于测量 CT 检查被检者辐射剂量，主要有 Rando 模体、Alderson 模体和 ATOM 系列模体。

（二）测量所用剂量计

常用的有热释光剂量计（thermoluminescence dosimeter，TLD）、电离室等。

1. 热释光剂量计

（1）常用热释光材料：氟化锂。

（2）热释光剂量计结构：光电倍增管、加热盘、信号放大器、记录仪。

（3）热释光材料的剂量响应：与其受辐照和加热历史有关，在使用前必须退火，如氟化锂（LiF）在照射前需要经过 1h 400℃高温和 24h 80℃低温退火。

2. 电离室

（1）组成结构：由两个平板室壁组成，其中一个作为入射窗，形成极化电极；另一个作为后壁，形成电荷信号的收集电极，同时它也作为防护环系统。

（2）测量应用：①推荐用来测量能量低于 10MeV 电子束的辐射剂量；②也用来测量兆伏级光子束在建成区的表面剂量和深度剂量；③光子在剂量建成区的剂量测量。

二、蒙特卡洛方法计算 CT 辐射剂量

（一）蒙特卡洛方法

蒙特卡洛方法被认为是辐射剂量计算的金标准，在利用蒙特卡洛方法模拟计算 CT 辐射剂量时，需构建 CT 扫描机和被检者的模型。为研究 CT 检查的辐射剂量，部分研究机构首先建立描述 CT 机剂量特性的蒙特卡洛模型；其次构建描述被检者体型和器官组织特性的数字模拟人。

（二）蒙特卡洛模拟软件

在 CT 检查辐射防护中主要应用蒙特卡洛 N 粒子运输计算法（MCNP）及电子伽马簇射

（electron gamma shower，EGS）两种蒙特卡洛模拟软件。利用蒙特卡洛方法模拟计算被检者的辐射剂量费时费力，不适合临床放射技术人员用于快速估算被检者的辐射剂量。

（三）估算 CT 检查器官剂量和有效剂量的软件

为了方便评估 CT 扫描的辐射剂量，先后出现一系列用于估算 CT 检查器官剂量和有效剂量的软件，CT 扫描剂量计算软件主要有 ImPACT（ImPACT，2012）、CT-Expo、Org Dose、PCXMC、Impact MC、Virtual Dose™ 等，大多是基于蒙特卡洛方法模拟 CT 检查辐射剂量的数据库，利用 CT 检查中被检者的体征和扫描参数估算器官剂量和有效剂量。由于不同软件计算方法和应用的数字人体模的差异，使得相同扫描参数计算的被检者辐射剂量不同，在应用这些专业软件时，需了解软件的原理和性能。

1. ImPACT、CT-Expo 和 Org Dose 软件　是基于程式化数字人计算 CT 辐射剂量，且软件内部数字人模体数量较少。

2. PCXMC 软件　是用蒙特卡洛方法模拟计算放射诊断被检者辐射剂量的软件，主要用于 X 射线摄影透视和放射介入，也被用于计算 CT 检查的辐射剂量。

3. Impact MC 软件　是基于 GPU 加速的蒙特卡洛方法模拟 CT 剂量计算软件，其运输速度快（CT Imaging，2014），不便于在扫描前估算被检者的辐射剂量。

4. Virtual Dose™　具备不同体型体素化数字模拟人，内部多种型号 CT，考虑到影响被检者辐射剂量的主要因素，可以较准确地计算被检者的辐射剂量。

（刘义军　张红迁）

第四节　影响辐射剂量的因素

CT 辐射剂量受诸多因素的影响，包括管电压、管电流量、扫描时间、扫描范围、螺距、X 射线能量分布、散射 X 射线含量、准直器大小和前置滤线器的结构及扫描仪的几何尺寸等。扫描范围受临床检查需要控制，X 射线能量分布、散射 X 射线含量、前置滤线器的结构及扫描仪的几何尺寸等属 CT 机固有因素，故 CT 扫描剂量的影响因素主要是管电压、管电流量、扫描时间、准直器和螺距。为准确估算被检者 CT 辐射剂量和优化 CT 检查方案，需要了解影响 CT 辐射剂量的各种因素，按照影响因素的来源分为与检查参数相关的因素、与被检者相关的因素和其他相关因素。

一、CT 扫描参数与辐射剂量相关的因素

放射技术人员应根据 CT 扫描剂量与辐射剂量相关的因素对被检者剂量影响规律和扫描区域选择扫描参数，优化 CT 成像方案，降低被检者的辐射剂量。

（一）X 射线管电压

（1）CT 的辐射剂量与 X 射线束的能量关系密切，而 X 射线束能量取决于 X 射线管电压和线束过滤条件。辐射剂量随着管电压的增加而增加，并与管电压的 2~3 次方成正比，所以管电压越高，辐射剂量越大。通过对 X 射线管、准直器和滤线器的改进，可使 X 线得到重新分布和过滤，能有效减少 CT 扫描时的 X 射线曝光剂量。

（2）针对不同的检查目的合理选择管电压，可以更好地降低辐射剂量，提高辐射剂量利用率。需要注意的是选择低管电压势必会导致管电流代偿性的输出增加，低能射线更容易被人体吸收，从而使得表浅器官的吸收剂量显著加大，不利于对邻近浅表辐射敏感器官的保护。

（二）X 射线管电流与扫描时间

（1）X 射线管电流和扫描时间之积即管电流量（mAs），管电流量的大小决定了 CT 所输出有

用 X 射线束射线量的大小，管电流量与 CT 剂量指数（CTDI）值成正比关系，管电流量越小，辐射剂量越小。降低管电流量会导致图像噪声增加，图像的密度分辨力下降，反之亦然。盲目降低管电流量会导致图像质量下降而影响对病变的分析和判断，应根据被检者的身高、体质量选择适宜的管电流量。

（2）CT 自动管电流调制（automatic tube current modulation，ATCM）是保证图像质量、控制辐射剂量的有效工具。ATCM 对管电流的实时调制基于定位像中不同解剖结构对射线的衰减特性，选择合适的定位像是 ATCM 技术正常发挥其功效的重要保证。ATCM 有 3 种基本方法，即被检者体型 ATCM、角度 ATCM、Z 轴 ATCM，目前 CT 设备上多采用多种方法的融合。

（三）扫描层厚

噪声的平方与探测器发射的光子数和层厚成反比，所以噪声与层厚直接相关，与辐射剂量成反比。层厚的大小影响单位面积接收的光子数量，并影响图像噪声，增加层厚，噪声降低，密度分辨力增加，空间分辨力下降，辐射剂量下降。降低层厚可以提高 Z 轴空间分辨力，减少部分容积效应，由此改善对细小物体的分辨力。如果层厚由 5mm 降至 1mm，到达 CT 探测器的 X 射线强度减少 80%。噪声将增加 5 的平方根倍，或增加 100%～224%，为了降低噪声必须提高 4 倍剂量。

（四）螺距

螺距是 X 射线管旋转一周检查床前进距离与 CT 成像断层厚度的比值，当其他扫描参数不变时，螺距与辐射剂量成反比，即增加扫描螺距，能降低被检者的辐射剂量。这是由于增大螺距，扫描范围内任何一点暴露在 X 射线束下的时间将减少，接受的辐射剂量随之下降。但螺距的增大会使层面敏感曲线增宽，将导致 Z 轴空间分辨力下降。大螺距技术与序列扫描比较，首先，序列扫描在每一次横断面采集时必须完全地覆盖探测器，覆盖不全会发生过量扫描，产生约 10% 的数据重叠，而大螺距扫描为连续螺旋扫描，这一部分横断面扫描所产生的无效剂量是不存在的。其次，在序列扫描模式下，辐射曝光在每次横断面采集的始末都会发生。因而，从理论上讲，大螺距扫描的辐射剂量低于序列扫描。螺距≤1 时，不同螺距图像量子噪声变化甚微；螺距＞1 时，量子噪声随螺距增大而明显增加，图像的 SNR、CNR 会减低，而且螺距的增大会使层面敏感曲线增宽，将导致 Z 轴空间分辨力下降，所以螺距的增加会受到限制。

（五）X 射线束宽度

CT 的 X 射线束宽度是指由 CT 机的准直器限定的宽度。在传统轴向 CT 扫描中，准直器宽度决定扫描断层的层厚。在多层螺旋 CT 扫描中，层厚则与线束宽度不尽一致，一般由扫描层数和标称层厚大小的乘积来决定。当其他扫描参数相同时，不同 X 射线束宽度的 CTDI 值不同。这是由于有用线束两侧的非成像束的半影辐射剂量占有用线束剂量的比例增大，使剂量的有效利用率降低，使得较宽 X 射线束的 CTDI 值较小，X 射线束的宽度与辐射剂量成反比。

（六）重建算法

目前 CT 重建算法可分为 3 类：解析法、迭代重建及基于人工智能的深度学习图像重建算法。噪声与分辨力的大小与不同的重建算法有关。

1. 解析法　解析法以滤波反投影法（filtered back projection，FBP）为代表。自 20 世纪 70 年代 CT 用于临床以来，FBP 一直是传统的 CT 影像重建技术。它对采集的数据要求较高，当辐射剂量不足，投影数据采集不足，噪声较大时，重建的图像质量就可能无法满足诊断需要。FBP 技术简单快速，忽视了原始数据在获得过程中被量子噪声和电子噪声所影响的问题。

2. 迭代重建（iterative reconstruction，IR）　IR 是假设一个图像模型为起点，计算出预期影像投影，并与实际投影进行对比，每一次迭代都会将采集的数据与计算机仿真的投影数据进行比较，当重建图像和原始投影数据一致时，迭代过程就会中止。在此过程中不断降低图像噪声，经过多次迭代和校正更新重建出高质量和低噪声的图像。与 FBP 重建算法相比，IR 能够使 CT 在较低剂量下扫描时获得相同或更好的图像质量，缺点在于重建所需时间较长。IR 算法可以使用不同的权重去调节图像质量，随着 IR 权重的提高，虽然降低图像噪声的能力逐渐增强，但是会使图像清晰度下降，出现明显的蜡质感和塑料感，从而使图像质量下降而不能满足临床诊断的要求。

3. 深度学习图像重建（deep learning image reconstruction，DLIR） DLIR 基于人工智能和深度神经网络的深度学习，图像重建通过输入低剂量正弦图和图像数据离线训练深度神经网络（deep neural network，DNN）系数，并将输出的图像与接近理想条件下获得的图像进行对比，比较图像噪声、纹理、密度分辨力和空间分辨力，通过 DNN 系数不断对图像进行优化，减少输出图像与标准图像之间的差异。

（七）噪声

多层螺旋 CT 一般采用均匀物质（如水模）的 ROI 内 CT 值的标准差（SD）表示图像噪声的大小，噪声主要取决于 CT 探测器所接收的 X 射线光子数目的多少，因此，管电压、管电流量、扫描时间、X 射线束宽度、重建层厚、重建算法、螺距等扫描参数均对其有一定的影响。图像噪声主要影响软组织之间的对比度，噪声指数越高，图像质量越低，扫描所需的剂量就越小，反之亦然。

（八）定位像

CT 扫描中心的选择对 CT 扫描部位的辐射剂量，特别是对射线敏感的组织和器官的辐射剂量有很大影响。被检者位置摆放不当，调制技术计算时会明显增加被检者接受辐射的剂量，并增加图像的噪声。MSCT 的射线束呈锥形，X 射线管及探测器扫描运动中机架孔中心位置接受的射线多，图像质量好。MSCT 使用剂量调制技术时的设计默认扫描部位处于孔中心。

二、被检者与辐射剂量相关的因素

在 CT 检查中，根据临床诊断的需要和扫描部位设置不同的扫描参数，被检者的个体特征，也将影响 CT 辐射剂量。体重指数（BMI）和有效辐射剂量（ED）呈正相关，随着 BMI 增加，ED 增加。这是由于 X 射线的穿透力随着被检者体积和皮下脂肪及肌肉厚度增加而减弱，BMI 越大，噪声越大，为克服较高的噪声对图像质量的影响，就需要增加曝光剂量。现在的 CT 设备多采用自动管电流调节技术根据患者的体型和扫描部位实时调整辐射剂量，可在保证影像质量的前提下，将辐射剂量降至最低，减少患者的辐射暴露风险。

三、其他与辐射剂量相关因素

（一）CT 设备性能

CT 设备性能在某种程度上影响被检者的辐射剂量，如是否具备先进的管电压、管电流调制技术及先进的图像重建算法等。随着人们对 CT 检查辐射剂量的重视，CT 厂商也研发了一系列降低被检者辐射剂量的方法。

（二）放射技术人员

临床放射技术人员 CT 检查技术的水平、对放射物理与防护知识的掌握程度，以及对被检者进行辐射防护的意识等，都将影响 CT 检查的辐射剂量，此外放射技术人员对 CT 机进行定期校准，有益于降低 CT 检查的辐射剂量水平。

了解影响 CT 对被检者辐射剂量的影响因素，有利于根据被检者的检查部位、体型等因素调节管电压、管电流等 CT 扫描参数，在保证图像质量的同时，降低被检者辐射剂量。

（刘义军　张红迁）

第五节　CT 低剂量扫描策略与辐射剂量优化研究

一、CT 低剂量扫描策略

CT 低剂量扫描是通过各种降低辐射剂量的技术达到辐射剂量和图像质量的最佳平衡。实施低剂量扫描方案时，一方面需参考 CT 辐射剂量诊断参考水平，避免过剂量扫描；另一方面，需对低剂量扫描图像质量和诊断准确性进行评估，确保诊断信心。目前，CT 设备生产厂家不断致力于硬件和软件研发来降低辐射剂量，临床工作人员也根据不同疾病和针对不同个体选择 CT 扫描参数来降低辐射剂量。

（一）扫描模式选择

为了获得给定扫描长度的完整数据集，多排探测器螺旋 CT 系统必须在该范围的开始和结束之外完成至少半个机架旋转。在宽体探测器和更短扫描长度的螺旋扫描时，实际容积要大于标称容积，"Z 轴过扫描"会导致更大的辐射剂量。因此，在检查中应根据临床应用合理选择轴位扫描还是螺旋扫描。

（二）减少扫描期相

（1）用虚拟平扫代替真实 CT 平扫，通过能谱 CT 增强扫描数据重建的虚拟平扫影像所提供的衰减值接近真实平扫，故虚拟平扫有取代真实平扫的潜力，可以减少平扫期，从而减少辐射剂量。

（2）采用分次团注双期扫描代替单次团注三期扫描。

（三）扫描长度设置

只扫描涵盖诊断所需的最小解剖结构长度，减少扫描长度不会对图像质量产生任何影响。

（四）被检者等中心化

在摆位过程中，将被检者等中心化可实现 AEC 的最佳效率。如果被检者的中心太靠近 X 射线源，在定位像上就会被放大，可能会出现过度曝光；如果被检者中心太靠近探测器，在定位像上会显得较窄，辐射剂量可能不足。

二、辐射剂量优化

（一）管电流优化

降低管电流是降低 CT 辐射剂量最直接的方法。辐射剂量与管电流量成正比。近年来，自动管电流调制（ATCM）应用广泛，能够有效降低辐射剂量。但是，随着管电流量的降低，X 射线的光子数量降低，CT 图像的噪声增大，图像信噪比（signal to noise ratio，SNR）降低，图像质量下降。因此，降低管电流量需要寻求一个平衡点，在保证图像质量而不影响疾病诊断的情况下，尽可能地降低辐射剂量。

1. 自动曝光控制（AEC）技术　AEC 中 Z 轴纵向调制和 X/Y 轴角度调制能够在定位像上根据被检者体型动态调整管电流，根据检查目的，CT 机预设管电流参数范围，可以达到以尽可能低的剂量保持恒定的图像质量的目的。

2. 器官剂量调制（organ dose modulation，ODM）技术　ODM 技术是基于 AEC 的管电流调制技术，通过当 X 射线管靠近敏感器官（眼睛、乳房等）前部时减少管电流，保护浅表辐射敏感器官。

3. 不同的检查需求　在可接受的图像噪声水平，适当的管电流量对平衡图像质量及辐射剂量至关重要。低管电流量对高组织对比（如肺）的影响比较小，此技术常用于胸部扫描。

（二）管电压优化

降低管电压会降低 X 射线光子的平均能量，能够有效降低辐射剂量，其降低幅度比单纯降低管电流量的值要大，针对儿童、低体重、CTA 及一些特殊检查可以使用适当低的管电压值。低管电压扫描还可以增加碘对比剂的 CT 值，降低管电压有助于使平均 keV 更接近含碘对比剂（33keV）的 k 吸收边缘，提高血管的对比噪声比。需要注意的是，降低管电压也存在着一定的缺陷，管电压的降低影响图像 CT 值的线性度，进而影响图像诊断的可靠性。因此，低管电压的扫描大多应用于儿童及增强扫描。

（三）螺距优化

在其他扫描参数不变的情况下，辐射剂量与螺距成反比。大螺距扫描技术在极低的辐射剂量下仍能确保良好的图像质量，同时可显著提高扫描速度，缩短扫描时间，对呼吸要求降低，避免被检者因移动产生的运动伪影，有利于配合困难的被检者完成检查。但是，螺距会影响 Z 轴上的管电流量的剂量分布，增加螺距会自动导致管电流输出增加以保持每单位的管电流量的 Z 轴长度。此外，大螺距会增加螺旋扫描伪影，但同时也提高了单位/时间的扫描覆盖率。

（四）重建参数的优化

1. 迭代重建算法　采用迭代重建（IR）技术，X 射线辐射剂量与传统 FBP 算法相比可以降低 30%～65%。大多数 IR 算法不是完全迭代的，而是使用 IR 和 FBP 的组合，又称混合 IR。在高权重 IR 重组过程中，会导致图像失真，出现模糊伪影或斑点状外观，大大影响了图像的降噪效率，实际临床工作中往往需要对 IR 权重进行限制，通常 50% 为临床常用权重，虽然更高的权重可使图像噪声降低，但会降低图像分辨力，影响图像的组织清晰度，不能带来更佳的诊断效果。

2. 深度学习图像重建（DLIR）　随着学习型算法的提出及广泛应用，为低剂量 CT 成像算法的发展带来了新的方向。在影像大数据环境下，基于特征学习方法的低剂量 CT 成像有着更广阔的发展空间。DLIR 不同于传统的 IR 算法，它通过深度学习过程重构图像，无须将实际系统的复杂模型简化为有限的数据模型。

（刘义军　张红迁）

第六节　CT 辐射剂量管理

一、CT 应用带来的辐射问题

（一）CT 临床应用现状

CT 检查已经成为公众最大的人工电离辐射来源，中华医学会放射医学与防护学分会公布的数据显示，我国每年约有 2.5 亿人次接受 X 射线检查，并且该数据在不断攀升。特别是螺旋 CT 多期扫描技术的应用（动脉期、静脉期、延迟期），会使被检者所受的辐射量成倍增加，潜在诱发癌症的概率也会增高。因此，严格规范 CT 检查适应证，能从源头上减少不必要的 CT 检查。

（二）CT辐射剂量管理的重要性

医用辐射是国内外共同关注的焦点，过度CT检查，使被检者面临高辐射剂量的风险。如何能够合理控制和有效防止潜在的辐射风险，成为近代放射防护领域的关注重点。辐射剂量优化、制定个性化CT检查方案是一项重要系统性工程。放射技师作为控制CT扫描的临床一线工作人员，对于辐射剂量优化策略的认识程度在降低剂量的共同行动中显得尤为重要。

（1）CT辐射剂量管理已成为医院的质量控制重要环节及被检者在医院的安全问题，CT辐射剂量管理应该确保正当的CT检查及合适的辐射剂量。

（2）辐射剂量管理目标为确保检查有临床价值；避免重复检查；选择可替代性检查，比如超声成像或磁共振成像。

（3）国际放射防护委员会（ICRP）提出的辐射防护原则包括正当化、最优化和个人剂量限制。

（4）ICRP和国际电离辐射防护与辐射源安全基本标准（IBSS）对正当化提出了一般要求和个人防护方面的要求。ICRP和IBSS认为，个人剂量限值原则仅适用于职业照射，不适用于医疗照射。就被检者而言，不适用剂量限值原则，而应通过正当化和最优化措施，在满足临床要求的前提下，使受照剂量保持在合理的尽可能低的水平。

二、CT辐射防护最优化

按照辐射防护最优化原则（ALARA），在满足诊断需求的影像质量的前提下尽可能降低被检者的辐射剂量。

（一）CT辐射防护最优化的目的

CT辐射防护最优化的目的旨在取得最佳水平的防护以改进CT检查辐射剂量问题，力求CT检查达到辐射剂量尽量低的水平。

（二）CT辐射防护最优化的意义

CT临床应用的急剧增加凸显了加强医疗照射防护最优化的迫切性和重要性。积极引导正确合理应用CT检查，认真执行现行放射防护体系所制定的CT防护标准，尤其必须落实放射防护最优化措施。通过建立放射诊断的被检者剂量参考（指导）水平，以推动合理减少每次CT检查的医疗照射剂量，实现精准CT检查，降低被检者的医疗辐射。

（三）把握CT影像质量与辐射剂量的平衡

加强对辐射剂量优化的认识，系统学习掌握CT辐射剂量知识，了解影响CT辐射剂量的相关因素，个性化设置CT检查参数，追求CT影像质量与辐射剂量的平衡。

（1）MSCT的图像质量与辐射剂量相互制约，以降低CT辐射剂量为前提，除影像诊断医生认同适度噪声的CT图像外，CT扫描技师应在满足诊断需要的前提下，尽可能积极推广使用低剂量扫描，避免对诊断无关的超大范围扫描。

（2）对不同病种的CT诊断要求，应允许具有不同噪声水平的图像。图像质量和辐射剂量控制的原则：确保影像质量能满足临床影像诊断需要的最低剂量。必须认识到，任何过多使用剂量，都属于失误。

三、CT检查相关要求

（一）CT操作中的防护要求

（1）CT工作人员应接受上岗前培训和在岗定期再培训并取得相应资格，熟练掌握专业技能和防护知识，在引入新设备、新技术、设备大修及改装后，应需更有针对性地培训。

（2）CT 工作人员应针对临床实际需要，正确选取并优化设备工作参数，在满足诊断需要的同时，尽可能减少被检者所受照射剂量。尤其应注意对儿童的 CT 检查时，应正确选取扫描参数，以减少受照剂量，使儿童的 CT 应用达到最优化。

（3）CT 工作人员应定期检查控制台上所显示出被检者的剂量指示值（$CTDI_w$、$CTDI_{vol}$ 和 DLP），发现异常，应找出原因并加以纠正。

（4）应慎重进行对孕妇和儿童的 CT 检查，对儿童被检者要采取固定措施。

（5）CT 检查时，应做好非检查部位的防护，使用防护用品和辅助防护设施，如铅橡胶、铅围裙（方形）或方巾、铅橡胶颈套、铅橡胶帽子，严格控制对诊断要求之外部位的扫描（定位平扫除外）。

（6）在 CT 检查过程中应对被检者及陪护人员进行全程监控，防止发生意外情况。

（二）CT 检查正当性判断

（1）应用 CT 检查应经过正当性判断。医生应根据被检者的病史、体格检查、临床化验等判断是否需要采用 CT 检查，掌握好适应证。

（2）应考虑优先选用非 CT 检查方法，根据临床指征确认 CT 检查是最合适的检查方法时，方可申请 CT 检查。

（3）以医学监护为目的的 CT 检查，应针对不同实际情况，恰当控制 CT 检查部位和频率。

（4）应特别加强对育龄妇女和孕妇、婴幼儿 CT 检查的正当性判断。

（5）对不符合正当性判断的，不应进行 CT 检查。

（三）CT 检查防护最优化

（1）CT 设备应通过质量控制检测（包括验收检测、状态检测和稳定性检测），符合质量控制要求后才能使用。质量控制检测应按照有关标准和要求进行。

（2）应尽量减少被检者同一部位重复 CT 检查，以减少被检者受照剂量。

（3）应选择合适的 CT 检查方法，制定最佳的检查程序和扫描条件，力求在能够获得满意的诊断信息的同时，又使被检者所受照射减少至最低限度。

（4）注意对被检者的非扫描部位进行屏蔽防护，避免非检查部位受到有用线束的照射，以减少眼睛、甲状腺、乳腺、活性骨髓、卵巢等放射敏感器官的照射。

（5）被检者需要转科或转院就诊时，其已有的 CT 检查结果应作为后续诊疗的依据，避免被检者受不必要的重复检查。

（四）CT 放射诊断的质量保证

1. CT 质量保证计划的制订与实施　对 CT 诊断影像进行质量保证应按国家有关规定要求，建立质量保证组织，制订、实施并定期修订质量保证计划。

2. CT 质量控制检测　分验收检测、状态检测及稳定性检测。检测用计量仪器应根据有关规定进行检定，检测结果应有溯源性。各类检测应由经过培训并获得相应资格的人员进行。验收检测是 CT 诊断设备安装完毕或重大维修后，为鉴定其影响影像质量的性能指标是否符合约定值而进行的检测。

3. CT 检测结果评价及处理　评价各类检测结果时应与相应的标准进行比较。验收检测结果用相应的国家标准及产品约定指标进行评价。

4. CT 质量保证的记录和资料　关于诊断设备的检测结果、发现的问题、采取的措施及其效果的记录，必须在设备使用期间长期保存。

（刘义军　张红迁）

参 考 文 献

李润根, 苏贝贝, 马妮, 等, 2020. 我国 CT 检查成年人辐射剂量诊断参考水平的建立历程及解读. 中华放射医学与防护杂志, 40(1): 71-76.

牛延涛, 刘建新, 余建明, 2015. 放射诊断技师在临床实践和科研中存在的问题及解决策略. 中华放射学杂志, 49(3): 161-163.

牛延涛, 张永县, 康天良, 等, 2016. 成年人 CT 扫描中辐射剂量和诊断参考水平的探讨. 中华放射医学与防护杂志, 36(11): 862-867.

余建明, 李真林, 2018. 医学影像技术学. 北京: 科学出版社.

张永县, 牛延涛, 刘丹丹, 等, 2019. 管电压联合器官剂量调制技术对胸部 CT 辐射剂量和图像质量影响的模体研究. 中华放射医学与防护杂志, 39(7): 529-533.

中华医学会放射学分会质量管理与安全管理学组, 2017. CT 辐射剂量诊断参考水平专家共识. 中华放射学杂志, 51(11): 817-822.

Brink JA, Morin RL, 2012. Size-specific dose estimation for CT: How should it be used and what does it mean?. Radiology, 265(3): 666-668.

Cynthia, McCollough, Donovan M, 2014. Use of Water Equivalent Diameter for Calculating Patient Size and Size-Specific Dose Estimates (SSDE) in CT: The Report of AAPM Task Group 220. AAPM Report, 6-23.

第五章　CT 成像技术质量控制和设备管理

医学影像质量管理（quality management，QM）是指制订质量计划并实施这些计划所开展的一切活动的总和。它要求全员参与，充分发挥组织管理和专业技术水平，建立一套完整的质量保证（quality assurance，QA）体系和质量控制（quality control，QC）体系，以达到合理的辐射剂量（或较高的检查效率）和较低的检查费用，确保影像质量、设备状况、防护质量、人员工作质量及成本管理处于最佳的运行状态。

图像质量是影像的一种属性，它影响着影像诊断医生对病变定性和定位的准确性。为了保证 CT 图像质量，需要加强 CT 成像过程中设备性能、扫描技术和成像参数等的质量保证和质量控制。实施 CT 成像技术质量管理，可以保证 CT 图像质量、减少被检者和工作人员的辐射损伤、降低重复检查率、减少设备损耗、提高影像技师专业技术水平和管理水平。

第一节　CT 图像质量控制的内涵和方法

质量保证是通过有计划的系统活动，力求在尽可能减少辐射剂量和医疗费用的同时，不断改进成像技术，以获得最佳影像质量。质量控制是通过特定的方法和手段，对影像设备及其附属设备的各项性能指标进行检测和维修，对成像过程进行监测和校正，从而保证获得高质量的影像。要获得优质的 CT 图像，需要重视 CT 成像过程中每一个环节的质量控制，掌握 CT 图像质量控制的方法和内容、影响 CT 图像质量的因素、CT 设备性能指标和成像技术参数等。

一、CT 图像质量的评价方法

CT 图像质量评价是质量管理的重要内容。国际放射界将质量评价的方法分为主观评价法、客观评价法和综合评价法。

（一）主观评价法

主观评价法（subjective evaluation method）又称心理学评价法或视觉评价法，是指通过人的视觉根据心理学的规律来评价图像质量的方法，开始于 1938 年海尔龙（Heilron）提出的金属网试验法。主观评价法分为以下 5 种：①分辨力评价法；②受试者操作特征曲线（receiver operating characteristic curve，ROC curve）法；③模糊数学评价法；④金属网试验法；⑤分辨力测试卡法。目前常用的为前两种方法，其中 ROC 曲线法更具科学性和准确性。

1. 分辨力评价法　分辨力评价法是指以人的视觉能分辨的影像细节来评价影像质量的方法，是一种主观的数值评价法，单位为 LP/mm（或 LP/cm），即每毫米（或厘米）能分辨的线对数，是检测高分辨力（空间分辨力）的一种方法。该法简单易行，但因人而异，不够全面。

2. ROC 曲线法　又称 ROC 解析法，它是以通信工程学中信号检测理论（signal detection theory，SDT）为基础，以心理临床评价的受试者对 ROC 的解析和数理统计处理为手段的一种评价方法。信号检出理论由维纳（Wiener）于 1948 年首先提出，并应用于雷达信号系统的识别，卢斯特（Lusted）于 1960 年将该理论应用于放射诊断领域，1970 年芝加哥大学的罗斯曼（Rossmann）等实现了用 ROC 曲线法来评价图像质量，它对成像系统在背景噪声中检出微小信号的能力进行解析和评价。

由于 ROC 曲线是利用数理统计手段完成的，因此可以客观评价受试者的能力，提高医学影像对照研究的科学性。ROC曲线法已经得到了国内外医学影像研究工作者的认可，被认为是医学影像学检查技术和诊断方法对照研究的标准方法。对于模拟X射线成像，当成像技术条件确定后，若视读条件相同，所得的ROC曲线面积值等特性参数值是不变的；而对于数字X射线成像（如CT成像），ROC曲线的特性参数由于受图像后处理参数的影响而发生变化，可以得到多条ROC曲线，一般采用ROC曲线面积值大的图像后处理参数。ROC曲线法的缺点是操作复杂，数据处理不方便。

（1）基本概念：美国《生物统计百科全书》中关于ROC曲线的定义为："对于可能或将会存在混淆的两种条件或自然状态，需要试验者、专业诊断工作者及预测工作者做出精细判别，或者准确决策的一种定量方法。"它源于信号检出理论，属统计假设检验的范畴。在评价图像质量中所谓信号检出，是指在影像中有些微小低对比度信号（病灶）能否被识别出来。采用的识别方法是信号检出刺激-反应矩阵法。

1）刺激-反应矩阵：统计理论是在观察事件中，选择两个统计假设时最好的决策行动理论。信号检出问题是由统计决定的，要求对统计的假设进行判断。

信号检出问题是在一定时间间隔条件下观察判断发生的事件是否含有信号。在一定时间间隔内发生的事件分仅有噪声或仅有信号两种情况，需要对这两种情况二选一。观察者认为有"信号"就回答"yes"，认为无"信号"就回答"no"。

观察者在规定某一时间间隔，并在各个时间间隔内回答出仅有噪声或仅有信号，即yes（有信号）、no（无信号，是噪声）。但必须注意，在各时间间隔里一定含有某种随机噪声或信号出现一次，并以此进行下去，刺激是连续变化的。

若给观察者观察的噪声和信号分别用n和s表示，观察者判断为噪声和信号分别用N和S来表示。其信号检出的刺激及反应结果有：①真阳性（true positive，TP），表示对信号（病灶s）做出正确的回答yes，是信号S；②真阴性（true negative，TN）表示对噪声（无病灶n）做出正确的回答yes，是噪声N；③假阴性（false negative，FN）表示对信号（病灶s）做出错误的回答no，是噪声N；④假阳性（false positive，FP）表示对噪声（无病灶n）做出错误的回答yes，是信号S。以上为2刺激(s,n)×2判断(S,N)矩阵的意义（图5-1）。

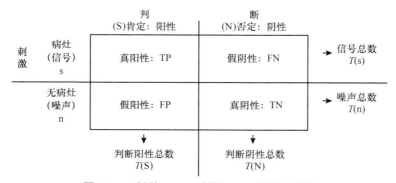

图5-1　2刺激(s,n)×2判断(S,N)矩阵示意图

由图5-1可得出以下数学表达式：

$$T(s) = TP + FN \tag{5-1}$$

$$T(n) = TN + FP \tag{5-2}$$

$$T(S) = TP + FP \tag{5-3}$$

$$T(N) = TN + FN \tag{5-4}$$

式中，$T(s)$表示信号总数，$T(n)$表示噪声总数，$T(S)$表示判断阳性总数，$T(N)$表示判断阴性总数。

若用 T 代表 n 和 s 刺激观察者的总数，可用式 5-5 和式 5-6 分别计算信号 s 和噪声 n 的概率：

$$P(s) = T(s) / T \tag{5-5}$$

$$P(n) = T(n) / T \tag{5-6}$$

式中，$P(s)$、$P(n)$ 分别代表信号 s 与噪声 n 的概率。

观察者在观察信号 s 和噪声 n 时，有可能出现误判，即将信号 s 误判为噪声 N，将噪声 n 误判为信号 S。这就出现了条件概率问题：

$$P(S|s) = TP / T(s) \tag{5-7}$$

$$P(N|n) = TN / T(n) \tag{5-8}$$

$$P(N|s) = FN / T(s) \tag{5-9}$$

$$P(S|n) = FP / T(n) \tag{5-10}$$

式中，$P(S|s)$ 表示真阳性概率（true positive fraction，TPF），$P(N|n)$ 表示真阴性概率（true negative fraction，TNF），$P(N|s)$ 表示假阴性概率（false negative fraction，FNF），$P(S|n)$ 表示假阳性概率（false positive fraction，FPF）。

它们之间还有如下关系：

$$P(N|s) = 1 - P(S|s) \tag{5-11}$$

$$P(S|n) = 1 - P(N|n) \tag{5-12}$$

随着观察者的正确判断和误判数量的改变，其判断基准 X_c 也发生变化，即向坐标的左或右移动（图 5-2）。图中 $f(x|s)$、$f(x|n)$ 分别表示信号和噪声呈正态分布。

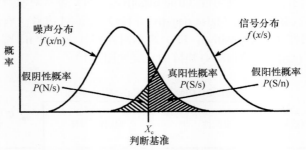

图 5-2　信号及噪声分布示意图

由图 5-2 可知：

$$P(S|s) = \int_{X_c}^{\infty} f\langle x|s \rangle \mathrm{d}x \tag{5-13}$$

$$P(N|n) = \int_{-\infty}^{X_c} f\langle x|n \rangle \mathrm{d}x \tag{5-14}$$

$$P(N|s) = \int_{-\infty}^{X_c} f\langle x|s \rangle \mathrm{d}x \tag{5-15}$$

$$P(S|n) = \int_{X_c}^{\infty} f\langle x|n \rangle \mathrm{d}x \tag{5-16}$$

在 ROC 曲线解析中，设计的测试刺激观察者的信号 s 和噪声 n 数量是已知的，称为金标准，把观察者判断的（包括误判的）N、S 的结果与金标准进行对照，会出现对病灶 s 和无病灶 n 的影像既可能做出正确的判断，又可能做出误判。ROC 曲线解析就是将判断结果与预先已知的金标准进行比较（表 5-1）。

表 5-1 诊断实验结果与金标准比较

刺激	判断结果与金标准比较		合计
	阳性 (S)	阴性 (N)	
阳性 (s)	真阳性 TP	假阴性 FN	TP+FN=T(s)
阴性 (n)	假阳性 FP	真阴性 TN	FP+TN=T(n)
合计	TP+FP=T(S)	FN+TN=T(N)	

若用 P(S|s) 表示纵坐标，P(S|n) 表示横坐标，用测试结果绘制成的曲线就是 2 刺激 (s,n)×2 判断 (S,N) 的 ROC 曲线（图 5-3）。

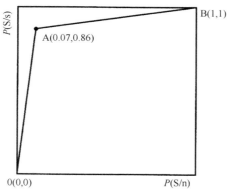

图 5-3 2 刺激 (s,n)×2 判断 (S,N) 的 ROC 曲线图

2）敏感性和特异性：敏感性（sensitivity）是指观察者对信号 s 正确判断数 TP 与信号 s 的总数 TP+FN=T(s) 之比：

$$敏感性（\%）= \frac{TP}{TP + FN} \times 100\% = \frac{TP}{T(s)} \times 100\% \tag{5-17}$$

特异性（specificity）是指观察者对噪声 n 正确的判断数 TN 与噪声 n 的总数 TN+FP=T(n) 之比：

$$特异性（\%）= \frac{TN}{TN + FP} \times 100\% = \frac{TN}{T(n)} \times 100\% \tag{5-18}$$

显然，敏感性和特异性是表示观察者正确判断能力的大小。敏感性和特异性的存在，是因为成像系统探测器的探测能力和观察者（诊断者）判断能力决定了 $f(x|n)$ 和 $f(x|s)$ 的两种正态分布有重叠部分原因，决定了对信号 s 和噪声 n 的正确的判断和误判，形成判断基准 X_c，随着观察者能力大小或者成像系统探测器的探测能力大小变化，X_c 由 A 移到 D，可求出各敏感性和特异性数值，并且可以描绘出相应变化的敏感性-特异性曲线（图 5-4）。它可以全面反映判断者的判断能力，或成像系统的性能。但当 X_c 一定时，敏感性和特异性就确定了，不会同时增加或减少。

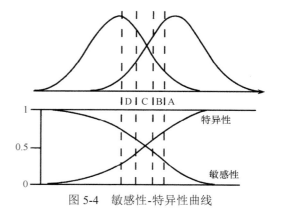

图 5-4 敏感性-特异性曲线

ROC 曲线解析的本质就是动态分析、比较不同诊断实验在多个判断基准 X_c 的条件下的各对敏感性-特异性。

（2）放射诊断评价的 ROC 及其解析：用"2×2 判断矩阵"来取得有关制作 ROC 曲线的数据，在理论上是正确的，但在实际应用中因其数据太少，很难绘制出 ROC 曲线。常用的方法是允许有中间状态存在。评价放射诊断质量时可以使用等级尺度划分法，用一系列的信任等级表示图像的阴阳性，即观察者可对一幅图像做出多种响应，如：①肯定阳性；②可能阳性；③不确定；④可能阴性；⑤肯定阴性，然后以①、①＋②、①＋②＋③、①＋②＋③＋④作为阳性诊断，对应剩余的作为阴性诊断，算出特异度和敏感度，再加上横轴和纵轴上的两个点（灵敏度=1，特异度=0；敏感度=0，特异度=1），即可描绘出相应的 ROC 曲线。

1）ROC 曲线的制作方法：当选择不同检测值作为判断阳性、阴性结果的阈值时，可以分别计算出相对应的特异度和灵敏度，以特异度（假阳性率，越小表示准确率越好）为横轴，敏感度为纵轴（真阳性率，越大表示准确率越好），将数据绘制于平面直角坐标系，并将各点连接起来形成 ROC 曲线（图 5-5）。

若用两种新方法同时检测各标本，则绘制出两条 ROC 曲线（图 5-6）。

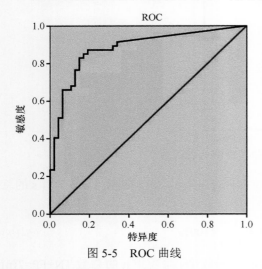

图 5-5　ROC 曲线

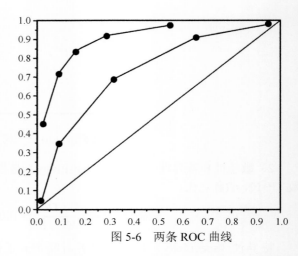

图 5-6　两条 ROC 曲线

2）ROC 曲线下面积（AUC）规则：AUC 的大小表明了该诊断试验准确度的大小，其值越大表明该诊断试验的价值越大。病例组和对照组两分布的重叠程度决定了曲线下面积的大小，重叠越小，曲线下面积越大，反之亦然，两个分布完全重叠时，AUC 值（Az）为 0.5，两个分布完全分开时，Az 为 1。当 Az 接近 0.5 时则该诊断就失去了临床意义。

3）ROC 曲线解读：①单条 ROC 曲线解读（图 5-5）。一个较为理想的诊断试验其 ROC 曲线应当从左下角垂直上升至顶线，然后水平方向向右延伸到右上角。如果沿着对角线方向分布，表示正确分类和错误分类各占 50%，代表诊断方法如抛硬币一样是随机的，此时诊断方法是无效的。②两条 ROC 曲线解读（图 5-6）。如果两条曲线不相交，可比较优劣，更外面的离对角线越远的曲线优于里面的、离对角线更近的曲线。

4）ROC 曲线的评价指标：单条 ROC 曲线的评价指标常用的有 3 个。①对应的每一个 FPF 所得到的 TPF：即传统的敏感性和特异性指标。② Az 值：ROC 曲线越靠近左上角，Az 值反映的面积就越大，当 Az=1 时，表示观测者的诊断（或判断）是完美的，没有假阳性和假阴性的错误；当 Az=0.5 时，表明观测者的诊断（或判断）结果毫无意义，无法区分有病（信号）和无病（噪声）；Az 值的范围为 0.5～1。③ROC 曲线下部分面积值：由于 Az 表示 0～1 整个 FPF 数值范围内敏感性的平均值，当测试的两条 ROC 曲线有相交时，Az 值就不能反映某一范围内 ROC 曲线的敏感性和特异性的优劣，甚至可出现相反的结论，这时必须应用 ROC 曲线下部分面积，即某一 FPF 数值范围内敏感性平均值来比较 ROC 曲线的特性才能反映真实情况。

5）ROC 曲线的应用：①不同成像方法效能的比较：包括某种成像系统对某种疾病的诊断绝对性评价；可以对两种或两种以上的成像系统对某种疾病的诊断作出相对性评价，即在影像检查技术中每一种成像方法、显示技术都有各自的优点和缺点，不能笼统地说哪一方法更好，只能说对某种疾病的检查有优势，用 ROC 曲线的客观性指标 Az 值可进行参照比较。②对不同的测试者运用同一成像方法的技能比较：即在影像诊断中，用同一成像方法获得影像信息，请多位观测者在同一观测条件下进行判断，将数据制作成 ROC 曲线，比较与观测者对应的 ROC 曲线 Az 值大小，看谁的诊断能力高，谁的诊断能力相对较低。③对不同的成像条件运用相同观测者的效果比较：即在一种影像学检查技术中，运用不同成像条件（如不同的管电压 70kV、80kV、100kV、110kV、120kV），在其他条件相同的情况下进行屏-片组合或采用 IP 或 FPD 胸部 X 射线摄影的效果，根据测试数据制成 ROC 曲线，比较不同管电压下成像的 ROC 曲线的 Az 值大小，看哪个管电压值条件下对某种信号显示最好。④用 ROC 曲线 AUC 大小比较 CT、DR、CR 等数字成像系统后处理功能不同参数的作用。另外需要说明一点的是，为了使评价结果更可靠，最好所用评价 Az 值是用 3 位以上观测者的平均值，防止出现较大偏差。

（二）客观评价法

客观评价法（objective evaluation method）是指用形成影像的一些物理属性特性量进行测定的评价法。常用的有以下 4 种：①调制传递函数（modulation transfer function，MTF）评价法；②噪声（noise）评价法；③噪声等价量子数（noise equivalent quanta，NEQ）测定法；④量子检出效率（detective quantum efficiency，DQE）评价法。其中 NEQ 和 DQE 在成像系统性能的客观评价上更有价值。

1. MTF 评价法　MTF 是描述输入影像系统的影像信息量再现率的物理量。1946 年法国的 Duffieux 以傅里叶变换为手段，用光学传递函数（optical transfer function，OTF）来评价图像质量。OTF 是以空间频率为变量的函数，用频率调制将其以时间为自变量频率响应函数变换为空间频率为变量的 MTF。1962 年国际放射界将 OTF 引入 X 射线成像系统，并借用通信工程学信息论的"频率调制"概念，将其以时间为自变量频率响应函数，换成空间频率 ω（LP/mm）为变量的 MTF，即傅里叶变换是将信号按"时间域"表示方法变换为空间频率域的表示方法，从而使信号分析和处理大为简便。

成像系统的空间分辨力是在影像上能清晰分辨出两个相邻组织间的最小空间距离。在空间域中，用成像系统的点扩散函数（point spread function，PSF）来表述成像系统的空间分辨力，在空间频率域中用成像系统的调制传递函数 MTF 来表述成像系统的空间分辨力。

（1）放射诊断影像的空间频率特性：MTF 曲线的横坐标表示空间频率 ω（LP/mm），放射诊断影像的空间频率 ω（LP/mm）表示的是单位长度内（如 mm）能分清楚的某些正常组织结构大小或某些病灶（信息）大小的数值。由于组织结构大小不同，影像显示出的正常组织结构大小和病灶（信号）大小不同而对应的空间频率 ω 值就不同，即放射诊断影像具有空间频率特性。

（2）放射诊断影像能显示出对应不同 ω 值的病灶信号：MTF 曲线的纵坐标表示放射诊断影像上显示出对应不同 ω 值信号的多少。由于成像系统各子系统都不是理想的，因而产生了不同的淹没信号（病灶影像）的模糊值，如几何学模糊、运动模糊、噪声大小等，这些大小不同的模糊叠加，淹没了大小不同信号（病灶影像），而且，信号越小，越易被淹没掉。这就是随着 ω 值增加 MTF 值越来越小的原因。当 ω 值到一定数值时，对应的信号全部被淹没掉，即 MTF 等于零。

显然，MTF 是以 ω 为变量的函数。其数值变化的范围是：$0 \leqslant H(\omega) \leqslant 1$。其物理意义如下：当 $H(\omega)=1$ 时，表示成像系统能够将某一个输入信号毫无损失地再现出来（最理想）；当 $H(\omega)<1$ 时，表示成像系统只能将某一个 ω 值输入信号部分再现出来，而且随着 ω 值减小，输出信号损失越严重；当信号完全损失时，即 $H(\omega)=0$ 时，ω 值称截止空间频率。

（3）MTF 的应用

1）成像系统的 MTF：一个 CT 成像系统往往包括几个子系统，如 X 射线管焦点、滤过器、探测器等，若知道每个子系统的 MTF，就容易计算出整个成像系统的 MTF，其计算式为：

$$H(\omega) = H_1(\omega) \cdot H_2(\omega) \cdot \cdots \cdot H_n(\omega) \tag{5-19}$$

上式表示整个成像系统的 MTF 等于各子系统的 MTF 乘积，显然，对于一个成像系统来说，每个子系统的 MTF 值都会降低整个成像系统的 MTF，整个成像系统的 MTF 都比每个子系统的低，所以需力求每一个子系统的 MTF 不降低。

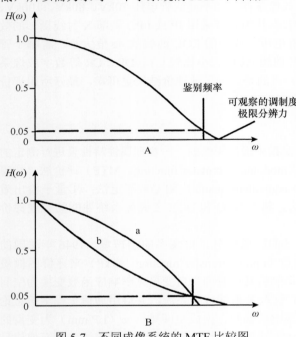

2）不同成像系统的 MTF 的比较：当测试出某个成像系统的 MTF 并绘成 MTF 曲线（图 5-7A）后，就很清楚地看到对应于一个 MTF 值为 0 的空间频率 ω 值，表示在这个空间频率值所形成影像信号完全模糊了，这个 ω 值称此成像系统的极限分辨力或者截止空间分辨力。实际上人眼观察影像信号模糊的空间频率值并不是理想的极限分辨力，而是 MTF 等于 0.05 时所对应的鉴别频率。成像系统的极限分辨力可以比较几个成像系统的性能但并不全面（图 5-7B），a 成像系统的极限分辨力比 b 的小，即 b 好于 a，而在 ω 值小于 a、b 两个成像系统 MTF 值相等（交叉点）的 ω 值范围内，a 好于 b。

3）图像重建和后处理参数比较：CT 图像空间分辨力的大小与卷积核有关。一个成像系统能达到的最大空间分辨力使用"锐利"卷积核计算得到。同时，它也大大增加

图 5-7 不同成像系统的 MTF 比较图

了图像噪声，会增强结构化噪声和条纹伪影。因此，建议"超高分辨力"卷积核的重建算法只能用于高对比度的物体和较宽的观察窗口。使用"标准"和"平滑"卷积核的重建算法会降低空间分辨力，而且也能降低噪声和伪影，改善低对比度检测能力。

4）扫描方式的比较：MTF 能够最有效地评估不同扫描方式的优劣，如与空间分辨力有关的 1/4 探测器偏置、飞焦点及高分辨力梳等。为了便于比较，通常在评估某一技术指标时，需采用相同技术参数，如扫描方法、扫描剂量和重建参数等。

2. 噪声评价法 医学图像中的噪声又称斑点（mottle），是指量子统计涨落在图像上的记录反应，或指照片上的淹没微小信号的不规则的微小密度差。X 射线图像中的噪声是指同样照射量形成的照片密度值应是均一的，而实际照片中却出现了随机的密度差。

模拟 X 射线成像中的噪声是由 X 射线量子噪声、增感屏结构噪声、胶片的粒状性等形成的，而数字 X 射线成像（如 CT 成像）中形成噪声的因素很多，如 X 射线量子噪声、A/D 转换形成的比特数量、读取时的噪声、显示或记录系统的噪声等。

影像上的噪声能淹没影像上微小的信号（病灶），国际放射学界对噪声特性进行了大量研究。描述噪声特性的物理量有两个：均方根（root mean square，RMS）值和维纳频谱（Wiener spectrum，WS）。

（1）RMS：医学影像的亮度分布或密度分布是随机的。影像上微小的亮度差或密度差往往是微米（μm）级的，用一般的透视密度计很难测试，用显微密度计扫描可以测出照片上随机变动密

度值分布曲线，然后用显微密度计的 10μm 测试孔等分，得到若干个密度值大小不等的离散型随机变量函数。

为了描述这些大小不等的离散随机变量的差异程度用标准差（RMS）$\sigma(D)$ 来表示，$\sigma(D)$ 的计算公式为：

$$\sigma(D) = \sqrt{\frac{(\overline{D} - D_1)^2 + (\overline{D} - D_2)^2 + \cdots + (\overline{D} - D_n)^2}{n}} \qquad (5\text{-}20)$$

式中，n 表示测试的点数，一般应在 1000 个点以上，点数越多测出的 RMS 值越精确，表示各点的平均密度值，D_1、D_2、$\cdots$、D_n 代表测点的密度值。RMS 值反映出了照片上各点的密度差程度，或者说总体上偏离数学的期望值（即平均值）的程度。RMS 值小，代表照片的噪声小。

（2）WS：在物理学声学中，把干扰信号的无规则的、紊乱的、断续的一种无调声称噪声；在无线电通信中出现的传输信号以外的干扰也称为噪声；在数字信号处理中把所需要的、可以预测到的信号称为确定性信号，把不需要的、无确定性的、不可预测的干扰信号称为随机信号；医学影像中，淹没微小信号的无规则的微小密度差称为噪声。上述噪声、随机信号，从物理本性上讲是一致的，既无规则的、随机的、无用信号，故医学成像中的噪声的频率特性描述就借用了物理学声学中的噪声。

在通信工程学（或声学）技术中描述噪声的频率特性，是以时间为变量的功率频谱（power spectrum，PS），而在医学影像学检查技术中描述噪声频率特性是以空间长度为变量的，故冠以 N.Wiener，即 WS 是以空间长度为变量的函数。

WS 的物理意义：医学影像中单位长度（mm）上的密度差随着空间频率（LP/mm）变化而分布的状况。其数值等于噪声的自相关函数的傅里叶变换。很明显，测得的医学影像中的噪声，即随机的微小密度差，它相当于测得物理声学中噪声的振幅瞬时值，噪声功率频率单位是明确的，指单位时间内物体振动而产生的在某一频带的噪声能量，频率单位是 Hz。而 WS 的单位却是 mm^2，其原因是单位长度上的医学图像噪声"能量"分布的 WS 值，"能量"值的影响噪声的微小密度差，由于密度 D 是无量纲的，所以推导出的 WS 单位是 mm^2，看似是面积单位，实则不是，其数值大小只是描述噪声随着空间频率（LP/mm）而变化的特性。

3. NEQ 评价法　NEQ 即等效噪声量子数（noise-equivalent number of quantum）原是 20 世纪 60 年代应用于评价天体物理摄影系统成像质量的一个物理量。NEQ 评价法是通过成像系统中输出影像的 SNR（SNR_{out}）评价图像质量的方法，定义为 SNR_{out} 的平方。NEQ 越大，成像系统的 SNR 就越大，提供的影像信息就越多。NEQ 是评价图像质量的重要物理量，是客观评价影像质量参数的综合体现，特别在评价数字图像时意义更大。

由于数字成像检查技术具有图像后处理功能，在使输出影像 MTF 增大的同时，图像噪声的 WS 值亦增加，即通过图像后处理后影像的信号显示得更清晰、更多，但同时图像上显示噪声也增加了，淹没微小信号也多了。故单独用 MTF 或 WS 来评价影像质量都不全面，用 SNR 来评价影像质量更适宜。

模拟成像与数字成像技术最大的不同是模拟输出影像的 MTF 和 WS 是不变的，即 SNR 是固定的；而数字输出影像的 MTF、WS 是可改变的，即 SNR 是可变化的，可通过后处理功能获得较高的 SNR 影像，为影像诊断医生提供信息量更多的影像。

NEQ 表达式为：

$$NEQ(\omega) = (SNR_{out})^2 = \frac{(\lg e)^2 \cdot \gamma^2 \cdot MTF^2(\omega)}{WS(\omega)} \qquad (5\text{-}21)$$

式中，ω 代表空间频率（LP/mm），e 为常数 2.718 28。显然，NEQ 与评价影像质量的独立参数 γ、MTF、WS 等有关，即评价影像质量时，既要注意影像上显示的信号多少，又要注意影像上出现的淹没微小信号噪声多少。

4. DQE 评价法 DQE 即量子检出效率（detective quantum efficiency），是成像系统中有效量子的利用率，是指成像系统中输出侧信噪比的平方与输入侧信噪比的平方之比。有效量子利用率越高，输出的信息就越多。DQE 总是小于 1，这是因为整个成像过程中信息总是要损失的。DQE 的公式为：

$$\text{DQE} = \frac{(\text{SNR}_{\text{out}})^2}{(\text{SNR}_{\text{in}})^2} = \frac{(\sqrt{q_{\text{out}}})^2}{(\sqrt{q_{\text{in}}})^2} = \frac{q_{\text{out}}}{q_{\text{in}}} = \eta \tag{5-22}$$

式中，q_{in} 为输入信号，q_{out} 为输出信号，$\sqrt{q_{\text{in}}}$ 为输入信号噪声，$\sqrt{q_{\text{out}}}$ 为输出信号噪声，η 为量子检出率。

DQE(ω) 定义为：

$$\text{DQE}(\omega) = \frac{\gamma^2 \cdot (\lg e)^2 \cdot \text{MTF}^2(\omega)}{q \cdot \text{WS}(\omega)} \tag{5-23}$$

式中，q 是入射的 X 射线量子数，需根据 X 射线能谱和实际测量的照射量计算得到。

NEQ 与入射剂量和探测器的性能之间有如下关系：

$$\text{NEQ} = q \times \text{DQE} \tag{5-24}$$

此式一方面表明 NEQ 与入射剂量成正比。另一方面，对于 X 射线量子探测而言，它还表示了入射的量子数仅有一部分转换成影像信息，这一部分就是探测器的 DQE 值。

（三）综合评价法

综合评价法是以放射诊断要求为依据，物理参量作为客观评价手段，以满足诊断要求所需的成像技术条件为保证，三者有机结合，同时充分考虑减小辐射剂量的综合评价图像质量方法。综合评价将主观评价与客观评价相结合，使观察者对已形成的影像加以客观定量的分析和评价。

欧洲共同体（CEC）在世界卫生组织（WHO）的支持下做了大量的基础性工作，1989 年和 1996 年分别发布了放射诊断影像质量评价标准和改进方案。该标准和改进方案具有科学性和可操作性，很有借鉴价值。我国影像技术工作者对该方法进行了研究，做了很多有意义的工作，制定了适合我国国情的医学影像质量综合评价标准。

二、CT 图像质量的影响因素

影响 CT 图像质量的因素有很多，主要包括 CT 图像质量参数和扫描技术参数等。

（一）CT 图像质量参数

1. CT 值（CT value） X 射线穿透人体时，人体的组织密度是通过物质对 X 射线的线性衰减系数来体现的，不同的线性衰减系数 μ 代表着不同的组织密度，一般不用 μ 的绝对值来表示，而是用它对水的相对值表示，称为 CT 值，计算公式为：

$$\text{CT值} = \frac{\mu_{\text{物质}} - \mu_{\text{水}}}{\mu_{\text{水}}} \times K \tag{5-25}$$

式中，$\mu_{\text{物质}}$ 为某物质的线性衰减系数，$\mu_{\text{水}}$ 为水的衰减系数，K 为分度因数（常数），CT 发明的早期将 K 值设为 500，则 CT 值的单位为 EMI，目前将 K 值设为 1000，则 CT 值的单位为 HU（Hounsfield unit）。

CT 值的定义是以水为标准，其他组织与之比较后得出。水的线性衰减系数为 1，致密骨约为 2，空气约为 0（实际为 0.0013），所以，水的 CT 值为 0HU，致密骨的 CT 值约为 1000HU，空气的 CT 值为 –1000HU，人们将 –1000～+1000 分为 2001 个等级来表示 CT 值的差别。表 5-2 是人体正常的组织、器官的 CT 值，可以看出，组织密度越大其 CT 值越高。

表 5-2　人体常见组织 CT 值

组织	CT 值（HU）	组织	CT 值（HU）
密质骨	>250	肝脏	45~75
松质骨	30~230	脾脏	35~55
钙化	50~500	肾脏	20~40
血液	50~90	胰腺	25~55
血浆	25~30	甲状腺	90~120
渗出液	>15	脂肪	−120~−90
漏出液	<18	肌肉	30~100
脑积液	−10~15	脑白质	18~38
水	0	脑灰质	24~42

2. 密度分辨力（density resolution）　又称对比度分辨力、低对比度分辨力（low contrast resolution）或灵敏度，是在低对比度情况下（物体与均质环境的 X 射线线性衰减系数差别的相对值<1%），图像对两种组织之间最小密度差异的分辨能力，常以百分数表示。如"0.2%，5mm，0.45Gy"表示物体直径为 5mm，接收剂量为 0.45Gy 时，CT 的密度分辨力为 0.2%，即相邻两种组织密度差≥0.2 时可分辨，<0.2 则无法分辨。

3. 空间分辨力（spatial resolution）　又称高对比度分辨力（high contrast resolution），是在高对比度情况下（物体与均质环境的 X 射线线性衰减系数差别的相对值大于 10%），CT 图像对物体空间大小（几何尺寸）的鉴别能力，常以线对/厘米（LP/cm）或可分辨最小物体的直径毫米（mm）表示，每厘米线对的数值越大或可分辨的物体直径越小，表示空间分辨力越高。

4. 图像噪声（image noise）　是扫描均匀物体的图像中，CT 值在平均值上下的随机涨落，用 CT 值的标准差表示。

$$\sigma^2 = k \cdot \beta^2 / \omega^3 hd \tag{5-26}$$

式中，σ 表示标准差，k 为常数，β 表示人体衰减因子，ω 表示体素的大小，h 表示层厚，d 表示辐射剂量。

图像噪声使图像呈颗粒性，影响图像的空间分辨力、密度分辨力和均匀度，尤其表现在低密度组织的可见度上。

5. 部分容积效应（partial volume effect）　又称体积平均值效应，指同一扫描层面内含有两种或两种以上不同密度组织时，所测的 CT 值是它们的平均值，因而不能真实反映其真实的 CT 值，如在高密度组织中的低密度小病灶，其 CT 值偏高，而在低密度组织中的高密度小病灶，其 CT 值偏低，这种现象称为部分容积效应。为了减少部分容积效应的影响，对较小的病灶应尽量采用薄层扫描。

6. 周围间隙现象（peripheral space phenomenon）　指同一扫描层面内，与该层面垂直的两种相邻且密度不同的组织，其边缘部分所测得的 CT 值不能如实反映 CT 值。它是部分容积效应的一种特殊形式。产生的原因系扫描线束在两种组织交界处相互重叠，其边缘分辨不清，使得高密度的组织边缘 CT 值偏低，低密度的组织边缘 CT 值偏高。

7. 伪影（artifact）　被检物体中不存在而图像中却显示出来的各种不同类型的、非真实的假象称为伪影，被检者因素、设备因素、扫描条件不当等都可造成伪影，严格说部分容积效应和周围间隙现象也属于伪影。

（二）CT 扫描技术参数

1. 扫描时间　扫描时间是指扫描一层图像的扫描时间（传统 CT）或 X 射线管旋转一周的扫

描时间（螺旋 CT），CT 设备一般提供几种扫描时间供选择，不同的 CT 设备可供选择的扫描时间组合也不同。目前，高档多层螺旋 CT 设备 X 射线管旋转一周最短的扫描时间已达到 0.25s。短的扫描时间可缩短检查时间、提高工作效率、减少被检者的移动伪影。在实际工作中，一般不宜以最短扫描时间作为常规扫描使用，否则，将影响 X 射线管的寿命。随着螺旋 CT 的普及，扫描时间有时也指螺旋扫描一个部位所需的时间。

2. 管电压（tube voltage） CT 设备 X 射线管的管电压较高，一般为 80～140kV，选择扫描条件时，应根据具体情况选择合适的管电压，对于较肥胖的被检者或被检部位体厚较大者，则需要选择较高的管电压。

3. 管电流（tube current） CT 扫描时，应根据扫描部位、扫描要求选择管电流。增加管电流，可增加探测器吸收的光子数，提高信噪比，相对降低噪声，提高密度分辨力。在实际工作中，为了减小被检者的辐射损伤及延长 X 射线管的寿命，在满足诊断要求、不影响图像质量的前提下，可适当降低管电流。

4. 矩阵（matrix） 即二维排列的方格，其大小影响 CT 图像质量。如果构成图像的矩阵大，像素数量多，图像的密度分辨力就高，但计算机处理的数据量则增加、占用的存储空间也相应增大。在 CT 成像中，常用的矩阵有 256×256、512×512、1024×1024 等，目前以 512×512 矩阵最为常用。

5. 视野（field of view，FOV） 视野又称孔径，分为扫描野（scan field of view，SFOV）和显示野（display field of view，DFOV）两种，单位为厘米。扫描野一般是 12～50cm 的几个组合，有的厂家设计为连续可调。显示野可以根据观察范围的大小而改变，重建图像像素的大小为 DFOV/Matrix，缩小显示野或增大矩阵可以获得较小的像素值，提高图像的空间分辨力。显示野不大于扫描野。

6. 层厚（slice thickness） 即层面厚度，层面越薄，图像的空间分辨力越高，但探测器接收的 X 射线光子数减少，使得密度分辨力下降。层厚的选择应根据检查部位、扫描要求进行，对于较小病灶，通常选择薄层扫描。不同的 CT 设备可供选择的层厚组合不同，一般为 0.5～10mm。另外，薄层扫描可减小部分容积效应对图像质量的影响。

单层螺旋 CT 使用的是薄扇束，扫描层厚等于射线束宽度，也等于准直宽度。多层螺旋 CT 使用的是锥形线束，X 射线束宽度等于多层图像层厚的总和。对于等宽对称型探测器，扫描层厚由探测器的不同组合决定；对于非等宽对称型探测器，扫描层厚由探测器和准直器宽度共同决定。

7. 层间距（slice interval） 相邻两层图像层面中心之间的距离。其大小应根据检查部位、扫描要求进行选择，可大于、等于或小于层厚。

8. 重建算法（reconstruction algorithm） 又称滤波函数（filter function）、卷积核、滤波器等，可以根据需要选择不同的重建算法得到不同显示效果的 CT 图像，常用的图像重建算法有 3 类：标准算法、高分辨力算法和软组织算法。①标准算法：通常在对分辨力没有特殊要求时采用，它兼顾了空间分辨力和密度分辨力。②高分辨力算法：适用于观察密度差异较大的组织结构，如骨组织、肺组织等，它强调空间对比分辨（空间分辨力高），图像边缘锐利，但图像密度分辨力较低，如乳突中耳的结构通过高分算法处理后，空间分辨力明显增强。③软组织算法：适用于软组织图像的重建，一般用于观察密度差异较小的组织器官，图像柔和、平滑，如肝脏、胰腺、肾脏等部位的图像重建，可采用软组织算法。

9. 床速（table speed） 螺旋 CT 的 X 射线管旋转一周，检查床移动的距离。

10. 螺距（pitch） 对于单层螺旋 CT，螺距等于床速与 X 射线束准直宽的比值。螺距=0 时，相当于传统 CT 扫描；螺距=0.5 时，X 射线管旋转曝光两周扫描一层；螺距=1 时，X 射线管旋转曝光一周扫描一层；螺距=2 时，X 射线管旋转曝光半周扫描一层。对于单层螺旋 CT，螺距为床速与 X 射线束准直总宽度（层厚×层数）的比值。螺距越大，探测器采集的信息量相对较少，图像质量下降，但扫描速度加快了。如果追求图像高质量，应选择小螺距。

11. 重建间隔（reconstruction interval） 被重建的两个相邻断面中心长轴方向的距离。螺旋

CT 的一个重要特点是可以做回顾性图像重建，即先进行螺旋扫描取得原始数据，然后根据需要做任意断面的图像重建。需要三维重组时常选重建间隔为层厚的一半，可以使三维重组的效果更佳。

12. 轴扫模式和螺旋扫描模式　轴扫模式（非螺旋模式）指在一次扫描过程中，X 射线管旋转曝光、扫描床静止不动而完成的扫描，单层螺旋 CT 只能得到一幅图像，而多层螺旋 CT 可得到多幅图像；螺旋扫描模式是指在一次扫描过程中，X 射线管连续旋转曝光，同时扫描床做连续进或退的运动而完成的扫描，即容积采集数据。需要说明的是，单层螺旋 CT 及多层螺旋 CT 都可以选择轴扫模式或螺旋模式扫描。轴扫模式得到的是真正的断面图像，螺旋模式得到的是经过插值算法处理的图像，在其他扫描参数相同的情况下，轴扫模式的图像质量优于螺旋模式。在实际工作中，对于颅脑、五官、脊柱、四肢关节等不需屏气扫描及不需要进行图像三维重组时，应尽量选择轴扫模式。

三、CT 图像质量控制的内容

CT 图像质量的优劣直接影响着影像的诊断质量及治疗水平，要获得优质的 CT 图像，必须对 CT 成像链中的每一个环节严格实施质量控制，熟悉 CT 设备性能指标和检测方法，掌握影响 CT 图像质量的因素及质量控制的措施，切实做好 CT 图像的质量控制工作。

（一）图像质量控制的内容

1. 诊断学标准　包括解剖学影像标准和物理学影像标准。解剖学影像标准必须满足临床要求，通过解剖特征的显示程度来表述，分为"可见""显示"和"清晰显示"。物理学影像标准是通过测试进行客观评价，它依赖于 CT 设备的技术性能和所选的技术参数。

2. 成像技术条件　包括层厚、层间距、视野、曝光参数、重建算法、窗口技术、检查容积、机架角度等。

3. 临床及相关的性能参数　包括被检者准备、检查方法、成像观察条件、激光照相等。

4. 被检者辐射剂量标准　CT 是一种辐射剂量较高的影像检查设备，在不影响图像质量及诊断要求的前提下，应尽量降低辐射剂量。

（二）CT 图像的质量标准描述

1. 诊断要求　是利用一个特定的可视程序来表征检查部位内解剖结构成像的特征。

（1）可见：器官和结构在检查范围内可观察到，但细节未显示。

（2）关键显示：对特殊要求的结构的辨别达到了诊断所需水平，它包含两种，一种是显示，即解剖结构细节可见，但不能清晰辨认，细节显示不清晰；另一种是清晰显示，即解剖细节清晰辨认。

2. 被检者辐射剂量标准　参考剂量值利用对空气吸收剂量的两种描述方式来表示（$CTDI_w$ 和 DLP），它是对应于标准体型被检者的检查技术。

3. 优质成像技术举例　所列参数有助于满足诊断要求和被检者辐射剂量标准。包括被检者体位、检查体积、层厚、层间距、视野、管电压、管电流、扫描时间、重建算法、窗宽、窗位和防护屏蔽等。

4. 与优质成像性能相关的临床状况　被检者及器官运动、影响影像质量的特殊临床或技术问题、技术改进等。

四、CT 图像质量控制的方法

（一）CT 图像质量常规控制方法

CT 成像是一个调制和传递的过程，整个成像链上的各个环节都会对 CT 图像质量产生影响。

要想获得优质的 CT 图像，必须掌握 CT 图像质量常规控制方法。

1. 做好 CT 设备的维护与保养工作 CT 设备是复杂且精密的成像设备，要保证整套设备的正常运行，需要定期测试其整机的状态稳定性，定期对 CT 设备的性能进行检测。

2. 优化 CT 扫描方案 CT 平扫扫描参数涉及管电压、管电流量、准直宽度、螺距、重建层厚、重建间距、重建算法等，增强扫描和血管成像还涉及对比剂用量、注射流率、扫描时相等。通过优化上述参数，以获得优质图像。

3. 提高空间分辨力 采用高分辨力算法、薄层、大矩阵、小像素值、小焦点和增加原始数据量的采集可以提高空间分辨力。

4. 增加密度分辨力 增加密度分辨力主要取决于每个体素接受的光子数，即增加探测器接收的 X 射线光子数。可通过提高管电压、管电流量来实现。增加管电流量，X 射线管光子量输出增多；提高管电压，X 射线的波长变短，穿透力加大，单位体积的光子量相对增加。此外，密度分辨力与层厚有关，层厚增加，即增大被检组织的几何尺寸，体素加大，体素内光子量增加，密度分辨力增加。采用软组织重建算法，提高信噪比，相对降低噪声，密度分辨力也可提高。

5. 降低噪声 单位体积内接收的光子量多则图像噪声小。管电流量影响 X 射线束发射的光子数目，因此管电流量与量子噪声成反比。当然，量子噪声的消除不能单单依靠增加管电流量。所有影响到达探测器光子数量的成像因素都会影响量子噪声，如准直宽度（X 射线束宽度）等。管电压的大小也会影响到噪声，因为管电压的大小反映了 X 射线束能量的大小，高能量的 X 射线束能够提高穿透力，从而使更多的光子到达探测器，减少了量子噪声。噪声还受到层厚、重建算法、FOV、矩阵等影响。增加曝光剂量、增加层厚、增大体素、提高探测器质量、采用合适的重建算法等方法可以降低噪声。

6. 消除伪影 造成 CT 图像伪影的因素主要有被检者因素、设备因素和扫描条件不当等。对于被检者因素造成的伪影，应针对原因加以去除，如扫描范围内金属物的去除，不合作被检者镇静后检查，生理运动伪影采用屏气和缩短扫描时间的方法解决。对于设备因素造成的伪影，应做好 CT 的保养和维护工作，如定期校准和性能检测。

7. 减少部分容积效应的影响 部分容积效应是因同一体素中存在不同衰减系数的物质，其线性衰减系数被均匀化造成的。严格地讲，部分容积效应和周围间隙现象属于伪影的范畴。它们在各种档次的 CT 设备中都会出现，常表现为条状、环状或片状伪影。实际工作中，对于较小的病灶，应尽量采用薄层扫描，并改变图像重建算法、设置恰当检查体位。

8. 在满足诊断的前提下尽量降低辐射剂量 降低辐射剂量的方法有多种，如降低管电压、降低管电流和扫描时间、增大螺距等。

总之，CT 图像质量控制的方法涉及多方面的因素，任意一个或多个参数的改变，图像质量都会随之变化。实际工作中需要根据被检者检查部位、检查方式、年龄、体重指数、病史等合理选择技术参数。

（二）人工智能在 CT 图像质量控制中的应用

目前，应用于 CT 图像质量控制中的人工智能技术主要是深度学习和机器学习。根据学习方式可以分为监督学习和无监督学习，根据质量控制应用可以分为目标分割、目标检测和图像分类。

监督学习需要医生针对影像数据进行标记。无监督学习无须医生标记，通过数据提取技术将影像中的特征提取出来，采用 k 均值聚类（k-means）等无监督算法计算所需指标，从而实现影像质量控制判定工作。

目标分割是像素级别标记，将目标器官、组织或关注区域按照其轮廓进行勾勒得到标记结果。目标检测是对象级别标记，将目标器官、组织或关注区域用矩形框标记，并注明所属类型，如器官名称、伪影类别等。图像分类是图像级别标记，将图像归档至其所属类别，如合格、不合格。

利用标记数据训练深度学习模型，训练完成后，将影像作为模型输入，基于模型的输出结果完成影像质量控制判定工作。

（郭文力）

第二节　CT图像质量的评价及影响因素

一、图像空间分辨力及其影响因素

CT图像空间分辨力是指在高对比情况下，系统对物体空间大小（细微结构）的鉴别能力，是评价CT图像质量的重要指标之一。用可分辨的线对/厘米（LP/cm）或可分辨最小物体的直径毫米（mm）表示，两种表示方法的换算关系为：可分辨最小物体直径（mm）=5/(LP/cm)。可分辨的线对数越多或可分辨的物体直径越小，说明CT图像的空间分辨力越高。

CT图像的空间分辨力包括平面（X轴、Y轴方向）空间分辨力和纵向（Z轴方向）空间分辨力，通常所说的CT图像空间分辨力是指平面空间分辨力。纵向空间分辨力表示扫描床长轴方向的空间分辨力，它影响着图像多平面重组或三维重组的质量。如果平面空间分辨力与纵向空间分辨力相同，即X轴、Y轴和Z轴三个方向上空间分辨力一致，称为"各向同性体素"，说明此时的体素（voxel）是一个小立方体，而非长方体。目前，中高端CT设备的空间分辨力已基本可以达到"各向同性体素"。

CT图像的空间分辨力受多种因素影响，主要有像素（pixel）与矩阵的大小、图像重建算法和CT成像的几何因素等。几何因素是指成像过程中与数据采集相关的部件及参数的设置，包括X射线管焦点大小、扫描层厚、探测器性能、采样率的高低等。

1. 像素值大小与矩阵大小　是影响CT图像空间分辨力的主要因素之一，像素值越小、矩阵越大，图像的空间分辨力越高。

一幅CT图像是由很多按矩阵排列的小单元组成，这些组成图像的基本单元称为像素，又称像元。像素是一个二维概念，每一个像素内密度值均一，像素结构中的平均密度决定图像的灰度值。由于每个体素的线性衰减系数值是一定的，体素在CT图像中是以像素的形式来反映。

像素值的大小与FOV和矩阵大小相关，即像素值的大小=FOV/矩阵大小，缩小FOV或增大矩阵可以获得较小的像素值。由此可见，像素值越小、矩阵越大，图像的空间分辨力越高。

2. 图像重建算法　重建CT图像时采用高分辨力算法，可以提高图像的空间分辨力。采用高分辨力算法得到的图像边缘锐利、对比分辨明显，但图像噪声明显增大，扫描时需适当增加曝光剂量，高分辨力算法适合于骨、肺等组织密度相差较大的图像重建。同为高分辨力算法，采用的卷积函数（卷积核）不同，得到的图像也有所差异，实际工作中要根据具体情况选择合适的卷积函数。

3. X射线管焦点大小　X射线管的焦点越小，半影越小，图像的空间分辨力越高。采用小焦点，受X射线管热容量的限值，能够连续扫描的时间将缩短，实际工作中需综合考虑。

4. 扫描层厚　扫描层厚越薄，图像的空间分辨力越高，纵向空间分辨力尤为明显。但探测器接收的X射线光子数相对减少，图像噪声增大，使得图像密度分辨力下降。在采用薄层扫描时往往需要适当增加曝光剂量。

5. 探测器性能　探测器的性能质量、排数与数量、孔径、间隙大小，以及焦点到探测器的距离等影响着空间分辨力的高低。

6. 采集的原始数据量　取决于管电压、管电流、扫描时间、取样频率等。曝光剂量越大、取样频率越高，图像的空间分辨力越高。

二、图像密度分辨力及其影响因素

CT 图像密度分辨力是指在低对比度情况下，图像对两种组织之间最小密度差异的分辨能力，即图像中可将一定尺寸的细节从低对比度背景中辨认出来的能力，以百分数表示。密度分辨力是 CT 图像能表达不同物质密度差异或对 X 射线透射度微小差异的能力。可以分辨组织的细微差异是 CT 优于传统 X 射线成像的典型表现。CT 设备的密度分辨力一般为 0.1%～1.0%，这比传统 X 射线摄影要高得多。在测试不同 CT 设备的密度分辨力时，需在相同的条件下进行，即相同的 X 射线剂量、相同的对比度、相同的显示设置（窗宽/窗位）。

影响密度分辨力的主要因素：噪声与信噪比、被检体的几何尺寸等。

1. 噪声与信噪比　噪声是影响密度分辨力的主要因素，噪声与信噪比又与 X 射线剂量、扫描层厚、图像重建算法和探测器的性能等有关。X 射线剂量越大、扫描层面越厚、探测器的灵敏度越高，图像噪声越小、信噪比越高，密度分辨力也越高。采用软组织图像重建算法，可以滤掉高频噪声，图像的噪声减少，密度分辨力提高。

2. 被检体的几何尺寸　被检体的几何尺寸越大，密度分辨力越低。

三、图像时间分辨力及其影响因素

时间分辨力是指获取图像重建所需要扫描数据的采样时间，一般用 ms 表示，数值越小，时间分辨力越高。如果成像部位或器官在这个时间段内有移动，则会导致运动伪影，从而降低图像质量并影响诊断的准确性。时间分辨力与扫描机架的旋转速度、数据采样和图像重建方式有关，其中最大的影响因素是扫描机架的旋转速度，主要体现了 CT 设备的动态扫描功能，如多层螺旋 CT 的冠状动脉 CTA。

单源 CT 的图像重建至少需要采集机架旋转 180° 的数据，而双源 CT 的图像重建采集机架旋转 90° 的数据即可。

时间分辨力影响很多部位的成像效果，其中影响最大的是心脏 CT 成像，主要是因为心脏快速的搏动。时间分辨力越高，即扫描时间越短，就越能将搏动的心脏"冻结"，在特定的时相中，减少心脏搏动造成的影响，因此，需要在数据采集过程中监测心动周期。由于图像采集和图像重建与心脏运动同步，所以在扫描过程中需要记录被检者的心电图，即采用心电门控技术。冠状动脉 CTA 的扫描模式通常分为两种：前瞻性心电门控和回顾性心电门控。

影响时间分辨力的因素主要有机架旋转速度、心脏成像重建算法和单源/双源等。

1. 机架旋转速度　通常解释为 X 射线管旋转一周所需的时间，目前 CT 设备最快的旋转速度已达到 0.25s/圈。机架旋转越快，时间分辨力越高。然而，随着机架旋转速度的加快，离心力也会进一步增加，从而阻碍了机架旋转时间的进一步缩短。心脏成像的最佳时间分辨力受到机架旋转时间的限制，由于目前机架旋转时间不在心脏成像获得合理时间分辨力的期望范围内，因此采用了一些方法来补偿，如不同类型的扫描采集或图像重建以进一步提高时间分辨力。

2. 心脏成像重建算法　①单扇区重建（single segment reconstruction）：采用 180° 或 240° 扫描数据重建为一幅图像的方法；②双扇区重建（double segment reconstruction）：采用不同心动周期、相同相位的两个 90° 或 120° 的扫描数据合并重建为一幅图像的方法；③多扇区重建（multisegment reconstruction）：采用不同心电周期、相同相位的多个（≥3）60° 扫描数据合并重建为一幅图像的方法，适用于心率较快的被检者。

3. 单源/双源　双源 CT 配置了两套 X 射线管和探测器，两套系统在 X-Y 平面上以近似 90° 垂直排列，扫描时可同时采集数据。在扫描过程中，每套系统只需要旋转 1/4 圈就可以采集到所需要的 180° 投影数据，使单扇区重建的时间分辨力得到显著提高。

四、噪声与图像质量及其影响因素

CT 图像的噪声是指扫描均匀物体的图像中，给定区域 CT 值相对其平均值变化的量，即 CT 值在平均值上下的随机涨落，用 CT 值的标准差表示。噪声大表现为 CT 图像呈颗粒性，图像的密度分辨力下降。

噪声直接影响着 CT 图像的空间分辨力、密度分辨力、均匀度等，同时也决定了系统量子检出效率（DQE）。DQE 是成像系统中输出信号与输入信号之比，是成像系统中有效量子的利用率，值越高（最大值为 1，即 100% 利用），有效量子利用率越高，输出信息也就越高。

噪声分为扫描噪声和组织噪声，主要有 X 射线量子噪声、测量系统形成的噪声、重建算法造成的噪声和电气元件噪声等。扫描噪声即光子噪声，表现为 CT 图像中密度相近的组织其 CT 值不同，一般是由于 X 射线穿过人体组织后到达探测器的光子数量不足造成的。组织噪声是由于各种人体组织之间的平均 CT 值有所差异造成的。

影响 CT 图像噪声的因素很多，主要有 X 射线剂量、层厚、重建算法、数据采集系统的性能等，其中 X 射线剂量的大小是主要的影响因素。

1. X 射线剂量　从 X 射线成像基本理论可知，X 射线的强度与管电压的 n 次方成正比，与管电流也成正比，X 射线剂量的大小表示了 X 射线强度的高低，X 射线剂量是由所选择的曝光条件（管电压、管电流、扫描时间）决定的，如果 X 射线剂量不足，穿透人体被探测器接收的光子数受限，会造成矩阵内各像素上的分布不均，图像噪声大。X 射线剂量增加 4 倍，噪声可减小一半，显然，增加 X 射线剂量可以降低噪声水平，提高密度分辨力，但同时增加了被检者的辐射剂量，X 射线管的寿命也将缩短。因此，在实际工作中需要合理选择 X 射线剂量的大小。

2. 层厚　扫描层面越薄，探测器接收的 X 射线光子数相对较少，噪声增大，图像的密度分辨力下降。

3. 重建算法　采用高分辨力算法重建图像，图像的噪声较大，密度分辨力较低；而采用软组织算法时图像的噪声较小，密度分辨力较高，但空间分辨力较低。

4. 数据采集系统的性能　探测器及电子元件的性能下降会导致图像的噪声增加。

五、伪影与图像质量及避免措施

CT 图像伪影是图像中显示的各种不同类型、非真实的假象，产生伪影的原因很多，伪影的表现也各不相同。归纳起来主要与被检者因素、射线物理因素、设备硬件因素和扫描参数设置不当等有关。

（一）被检者因素形成的伪影及规避措施

1. 运动伪影　运动伪影是由于数据采集时（X 射线管曝光期间）被检者自主或不自主运动所致，主要表现为条状伪影或叉状伪影。如呼吸运动、胃肠道蠕动、心脏搏动等不自主运动会造成重建后的图像出现粗细不均、黑白相间的条状伪影，为了减少这种运动伪影，提高管电流、缩短扫描时间是一种行之有效的方法；如果被检者自主移动（图 5-8），则可以采取镇静或固定受检部位等措施。

2. 高密度异物伪影　系被检部位有高密度结构或异物所致，如枕外隆突、胃肠道钡剂、金属义齿（图 5-9）和不锈钢钉等。表现为放射状伪影，可以通过去除高密度异物和迭代重建算法等予以消除或减少。有时也可以通过倾斜机架避开扫描高密度骨骼区域。

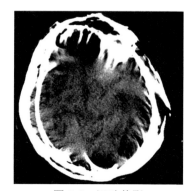

图 5-8　运动伪影

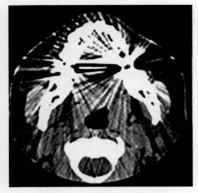

图 5-9　金属异物伪影

3. 组织密度相差较大形成的伪影　系被检部位相邻组织密度相差较大而采集的数据量不足时产生，表现为细条状伪影，可以通过加大曝光剂量来减少这种伪影，在观察图像时还可通过加大窗宽来相对地改善显示效果。

（二）射线物理因素形成的伪影及规避措施

1. 线束硬化伪影　X 射线管发出的射线并不是单一能量的，而是由不同的能量组成，作用于人体时，低能射线比高能射线衰减得多，使得高能射线占全部射线的比例相对提高，X 射线束硬度增加，这种现象称为 X 射线束的硬化效应。在 CT 成像中，线束硬化效应伪影表现为条纹（暗带）伪影和杯状伪影。

线束硬化造成的条纹伪影表现为多条暗条纹带（图 5-10）。对于条纹伪影，可以通过增加管电压（更好地穿透高密度物体）或使用双能量成像的方法有效地减少，利用迭代重建算法和恰当的扫描野也可以减少线束硬化伪影。

线束硬化造成的杯状伪影是指沿着被检部位边缘出现的一种假象，由于 X 射线束通过目标组织时"硬化"，因此在组织出口附近的平均光子能量会更高，由于组织对高能光子的衰减较小，因此与皮肤进入部位附近的相同组织相比，光束的衰减较小，如果在图像重建过程中不进行校正，这些衰减差异会导致被检部位外周 CT 值偏高。由于目前 CT 设备都具备线束硬化校正功能，因此，在临床成像过程中通常不会出现杯状伪影。

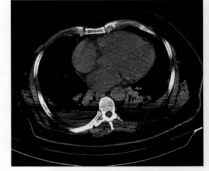

图 5-10　条纹伪影

2. 部分容积效应伪影　当吸收差异较大的组织被包裹在同一个体素中，产生与这些组织的平均值成比例的光束衰减时，就会出现部分容积效应伪影，常表现为条纹、环状或片状伪影。减小部分容积效应伪影的方法是采用薄层扫描。

（三）设备硬件因素造成的伪影及规避措施

1. 环状伪影　系数据采集系统的故障造成的伪影，如探测器漂移、探测器至主机的信号传递故障、X 射线管寿命将尽、X 射线管真空度下降等会形成环状伪影（图 5-11）。规避措施有更换相关元器件和设备校正等。

2. X 射线管放电伪影　当 X 射线管老化时会重复出现放电现象，此时，管电压和管电流输出明显下降，导致 X 射线输出量不足，一般表现为条纹伪影（图 5-12）。当放电现象不严重时可以通过算法校正伪影，放电现象严重时需要及时更换 X 射线管。

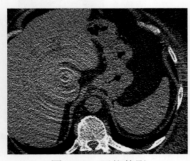

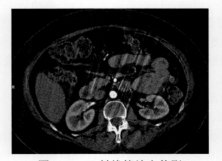

图 5-11　环状伪影　　　　　图 5-12　X 射线管放电伪影

3. 假皮层灰质伪影　颅脑 CT 图像中，骨与脑组织交界处有时会出现白雾状伪影，主要为偏角辐射引起，提高准直器的精度可减少此伪影。

4. 模糊伪影　系图像重建中心与扫描旋转中心不重合时形成，此时需要对设备校准。

5. 指纹状伪影　多因 X 射线管老化造成，必要时更换 X 射线管。

6. 锥形线束伪影　多层螺旋 CT 采用四棱锥形 X 射线束（厚扇束），提高了 X 射线的利用率，但中心部分 X 射线与边缘部分探测器阵列的入射角不同，会产生锥形线束伪影，在采用较宽的探测器（Z 轴方向上）设计时越加明显。锥形束伪影表现为被检部位的不规则变形。锥形束伪影可以通过减小螺距、增加采样来减少。

（四）扫描参数设置不当造成的伪影及规避措施

扫描参数设置不当造成的伪影主要体现在曝光条件不足，所得的图像噪声大，通常表现为条纹伪影（图 5-13）。可以通过增加管电压及管电流或通过使用迭代重建技术来解决。

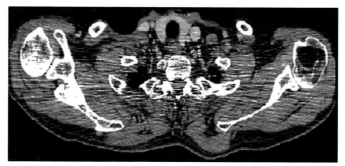

图 5-13　曝光条件不足造成的伪影

（孙存杰）

第三节　CT 设备的质量控制与管理

一、CT 设备主要性能参数与检测

CT 设备性能检测是为了使设备达到最佳的运行状态，得到高质量的 CT 图像以提高影像诊断符合率，并将被检者的辐射剂量降到最低。CT 性能检测是质量控制（QC）的重要组成部分。我国目前关于 CT 设备的检测规范为 GB 17589—2011《X 射线计算机断层摄影装置质量保证检测规范》。

（一）检测种类和评价标准

CT 设备的检测分为验收检测、状态检测和稳定性检测 3 种。GB 17589—2011 中对这三种检测的定义如下。①验收检测（acceptance test）：是指 X 射线诊断设备安装完毕或重大维修后，为鉴定其影响影像质量的性能指标是否符合约定值而进行的检测；②状态检测（status test）：是为评价设备状态而进行的检测，通常一年进行一次状态检测；③稳定性检测（constancy test）：是为确定 X 射线诊断设备或在给定条件下形成的影像相对初始状态的变化是否仍符合控制标准而进行的检测。

验收检测时，应严格按照操作规程进行，并要求生产厂家工程师现场参与，以便当出现性能指标不达标时对设备进行再次调试。

状态检测是 CT 设备质量控制工作中重要的一个环节，目前我国对 CT 的状态检测属于强制检测，一般由市场监督管理部门完成。在状态检测时，应保持每次测试条件的一致性。如果是通过非介入性检测仪进行的状态检测，则称为 QC 测试；如果是通过高精度介入性检测仪进行的状态检测，则称为校正。

稳定性检测又称一致性检测，是在验收检测的基础上实施的，当验收检测或状态检测合格后应立即进行初始化稳定性检测，建立参数的基础值。

GB 17589—2011 中列出了 CT 设备检测项目、检测要求和评价标准（表 5-3）。

表 5-3　GB 17589—2011CT 设备检测项目、检测要求和评价标准

序号	检测项目	检测要求	验收检测评价标准	状态检测评价标准	稳定性检测评价标准	稳定性检测周期
1	诊断床定位精度（mm）	定位/归位	±2	±2	2	每月
2	定位光精度（mm）	—	±2	±3	—	—
3	扫描架倾角精度（°）	—	±2	—	—	—
4	重建层厚偏差 s（mm）	s≥8	±10%	±15%	与基线值相差±20%或±1mm，以较大者控制	每年
		8＞s＞2	±25%	±30%		
		s≤2	±40%	±50%		
5	CTDI$_w$（mGy）	头部模体	与厂家说明书指标相差±10%	与厂家说明书指标相差±15%	与基线值相差±15%	每年
		体部模体	与厂家说明书指标相差±10%	与厂家说明书指标相差±15%		
6	CT 值（水、HU）	水模体	±4	±6	与基线值相差±4	每月
7	均匀性（HU）	水或等效水均匀模体	±5	±6	与基线值相差±2	每月
8	噪声（%）	头部模体 CTDI$_w$＜50mGy	＜0.35	＜0.45	与基线值相差±10%	半年
9	高对比度分辨力（LP/cm）	常规算法 CTDI$_w$＜50mGy	＞6.0	＞5.0	与基线值相差±15%	半年
		高对比算法 CTDI$_w$＜50mGy	＞11	＞10		
10	低对比可探测能力	—	＜2.5	＜3.0	—	—
11	CT 值线性（HU）	—	50	60	—	—

（二）检测工具

CT 设备的检测需要使用性能测试模体、剂量测试工具等完成。

1. 性能测试模体　性能测试模体是检测的重要工具，主要有以下 4 种（表 5-4）。

表 5-4　4 种 CT 测试模体对比

模体类型	AAPM	RMI461A	CATPHAN	YCTM
推出时间	1976 年	1985 年	1990 年	1997 年
介质	水	水等效材料	水等效材料	水
结构特点	整体结构/分层模块	插件式	整体结构/分层模块	整体结构/分层模块
头部模体直径（mm）	165/216	190	200	164
体部模体直径（mm）	320	330	多种尺寸	329
模体放置方式	支架	支架	挂于储运箱	挂于储运箱

AAPM 模体是最早推出的测试模体，由美国 Victoreen 公司研制；RMI461A 模体由美国 RMI 公司研制；CATPHAN 模体由美国模体实验室研制，主要有 500 型和 600 型两种；YCTM 模体由北京市疾病预防控制中心放射卫生防护所和中国计量科学研究院联合研制。目前应用较广泛的为 CATPHAN 500 型测试模体。

CATPHAN 500 型测试模体包括 4 个检测模块（图 5-14）。① CTP401 模块：用于检测层厚、CT 值线性。其直径为 15cm，厚度为 2.5cm，内嵌两组 23° 金属斜线（X 方向、Y 方向），内嵌 4 个密度不同的小圆柱体。② CTP528 模块：用于检测高对比度分辨力（空间分辨力）。其直径为 15cm，厚度为 4cm，21 组高密度线对结构（放射状分布），X 轴、Y 轴和 Z 轴的点测试可达到 21LP/cm。③ CTP515 模块：用于检测低对比分辨力（密度分辨力）。其直径为 15cm，厚度为 4cm，内外两

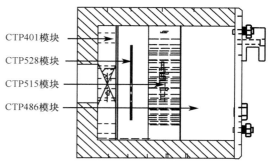

图 5-14　CATPHAN 500 型模体组成

组低密度孔径结构（放射状分布），内层孔阵：对比度 0.3%、0.5%、1.0%，直径 3mm、5mm、7mm、9mm；外层孔阵：对比度 0.3%、0.5%、1.0%，直径 2mm、3mm、4mm、5mm、6mm、7mm、8mm、9mm、15mm。④ CTP486 模块：用于检测均匀性、图像噪声、模块间距。其直径为 15cm，厚度为 5cm，由固体均匀材料制成。

2. 剂量测试工具　CT 剂量测量有电离室测量法、热释光测量法和胶片测量法等，目前应用最广泛、精度较高的是电离室测试法。测量 CT 剂量的电离室一般为笔形长杆电离室，还需使用相应的剂量计。要测量人体内部的吸收剂量，需在能模拟人体组织吸收的模体上进行测量，头部和体部模体的尺寸不同，模体材料为有机玻璃或水当量的塑料，直径为 16cm 和 32cm。

（三）检测方法

1. 检查床定位精度检测　检查床运动的精确度影响着 CT 图像的质量，特别是螺旋 CT 扫描时，X 射线管连续旋转（曝光）的同时检查床也在做连续的进或退运动，螺旋 CT 对检查床的精度要求更高。检查床定位精度的检测方法有直尺测量法和斜线成像位移法，直尺测量法操作相对简单易行。

检测步骤：①将最小刻度为 1mm、长 500mm 的直尺在靠近检查床移动床面外固定，使直尺长轴与床面运动方向平行，在床面上标记一个直尺初始位置；②使床面负重 70kg 左右（中等体型成年人体重）；③在控制台分别对检查床进行进床 300mm、退床 300mm 操作，分别记录进床和退床的起始点和终止点在直尺上的位置；④计算出进床和退床误差。

检查床定位的精度误差，验收检测、状态检测和稳定性检测都应为±2mm，稳定性检测应该每月进行 1 次。

2. 定位光精度检测　检测定位光是否与扫描层面一致。检测方法有胶片摄影法和模体测试法，前者已很少使用，下面介绍使用 CATPHAN 500 模体的 CTP401 模块进行检测的方法。

检测步骤：①将模体轴线垂直于横断面层面，调整轴线与检查床中线一致；②调整使其所有表面标记与定位光重合；③按头部常规曝光条件、层厚＜3mm 扫描 CTP401 模块，获得定位光标记层图像；④比较图像中 23° 斜面的形状和位置与标准层面是否一致（图 5-15），如不一致，则说明定位光不准确，定位光中心偏差=A×tan23° ≈ A×0.424。

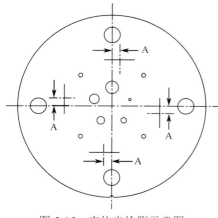

图 5-15　定位光检测示意图

定位光的精度误差，验收检测应为 ±2mm，状态检测应为 ±3mm。

3. 扫描机架倾斜角度检测　检测扫描机架倾斜角度是否精确，可使用 CT 剂量模体进行检测。

检测步骤：①将 CT 剂量模体水平固定并使中心点与扫描野中心点重合；②将模体周边 4 个电离室插孔中对称中心的两个成垂直放置，抽出其中的固体棒；③按头部常规曝光条件扫描；④模体固定不动，机架倾斜一定角度后再次扫描；⑤分别测量两幅图像中上孔的下边沿与下孔的上边沿之间的距离，分别记作 A（横断面）和 B（机架倾斜角度 α_0 后扫描时上孔的下边沿与下孔的上边沿之间的距离）；⑥计算机架实际倾斜角度 α，$\alpha=\arccos(A/B)$，比较 α_0 和 α 得出实际误差角度。

4. 重建层厚偏差的检测　检测实际重建层厚与标称层厚的偏差，使用 CATPHAN 500 模体的 CTP401 模块进行检测。

检测步骤：①将模体轴线垂直于横断面层面，调整轴线与检查床中线一致；②按头部常规曝光条件扫描 CTP401 模块；③利用模块内两组 23° 斜线进行测量（图 5-16）；④测量斜线像邻域的 CT 值记作 L_1，窗宽调到最小，调高窗位，直至 4 条斜线像消失时的窗位记作 L_2，窗宽 $L=(L_1+L_2)/2$；⑤窗宽调到最小，调节窗位到 L，量得 4 条斜线的长度 X（半值全宽）；⑥实际重建层厚 $S=X\times\tan23°\approx X\times 0.424$；⑦比较 S 与标称层厚的误差。

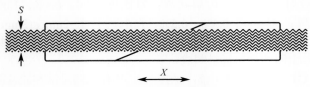

图 5-16　计算重建层厚偏差示意图

对于验收检测，层厚 ≥8mm 时误差应为 ±10%，2mm＜层厚＜8mm 时误差应为 ±25%，层厚 ≤2mm 时误差应为 ±40%。对于状态检测，层厚 ≥8mm 时误差应为 ±15%，2mm＜层厚＜8mm 时误差应为 ±30%，层厚 ≤2mm 时误差应为 ±50%。对于稳定性检测，与基线值相差 ±20% 或 ±1mm，稳定性检测应每年检测 1 次。

5. CT 剂量指数的检测　采用 CT 剂量模体（头部模体和体部模体）和 CT 剂量电离室进行检测。头部模体直径为 16cm，体部模体直径为 32cm，在中心和距圆柱体表面 10mm 处分别有放置 CT 剂量电离室探头的小孔。

检测步骤：①将 CT 剂量模体置于扫描野中心，模体轴线与扫描层面垂直，周边剂量探头孔分别对应相当于时钟 3、6、9、12 点的位置，探头有效探测中心位于扫描层面的中心位置。②插入 CT 剂量电离室至中心孔。③按照常规扫描条件（分别对应于头部模体和体部模体）扫描，记录剂量示数。④将电离室依次插至周边的 4 个电离室插孔分别曝光并记录剂量示数。对于多层螺旋 CT 必须使用长杆电离室。

CT 剂量指数的验收检测与厂家说明书指标相差应为 ±10%，状态检测误差应为 ±15%，稳定性检测与基线值相差应为 ±15%，稳定性检测应每年检测一次。

6. CT 值、噪声和均匀性的检测　采用扫描均质水圆柱形模体进行检测。检测步骤如下：

（1）选择颅脑 CT 扫描条件扫描均质水圆柱形模体，每次扫描模体中心位置处的辐射剂量应不大于 50mGy。

（2）CT 值的测量：在图像中心用约 500 个像素点的 ROI 测量 CT 值并记录。

（3）噪声的测量：在图像中心用约 500 个像素点的 ROI 测量 CT 值的标准差 $\sigma_{水}$，然后计算噪声 n 的值：

$$n = \frac{\sigma_{水}}{CT_{水} - CT_{空气}} \times 100\% \tag{5-27}$$

式中，$\sigma_{水}$ 为水模体 ROI 中测量的标准差；$CT_{水}$ 为水 CT 值的测量值；$CT_{空气}$ 为空气 CT 值的测量值；CT$_{水}$–CT$_{空气}$为对比度标尺。

（4）均匀性的测量：①在图像中心用约 500 个像素点的 ROI 测量 CT 值；②用相同 ROI 在图像圆周相当于 3、6、9、12 点且距图像边缘 1cm 处测量其平均 CT 值；③边缘对中心 CT 值的最大偏差为均匀性。

CT 值的验收检测要求误差为±4HU，状态检测要求误差为±6HU，稳定性检测要求与基线值相差±4HU，稳定性检测要求每月进行 1 次。

均匀性的验收检测要求误差为±5HU，状态检测要求误差为±6HU，稳定性检测要求与基线值相差±2HU，稳定性检测要求每月进行 1 次。

噪声的验收检测要求误差＜0.35%，状态检测要求误差＜0.45%，稳定性检测要求与基线值相差±10%，稳定性检测要求每半年进行 1 次。

7. 高对比度分辨力的检测　采用 CATPHAN 500 模体的 CTP528 模块进行检测（图 5-17）。

检测步骤：①分别用常规头部和常规体部扫描条件扫描 CTP528 模块中心层面；②分别用标准算法和高分辨力算法重建图像；③观察所得图像，调整窗宽和窗位，目测确定与相邻的线条视觉能分辨清楚的最高一级线对，即为高对比度分辨力的每厘米线对数。

高对比度分辨力的检测，当采用常规算法重建图像，CTDI$_W$＜50mGy，验收检测要求＞6LP/cm，状态检测要求＞5LP/cm，稳定性检测要求与基线值相差±15%；当采用高分辨力算法重建图像，CTDI$_W$＜50mGy，验收检测要求＞11LP/cm，状态检测要求＞10LP/cm，稳定性检测要求与基线值相差±15%。稳定性检测要求每半年进行 1 次。

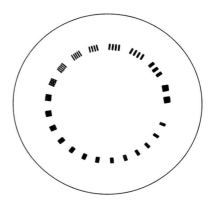

图 5-17　高对比度分辨力检测模体示意图

8. 低对比度分辨力的检测　采用 CATPHAN 500 模体的 CTP515 模块进行检测（图 5-18）。

检测步骤：①分别用常规头部和常规体部扫描条件扫描 CTP515 模块中心层面；②观察所得图像，调整窗宽和窗位达到观察者认为的细节最清晰状态；③记录每种对比度的细节所能观察到的最小直径，并作噪声水平修正，归一到噪声水平为 0.5% 背景直径下的细节直径，然后与对比度相乘，取其平均值即为低对比度分辨力。

低对比度分辨力的检测，验收检测要求＜2.5mm，状态检测要求＜3mm。

9. CT 值线性的检测　采用 CATPHAN 500 模体的 CTP401 模块进行检测，该模块内嵌 4 个小圆柱体作为样本，4 种样本物质分别为 Teflon（特氟纶）、Acrylic（丙烯）、LDPE（low density polyethylene，低密度聚乙烯）、空气，它们的密度不同，对 X 射线的衰减系数（μ 值）和标准 CT 值也不同（表 5-5）。

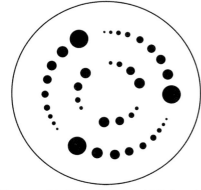

图 5-18　低对比度分辨力检测模体示意图

表 5-5　CT 值线性检测的 4 种样本比较

材料	Teflon	Acrylic	LDPE	空气
μ 值	0.374	0.219	0.177	0
标准 CT 值	990	120	−100	−1000

检测步骤：①分别用常规头部和常规体部扫描条件扫描 CTP401 模块中心层面。②分别测量

4 个圆柱体图像中心约 100 个像素大小的 ROI 的 CT 值。③将所测得的 CT 值与各自的标称 CT 值进行比较，差值最大者作为 CT 值线性的评价参数。

CT 值线性的验收检测要求≤50HU，状态检测要求≤60HU。

二、CT 设备的采购、安装和验收

（一）CT 设备的采购

CT 设备技术复杂、价格昂贵，设备购置是一项专业性、技术性、政策性较强的工作，一般的购置程序为：①使用科室经过论证，向设备管理部门提交购置申请（一般为年度计划，同时提供技术参数要求）；②设备管理部门组织召开医院设备管理委员会会议并讨论通过；③医院召开党委会/院长办公会并讨论通过；④向省级卫生行政部门提交"大型医用设备配置"申请并得到批复（根据《大型医用设备配置许可管理目录（2023 年）》，价格在 3000 万元人民币以下的 CT 不再需要配置许可）；⑤启动 CT 设备购置调研工作并确定详细的技术参数；⑥医院招标采购部门按照相关规定进入招标程序；⑦招标完成签订购销合同后，应立即进行职业病危害预评价和环评工作。

1. 设备考察和调研 广泛收集有关准备购置的某档次的 CT 设备相关资料，然后进行分析研究。

考察和调研中要把握以下原则。①实用性：首先要明确购置该设备的目的、要解决的临床问题、预算资金等，然后考察品牌和配置。②先进性：CT 设备是精密医疗设备，需注重其先进的技术和功能，并要考虑方便未来临床新技术的开展。③可靠性：需重点考察 CT 设备的稳定性、准确性、低故障率等指标，还要综合考察厂家售后服务的质量。

考察和调研工作一般由医院设备管理部门牵头组织，使用科室相关人员（科主任、设备工程师、影像技师等）积极参与，考察和调研要有组织、有计划、有目的地进行，一般按如下方式展开。①厂商介绍：邀请有关厂家对拟采购的 CT 设备进行产品介绍，在听取介绍时要能够去伪存真，不能偏听偏信。②内部讨论：在考察和调研获取一手资料后，由医院分管领导、设备管理部门、使用科室进行认真讨论研究，综合分析，全面把握问题的关键点，减少人为因素的影响。③客观比对：对设备配置、主要性能参数、售后服务、报价和标杆用户等信息综合比对，对不同厂家、不同型号的产品进行纵向和横向比较。④专家论证：邀请若干名外院专家对初步入围的拟购设备进行论证，体现专家的专业性和权威性。

2. 设备配置和技术参数的选择 近年来，CT 设备发展迅速，多层螺旋 CT 已经普及，CT 设备的硬件和软件都得到了长足发展。在制定具体设备配置和技术参数时，应重点考虑以下几个方面内容。①设备的档次：目前一般以探测器的排数（层数）来确定，高端产品以后 64 排为代表、中端产品以 64 排为代表、低端产品以 16～64 排（不含 64 排）为代表。②X 射线管的热容量：大功率 X 射线管可以完成较长时间的连续扫描，但其更换成本较高。③X 射线管旋转速度：目前 X 射线管的最快旋转速度已达 0.25s/圈，要根据拟购的设备档次来确定。④图像质量指标：包括空间分辨力、密度分辨力、最小像素值、矩阵等。⑤特殊功能软件：应明确厂家提供的后处理软件哪些是标配件，哪些是选配件，需要根据临床开展的技术来确定并要有前瞻性。⑥售后服务和维修配件：要综合考虑厂家的售后服务水平，有没有驻地工程师，报修响应时间、备件储备情况等。⑦产品价格：综合考量产品的性价比。

（二）CT 设备的安装

1. 场地规划和机房设计 医院在完成 CT 设备招标、签订采购合同后，应立即着手进行场地规划和机房设计，及时与中标厂商的场地工程师沟通，要求场地工程师到达医院现场进行机房勘察，向医院提供机房平面布局图和场地技术要求，并经院方确认。

（1）场地规划：场地规划时应从以下几个方面进行。①合理布局扫描机房和辅助用房，扫描室、操作控制室、治疗室、值班室、报告室、办公室等用房布局要合理，既要方便工作，又不互相干扰，扫描室大小应符合相关国家标准。②对电源进行统一规划，要考虑系统动力电源、辅助设备（水冷机、高压注射器、激光相机等）电源、空调电源和照明电源等，CT 电源最好采用独立电源和专用变压器供电以避免电压波动过大。③规划设备运输通道并考虑承重要求，因扫描机架和检查床体积大、重量重，要规划好运输通道，根据不同情况也可能需要考虑吊装。④辐射防护需按相关标准进行，要考虑机房墙体防护，机房主门防护和控制室门防护，需安装铅玻璃观察窗。⑤温度、湿度、防尘等符合设备要求，扫描机架产热量大，需配备专用空调，空调的制冷量要考虑 CT 设备的产热量，扫描室和控制室的温度应保持在 18～22℃，湿度保持在 40%～65%，在湿度较大的地区还应加装除湿机。⑥近年来的 CT 设备对网络也有一定的要求，大部分厂商都已实现远程维护与诊断，须事先铺设好网线，保证 CT 设备与外部网络连接，与医院的 PACS、放射信息系统（RIS）、图像后处理工作站、激光相机的网络连接正常。

（2）机房设计：是 CT 设备安装前重要的准备工作之一。

1）机房的选址：要根据医院的具体情况进行综合布局，可以是新建机房，也可以是改扩建机房。选址时应考虑以下因素：满足放射防护的要求，便于被检者就诊，方便设备的安装、调试及维护等。

根据 2013 年 2 月 1 日实施的中华人民共和国国家职业卫生标准 GBZ 165—2012《X 射线计算机断层摄影放射防护要求》，CT 机房的设置应充分考虑邻室及周围场所的人员驻留情况，一般设在建筑物一端。选址时为了方便被检者特别是危重或行动不便被检者，以及便于运输与安装调试，多选择一楼或较低楼层，当选择无地下室的一楼作为机房的扫描室时，不需考虑楼板的承重因素且地面不需要放射防护，可降低放射防护施工成本。

此外，医学影像科的机房应尽量安排在较集中的区域以便于被检者就诊，也利于科室的集中统一管理。

2）机房的布局：布局 CT 机房时，除了要考虑扫描室、操作控制室、设备间外，还要对治疗室、值班室、办公室、登记室、诊断室、候诊区等进行合理布局，以保证工作流程的最优化。CT 机房在开工建设之前，必须进行职业病危害预评价和辐射安全防护环境影响评价，并取得相关行政主管部门（卫生监督部门和环境保护部门）的书面认可。机房布局：①扫描室：扫描室中除了安装扫描机架和检查床外，还要给高压注射器、治疗车、抢救器材留有一定的空间。按照 GBZ 165—2012 的要求：面积应不小于 30m²，单边长度不小于 4.5m。扫描机架和检查床周边应有一定的活动空间，因为扫描机架需向前/向后倾斜角度，检查床床面需要进/退运动。扫描机架和检查床重量较大，要求地面有足够的承重能力，扫描机架和检查床下面一般用混凝土浇筑 T 型基座，扫描机架至操作台应预留电缆沟。扫描室墙体采用混凝土浇筑或实心砖结构，被检者和设备出入的门推荐宽度 1.2～1.5m、高度 2.0～2.1m（应考虑安装时扫描机架和检查床的进入），扫描室和操作控制室之间的门推荐宽度 1m、高度 2m，铅玻璃观察窗推荐宽度 1.5m、高度 0.8m。按照 GBZ 165—2012 的要求：扫描室的墙壁应达到辐射防护要求，机房外人员可能受到照射的年有效剂量小于 0.25mSv（相应的周有效剂量小于 5μSv），距扫描室外表面 0.3m 处空气比释动能率应小于 2.5μGy/h。扫描室的辐射防护要求达到 2～3.5mm 铅当量。扫描室门外应设置电离辐射警告标志，并安装醒目的工作状态指示灯。扫描室应保持良好的通风。②操作控制室：主要放置操作控制台、图像后处理工作站等，是影像技师的主要工作场所，有的也将激光相机、彩色胶片打印机放置于此。③设备间：主要放置电源柜、稳压器、系统电源控制柜、热交换器、UPS 等，对于不采用水冷机的 CT 设备，往往将操作控制室和设备间合二为一。④其他辅助用房：CT 设备辅助用房应以工作流程合理、实用、整齐、美观为原则。

2. 设备到货与开箱检查　医院应与设备厂商（或外贸代理公司）协调好 CT 设备的到货时间，应尽量在 CT 机房（包括辅助用房）建设完成（包括放射防护施工完成）后到货，然后进行开箱检查，避免提前到货存放医院时间过长，造成部分零备件的丢失、损坏现象，一套 CT 设备一般包含数十个包装箱，如果有丢失或损坏，会给医院和厂商造成不必要的损失。

　　医院设备管理部门应组织好开箱检查工作，一般由医院设备管理部门、招标采购部门、使用科室、设备厂商代表、外贸公司代表（原装进口设备）、检验检疫人员（原装进口设备）参加，开箱时应确认：箱体是否按照标志正确放置、箱体外观有无破损或雨淋痕迹、倾斜标记有无颜色变化、包装箱数目是否与设备清单一致、包装箱标识名是否与清单一致等，确认无误后方可在几方同时在场的情况下开箱。开箱过程应拍照留存备查。

　　开箱可以在室内也可在室外进行，大型包装箱（如扫描机架）一般在室外拆箱后使用专用搬运工具移入室内。开箱后应根据装箱单仔细核对数量是否相符、编号是否一致、外观是否完好无损，重点需要检查 X 射线管、探测器、显示器等精密易损部件。

　　3. 部件的放置　CT 设备扫描机架和检查床体积较大，安装前应按照设计图纸和规划的运输通道一次布局到位，不宜来回搬动。扫描机架一般备有可拆卸的移动托架（带有移动轮，部分厂家的检查床也备有移动托架），开箱后先安装移动托架，然后移动到预定位置，再拆除托架，将移动托架保存在备件库房中，以备以后移机或拆除设备时使用。

　　4. 扫描机架、检查床和操作控制台的安装　将扫描机架移动至安装位置，拆除移动托架，调整扫描机架两端的底座使扫描机架呈水平状态，并通过地脚膨胀螺丝固定。检查床移动到位后，仔细调整机架采样孔旋转轴、床面移动中心轴、床面水平等，然后通过地脚膨胀螺丝固定。控制台安装在操作控制室铅玻璃观察窗下，以方便影像技师通过观察窗观察到扫描机架和检查床的全貌，以便在 CT 检查过程中可以观察被检者和设备的运行状态。

　　5. 接线　各部件机械安装完成后，按照设备接线图将各部件之间的电缆线连接好，如控制台至各部件之间的接线、扫描机架及检查床内部的接线、图像后处理工作站与相关部件的接线等，控制台与扫描机架的连接线应放入电缆沟内，同时需协调高压注射器的厂家工程师将其设备连线同时放入电缆沟内。在电缆沟加盖前需检查扫描室与操作控制室之间电缆沟的铅防护是否到位。接线时还需注意检查以下几点：①连线时要做到紧固、正确；②电源柜和电源线是否符合设备要求；③接地电阻是否符合设备要求；④电源的功率、电压、频率是否符合设备要求；⑤电缆沟是否合理，电缆沟封闭是否严实以防鼠咬；⑥各部件的安全接地是否可靠；⑦电缆线是否捆扎整齐等。

（三）CT 设备的调试

　　CT 设备机械安装和接线完成后，进入设备的调试阶段。调试一般分为硬件调试和软件调试，大部分的调试工作通过软件来完成。通电调试前，务必要详细阅读技术说明书，掌握调试工作程序，做好调试前的各项准备、检查、核实工作。再次核实连线编号是否正确、连线是否紧固、接触是否良好、各插件有无松动等。

　　1. 通电调试的原则　按照先附件后主机、先低压后高压、先单元电路后整机的原则进行。在未完成低压调试前不可以接通高压电路，以防高压击穿而损坏设备。

　　2. 单元电路的通电调试　应按照厂家提供的调试说明逐一进行，便于故障的诊断与排除，防止出现因一个电路的故障而损坏其他电路的元器件现象。

　　3. 机械运动部件的通电调试　机械运动部件的调试主要针对扫描机架和检查床进行。通电调试前应先拆除可移动部分的固定销（多为红色标识）。通电调试时，应先对外壳和扫描机架进行漏电测试，检查各显示面板是否正常。机械运动部件的通电调试主要包括：①扫描机架的倾斜角度调试；②定位光的准确性调试；③扫描机架旋转均匀性调试；④前、后准直器的调试；⑤视野选择的调试；⑥检查床升降与平移运动准确性调试等。

　　4. 整机调试　完成以上工作后可以进行整机调试工作。调试工作主要通过软件测试来完成，主要内容包括：① X 射线发生系统（管电压、管电流、灯丝电压、X 射线管中心等）；②探测器系统；③准直器；④检查床；⑤定位光；⑥图像显示及图像后处理系统等。

　　启用 X 射线管的首要工作是进行 X 射线管预热，一般从低管电压、低管电流开始曝光，然后逐渐提高管电压和管电流，使 X 射线管的温度上升到工作状态。

X 射线管预热后可进行空气校准工作，以便修正零点漂移现象，保证水模测试数据的准确性。为了测试 CT 值的均匀性，可使用随 CT 设备附带的水模体进行。

5. CT 性能指标的测试验证　测试验证的项目和标准可参照 2012 年 5 月 1 日实施的国家标准 GB 17589—2011《X 射线计算机断层摄影装置质量保证检测规范》进行，此标准代替 GB/T 17589—1998，与 GB/T 17589—1998 相比，主要技术内容变化如下：①增加了 CT 值线性检测内容；②修改了噪声的定义和计算方法；③修改了 CTDI 的项目名称和计算方法；④修改了高对比度分辨力的检测方法；⑤修改了低对比可探测能力和重建层厚偏差的项目名称和检测方法。

GB 17589—2011 中检测的主要内容包括：①检查床定位精度；②定位光精度；③扫描机架倾斜角度精度；④重建层厚偏差；⑤ CT 剂量指数；⑥ CT 值、噪声和均匀性；⑦高对比度分辨力；⑧低对比度分辨力；⑨ CT 值线性。以上项目的调试和检测验证数据需备份存档，作为以后状态检测的参考数据。

6. 图像后处理软件的调试　CT 性能指标参数检测完成后，可预约一定数量的志愿者进行实测扫描，对主机和图像工作站所配置的图像后处理软件进行调试、验证，需核实图像后处理软件的名称、数量、性能等是否与购销合同一致。

（四）CT 设备的验收

CT 设备安装、调试完成后，需试运行一定时间以检验设备的稳定性，然后可以进行设备的验收工作，设备验收通常按照设备购销合同和设备厂商提供给医院的技术参数进行，同时需参照 GB 17589—2011 中验收检测项目和评价标准。验收工作一般由院方代表（设备管理部门、招标采购部门、使用科室）和设备厂商代表（安装工程师、销售代表）参加，验收完成后双方共同签署验收报告并留存归档。一般以设备验收完成开始计算质量保证期限。

1. 验收检测项目和标准

（1）检查床：检查床上升（下降）和前进（后退）是否正常，有无异常声音。定位和归位精度要求≤±2mm。

（2）定位光：通过扫描模体，利用模体表面标记与内嵌的高对比物体的空间关系来检测定位光标对实际扫描层面位置的偏差。定位光精度要求≤±2mm。

（3）扫描机架：观察扫描机架固定是否牢固、是否水平，扫描时有无异常声音。扫描机架最大倾角一般为 30°，精度要求≤±2°。

（4）重建层厚偏差：检测重建层厚偏差（s）可通过扫描测试模体进行。模体采用内嵌与均质背景成高对比的标记物，标记物具有确定的几何位置，通过其几何位置能反映出成像层厚，标记物为薄片或小珠，材质的线性衰减系数应大于铅。调整窗宽和窗位，获得重建层厚的测量值。s≥8mm 时允许误差为±10%，2mm＜s＜8mm 时允许误差为±25%，s≤2mm 时允许误差为±40%。

（5）CT 剂量指数：利用模体、X 射线剂量检测仪和 CT 剂量电离室（螺旋 CT 需用长杆电离室）进行测量。测量结果与厂家说明书指标相差应为±10%。

（6）CT 值：水的 CT 值被定义为 0HU。扫描均质水圆柱形模体，$CTDI_w$≤50mGy，CT 值误差应为±4HU。

（7）均匀性（uniformity）：是指整个扫描野中，均匀物质 CT 值的一致性。扫描均质水圆柱形模体，$CTDI_w$≤50mGy，测量值应为±5HU。

（8）噪声：用感兴趣区中均匀物质的 CT 值的标准差除以对比度标尺表示。扫描均质水圆柱形模体，$CTDI_w$≤50mGy，噪声应＜0.35%。

（9）高对比度分辨力：扫描高对比度分辨力模体，$CTDI_w$＜50mGy，采用标准算法重建图像，高对比度分辨力应＞6.0LP/cm；采用高对比算法重建图像，高对比度分辨力应＞11LP/cm。

（10）低对比度分辨力：扫描低对比度分辨力模体，验收标准要求低对比度分辨力＜2.5mm。

（11）CT 值线性：图像 CT 值是否准确不能仅观察水的 CT 值，还要观察其他材质的 CT 值是否准确。检测 CT 值线性的模体一般内嵌 4 种以上不同 CT 值的模块，且不同模块 CT 值相差均大于 100HU。将各模块测量所得平均 CT 值与模块标称 CT 值进行比较，最大偏差应在 50HU 以内。

2. 其他验收项目　设备验收时除了进行检测项目的验收外，还需按照设备说明书和设备购销合同对各项功能逐一验收，如整机运行情况、通用软件功能、专用软件功能等。此外，还要对照设备购销合同认真核对设备说明书、操作规程等文档资料是否完成。

设备验收中如有些项目达不到指标，院方应要求厂方工程师进一步调试或更换必要零备件得以解决。验收检测的有关数据和图像资料应及时备份保存，这些数据既代表了设备安装以后的状态，也可作为以后稳定性检测的参考值。

CT 设备在正常投入使用前，除了要进行上述的设备本身验收外，还需经过卫生监督部门的建设项目职业病防护设施竣工验收和环保部门的核技术应用项目竣工环境保护验收，并分别取得放射诊疗许可证和辐射安全许可后，CT 设备方能正式投入临床使用。

三、CT 设备的维护和保养

（一）CT 设备的日常使用规范

1. CT 设备的工作环境要求

（1）温度：CT 设备属于精密医疗设备，其主要部件及元器件对环境温度要求较高，另外，操作控制台、扫描机架及电源稳压系统在工作时会产生大量的热量，使得扫描室、操作控制室温度上升。所以，扫描室、操作控制室应配备空调以保持温度恒定，一般要求在 18～22℃。

（2）湿度：CT 机房湿度过高时，会导致元器件性能发生变化、精密机械部件锈蚀，湿度过低时，会使某些元件及材料的结构变形、产生静电，CT 机房的相对湿度应保持在 40%～65%。

（3）防尘：防尘是精密电子仪器基本的要求，静电感应可使灰尘附着于电子元器件表面，对元器件的性能和寿命造成影响。出于放射防护的考虑，扫描室一般设计为封闭式，经过空调系统与室外空气进行交换。工作人员、被检者及陪伴者进入扫描室需更换拖鞋或穿鞋套。

2. CT 设备日常使用规范
《大型医用设备配置与使用管理办法》第三十五条规定："大型医用设备使用人员应当具备相应的资质、能力，按照产品说明书、技术操作规范等使用大型医用设备。" CT 技师和 CT 诊断医生须取得相应的 CT 上岗资质方能进行相关的操作和诊疗工作。

严格按照操作规程使用 CT 设备及附属设备。

开机前检查扫描室、操作控制室的温度和湿度是否符合设备要求，检查供电电源是否有异常，确认符合开机条件后按照操作规程开机启动设备。

开机后首先要进行 X 射线管预热，使 X 射线管的温度达到工作状态以起到保护 X 射线管的作用，否则将会影响 X 射线管的寿命。X 射线管预热的过程是进行若干次曝光，曝光条件一般是从较低的管电流、管电压开始逐渐升高，使 X 射线管的温度逐步上升达到稳定状态。如果间隔几小时未进行扫描操作，系统也会提示进行 X 射线管预热。

X 射线管预热后进行空气校准工作，空气校准是为了修正零点漂移造成的误差，获得探测器各通道的零点漂移值，以保证采集到的数据准确性。

X 射线管预热和空气校准完成后即可进行各部位的 CT 扫描工作。

关机时，按规定顺序关闭机器，再关闭总电源。关机后如需重新启动时，注意间隔一定时间，以免损坏机器。

做好交接班记录及机器使用记录，当机器出现异常时，应及时汇报、通知工程师进行检修，并详细记录故障现象、故障原因及其处理过程。

（二）CT 设备的日常维护与保养

1. 保持扫描室、操作控制室恒定的温湿度和清洁　要养成定时观察温/湿度计的习惯，清洁设备表面灰尘时不宜用湿抹布并尽量在断电的情况下进行，不使用有腐蚀性的清洁剂。

2. 保持 CT 设备内部的清洁　防尘是 CT 设备的基本要求。由于扫描机架、操作控制台产热较大，一般都配备数个电风扇进行散热，但同时会使灰尘进入设备内部附着于元器件表面，影响元器件本身的散热和电气性能，因此，定期清理设备内部灰尘是日常保养中重要的工作。尤其要经常清洁操作控制台、扫描机架的电风扇扇叶灰尘，防止扇叶因灰尘太多影响转速甚至停转。人员进入扫描室和操作控制室需换拖鞋或穿鞋套，无关人员禁止进入操作控制室。

3. 定期进行性能检测　性能检测是保证 CT 图像质量稳定的基础。利用随设备附带的水模体进行 CT 值、噪声和均匀性的检测，利用专用模体进行高对比度分辨力、低对比度分辨力的检测。此外，检查床定位精度、扫描机架倾斜度精度、定位光精度、层厚、CT 剂量指数、CT 值线性等性能也是定期检测的内容。由于 CT 技术发展迅速，进行性能检测时应尽量参照最新的国家标准。

4. 安全性检查　安全性检查是 CT 设备日常维护与保养中的重要内容，日常工作中要随时留意观察、定期检查，消除安全隐患，防患于未然，避免设备事故和人身伤害的发生。检查中发现安全隐患应及时汇报并做好记录备查。安全性检查主要包括以下 3 个方面。①CT 设备本身的安全性检查：由于检查床要做反复的进、退、升、降运动，扫描机架内部要做旋转运动，扫描机架还要做前后倾斜运动，机械磨损是不可避免的，日常工作中要注意观察并留意有无异常声音。定期检查紧急制动按钮是否正常，定期检查电缆沟是否有潮湿、进水、鼠咬等现象。②放射防护的安全检查：门机联锁、辐射警示灯是否正常，工作人员是否按规定佩戴个人剂量仪。③附属设施（设备）的安全性检查：自动防护门的电机、轴承、滑轨是否定期保养，激光相机、高压注射器等附属设备是否运转正常。

（三）CT 设备主要部件的保养

1. 机械部件的保养　对 CT 设备运动频繁的轴承、滑轮、轨道等要重点检查和保养。机械磨损的过程是逐渐的，在检查中发现磨损明显的部件应及时更换，杜绝安全隐患。①检查床运动频繁，经常对检查床的升降、进退轨道涂抹润滑油以减少磨损；②经常检查扫描机架的运动情况，前后倾斜运动时是否匀速，有无异常声音，限位开关是否正常等，对倾斜运动的轴承经常涂抹润滑油；③扫描机架内部 X 射线管和探测器组件是 CT 设备运动最频繁的部件，应定期打开扫描机架外壳检查内部旋转运动情况，观察运动是否平稳、有无异常声音并做相应处理；④定期检查运动部件的轴承、滑轮、轨道、齿轮变速装置、传动装置等并做相应保养工作，磨损严重的应及时更换；⑤经常检查和保养各种平衡用和传动用的钢丝绳、链条等，CT 设备的各种紧固件也要定期检查其牢固性。

2. 电子元器件的保养　电子设备在运行一段时间后元器件的性能和参数会发生一定的改变。定期检查、测量、校准重要的单元电路，如数据采集系统的增益和线性、探测器系统的输入（输出）、扫描机架旋转控制电路等，测量各关键测试点的电压值和纹波系数。电源的稳定性对整个系统的运行尤为重要，重点检测工作电压和工作频率，对电源线的绝缘性、老化程度也是检查内容之一。CT 设备的接地要求相对较高，要定期检查接地装置是否完好。

3. X 射线管的保养　X 射线管是 CT 设备的核心部件也是消耗部件，价格昂贵，一只 CT 用 X 射线管少则几十万元，多则上百万元，在 CT 设备运行成本中最高。X 射线管使用一定时间后，阳极不断蒸发的金属附着于 X 射线管内壁，阴极灯丝会逐渐变细且内阻增大，阳极靶面因长期接受高速电子的轰击也会出现龟裂或熔化，造成 X 射线管老化，老化到一定程度后就需更换 X 射线管。合理地使用和保养 X 射线管可以延长 X 射线管的寿命并为医院节约大量成本。日常工作中，需要做好 X 射线管预热工作，当连续扫描被检者时，应注意给 X 射线管留有一定的间歇冷却时间，管套的表面温度不宜超过 60℃，当 X 射线管热容量报警时应停止扫描待 X 射线管冷却一定时间后再继续工作。定期检查 X 射线管冷却系统，对使用水冷机的 CT 设备，要对水冷机系统进行检查和保养。X 射线管曝光时应留意有无异常声音或放电现象。

4. 螺旋 CT 滑环的保养　对滑环保养时，设置手动旋转模式，让滑环低速连续转动，用纱布逐道擦拭滑环，若有脏污不易擦除可用橡皮擦拭，滑轨式滑环的保养需用专用工具进行清洁。对碳刷清洁保养时，需要注意将取下的碳刷模块按信号类别分组，逐只清除碳刷上的异物然后擦拭清洁，将清洁后碳刷恢复原位固定后，旋转机架使滑环和碳刷充分磨合，分别进行低速、中速、高速旋转。滑轨式滑环采用的电刷，用棉签蘸无水乙醇加紧电刷进行清洁，磨损较多的电刷可剪去根部继续使用或更换新电刷，清洁后的电刷装回滑环时要使电刷和滑环压紧。

（四）CT 设备定期保养计划

CT 设备的保养一般按日、周、月、半年和年度等周期进行，并做好详细的保养记录。在 CT 设备保修期内或另外购买设备保修，合同中一般约定每一个季度由厂方工程师或第三方公司工程师负责对设备保养 1 次，并将保养记录提供给医院存档。

1. 日保养　每天早上开机后 X 射线管预热、空气校准是日保养工作的一部分，观察温（湿）度计显示情况以确定是否需调节空调。此外，日保养还需做好 CT 及附属设备的清洁工作，包括清洁操作控制台、扫描机架、检查床、图像后处理工作站、激光相机、高压注射器等的表面灰尘。每天用半干湿拖把清洁扫描室、操作控制室地面。

2. 周保养　每周对供电电源、空调、排风扇检查是否正常。对操作控制台、扫描机架、检查床、图像后处理工作站等进行 1 次检查：①检查操作控制台各技术选择键是否灵活，鼠标、键盘是否灵敏，显示器的对比度、亮度是否正常。②检查扫描机架的操作键（按钮）是否灵敏有效。③检查床升（降）和进（退）运动是否正常，有无异常声音。

3. 月保养　①清洁操作控制台、扫描机架、检查床、图像后处理工作站内部灰尘，可用带毛刷的吸尘器抽吸，包括操作控制台、扫描机架、计算机柜内的集成电路板、机箱电风扇扇叶、进风口过滤网等。②检查扫描机架内主要部件有无异常，如 X 射线管是否有渗油或漏油现象，高压插座、高压电缆是否紧密固定，X 射线管冷却系统、高压发生器、探测器运行是否正常，清洁滑环碳刷（电刷）。③检查设备运动或传动部分并进行相应的保养，如轴承、滑轮、轨道的润滑，钢丝绳有无破损，机械触点是否需要清除锈迹等。④检查各紧固件是否牢靠、连接导线是否松动或脱开。

4. 半年保养　①检查并调整操作控制台、扫描机架和检查床的机械运动状况；②对运动和传动部件进行紧固和调整，必要时更换相应的零部件；③接地电阻的检查和测量；④集成电路板引脚的清洁；⑤扫描机架、机柜进风口过滤网的清洁、更换；⑥检查接触器触点是否生锈、熔化，保险丝是否氧化，必要时更换。

5. 年度保养　每年的年度保养和检修是 CT 设备良好运行的保障。CT 设备经过一年的运行，某些机械部件、电子元器件会出现不同程度的磨损、老化，设备的性能、参数可能会出现偏差，因此检测和校准是年度保养的重要内容。年度保养主要包括：①观察 X 射线管阳极靶面是否龟裂、熔化，管套是否有渗油或漏油，管电压、管电流输出是否准确，测量阴极灯丝电压是否正常，评估 X 射线管的真空度是否下降。②探测器的性能是否稳定，如探测器的吸收能力、均匀性等。③检查扫描机架的主轴承的磨损状况，并加润滑剂，碳刷（电刷）是否需要更换。④评估检查床各运动、传动部件磨损情况并加以润滑。⑤高压插座、高压插头表面是否有积碳，更换硅脂和绝缘垫。⑥全面检查整套设备的机械运动部件。

（五）CT 室应急预案

CT 室大型设备集中，人员流动大，设备故障、网络故障、突发停电或被检者突发意外等情况均会影响科室的正常运行，甚至危及被检者的生命安全，造成经济损失或引发医疗纠纷，须结合设备使用科室、医疗设备管理部门、总务后勤部门、信息部门等实际情况，制定相应的应急预案。

1. CT 设备故障

（1）CT 设备发生故障时，应立即告知正在接受检查的被检者并手动移出检查床，协助其安全离开扫描室，同时做好解释工作。

（2）及时通知设备维修人员（院内工程师或厂家工程师），同时向分管科主任汇报。如果短时间内无法修复设备，科室应向医院汇报并通知相关科室（医务处、门诊部、急诊室等）。根据故障排除所需时间，合理安排检查。

（3）在 CT 扫描中如果出现曝光不终止，影像技师应立即就近按下设备旁或墙壁上的红色紧急按钮，或切断设备总电源。同时启动"辐射安全应急预案"。

（4）设备修复后，按 CT 设备操作规程恢复设备正常运转并做好相关记录。

2. 网络故障　CT 室的 CT 设备、CT 图像工作站、干式打印机（自助打印机）均与 PACS/RIS 相连接，当网络出现故障时，应立即通知信息部门协助解决。

3. 突发停电

（1）CT 设备一般配有双路电源，在突发停电时，应立即电话通知总务后勤部门查明原因，必要时切换供电线路，以保证设备正常运转。

（2）突发停电时，首先应保证正在接受检查的被检者的安全，协助其安全离开扫描室。

（3）根据停电时间的长短，妥善做好被检者的安置工作，门诊被检者嘱其留下电话，住院者嘱其先返回病房，待来电后再通知前来检查。

（4）确认供电恢复正常后，按 CT 设备操作规程恢复设备正常运转并做好相关记录。

（5）及时向分管科主任汇报，短时间内无法恢复供电时，科室应向医院汇报并通知相关科室（医务处、门诊部、急诊室等）。

4. 被检者突发意外情况

（1）立即终止检查，退出检查床，对被检者实施必要的急救措施，如心肺复苏等。

（2）立即联系急救中心医生前来抢救。

（孙存杰）

参 考 文 献

郭启勇, 2016. 中华临床医学影像学. 北京: 北京大学医学出版社.

孙存杰, 王世威, 2021. 医学影像物理学. 北京: 科学出版社.

于兹喜, 2017. 医学影像检查技术学. 2 版. 北京: 人民卫生出版社.

余建明, 李真林, 2018. 医学影像技术学. 4 版. 北京: 科学出版社.

余建明, 曾勇明, 2016. 医学影像检查技术学. 北京: 人民卫生出版社.

Willi A. Kalender, 2003. 计算机体层成像 (Computed Tomography). 崔世民, 王怡, 谢文石译. 北京: 人民卫生出版社.

第六章　CT 临床应用概要

第一节　CT 检查前的准备与检查流程

一、被检者准备

（一）普通被检者准备

被检者须携带检查申请单及必要的临床资料前去进行 CT 检查。检查前应去除被检部位的金属物品，如发卡、耳环、腰带等，以防止伪影产生。对于胸腹部检查的被检者，须行呼吸训练，以避免呼吸或运动伪影的产生。做腹部检查的被检者，须根据检查需要，事先做好口服 1%～2% 对比剂或清水等准备工作。对于肠道、盆腔检查的被检者，须提前一天做好清洁灌肠、口服 1%～2% 对比剂等准备，需特别提醒服用的方法、时间、剂量等注意事项。

（二）增强被检者准备

准备行 CT 增强检查的被检者，在使用碘对比剂之前，首先要了解被检者是否有碘过敏史，了解被检者的肾功能情况，对于无碘对比剂使用禁忌证的被检者，应请被检者或家属签署碘对比剂使用知情同意书后，为被检者建立静脉通道，方可进行扫描。而对于有碘过敏史，或肾功能不良的被检者，须谨慎选择此项检查。

（三）特殊被检者准备

不能配合的被检者，如婴幼儿、昏迷、躁动的被检者，须事先给予镇静剂。对于危重被检者，需临床科室相关人员陪同，对病情变化进行实时监护和处理，扫描室必须有家属陪同，并做好辐射防护。检查前 1 周内，做过食管、胃肠钡餐和钡剂灌肠的被检者，不建议做腹部 CT 扫描，以避免肠道遗留钡剂影响 CT 图像质量。

二、CT 设备准备

（一）X 射线管预热

对于超过 2h 未用的设备，须对 X 射线管进行预热训练。即对 X 射线管从低管电压、低管电流到高管电压、高管电流的多次曝光，目的是使一段时间不使用的冷却 X 射线管逐渐升温，以保护 X 射线管、保证图像质量。该训练程序因 CT 机型号的不同而有所不同。

（二）CT 值校准

校准是对 CT 设备的电子元器件（特别是探测器）由于环境的变化在扫描时引起的误差进行修正，该过程又称为"零点漂移校正"。

三、对比剂、高压注射器及急救药品等准备

碘对比剂在使用之前，应放置于避光的恒温箱内，使其温度等于或接近 37℃。

CT 机房内要准备抢救车，以防碘过敏事件的发生。抢救车内必须包括肾上腺素、地塞米松等急救药品，以及手电筒、除颤仪、简易呼吸器等装备。CT 机房内应具备吸氧条件，如有墙壁氧气管道或氧气袋。

四、CT 检查流程

（一）检查流程

CT 检查可分成以下 5 个步骤。

1. 被检者信息输入　被检者信息包括姓名、性别、年龄、检查号、检查部位等。医院若有 PACS/RIS，被检者信息输入通过工作列表（worklist）链接完成。

2. 被检者体位及扫描方向确认　根据检查要求和被检者实际情况，确认检查体位（仰卧位或俯卧位等），确认扫描方向（头先进或足先进）；根据需要采用适当的辅助装置，如腿部垫板，头部固定带等；开启定位指示灯，升高检查床至指定位置，确定扫描基线，将被检者送入扫描孔内。

3. 扫描范围　一般采用正位或者侧位定位片，确定扫描的起始线和终止线。也可以在体位摆放时，根据定位指示灯直接从被检者体表标志上确定扫描的起始位置，例如头部平扫常采用听眦线作为扫描基线。此方法优点是节省时间，缺点是准确性较差。

4. 实施扫描　选择相应的扫描程序，包括扫描方式（轴扫或螺旋扫描）及扫描参数（管电压、管电流、扫描野、X 射线管转速、螺距、准直层厚等）确认，按下曝光键。在整个扫描过程中，操作者应密切关注被检者的状态及生成图像的质量。

5. 图像数据存储和打印排版　一般 CT 图像数据都存储在设备主机硬盘上，也可以自动或手动传输到 PACS、其他工作站或存储介质。排版是将重建及重组图像按需求进行组合排列，再以电子形式存储到打印服务器或直接输出至胶片打印机。

（二）扫描参数的选择

CT 扫描参数包括管电压、管电流、扫描时间、螺距、层厚、层间距等，每一项参数改变都会影响数据采集速度及质量。如较大扫描层厚、较大螺距可以实现较短扫描时间覆盖较大扫描范围，较小层厚、较小螺距则相反；层厚与空间分辨力及部分容积效应密切相关，一般如内耳、肾上腺等较小的器官或部位，适宜采用较小的层厚，从而提高空间分辨力，并减少部分容积效应；浸润性病变往往也需要采用薄层扫描；选用薄层、小螺距并适当增加射线剂量，可以减少图像噪声；缩短扫描时间可以减少，甚至避免运动伪影的产生。而管电流量不变，扫描时间缩短将会导致图像噪声增加。一般来说，噪声在合理的范围内不会影响诊断，而运动伪影会直接影响诊断。

（朱万安　张　艳）

第二节　CT 碘对比剂强化机制

一、碘对比剂基本知识

（一）碘对比剂的基本化学结构

目前临床应用的碘对比剂的基本结构是三碘苯环衍生物：3- 乙酰-2,4,6-三苯甲酸，为含 3 个碘的苯环（图 6-1）。

（二）碘对比剂的基本物理特性

1. 碘原子量大，吸收 X 射线性能较强。

2. 碘与苯环结合，结构非常稳定。

3. 苯环结构具有多个有效侧链结合

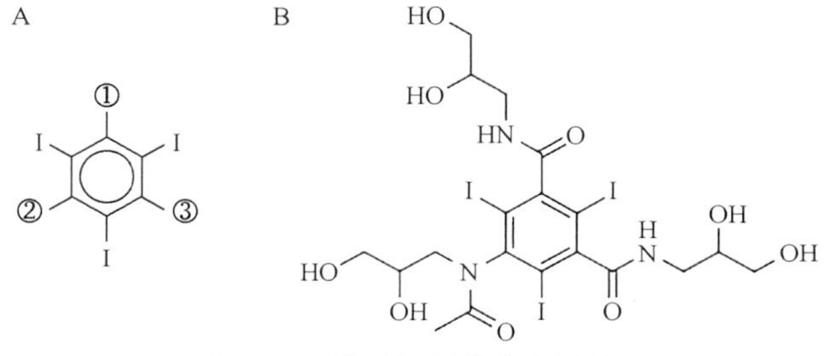

图 6-1　碘对比剂的基本结构

A. 目前临床应用的碘对比剂的基本结构，其中①位为羧基碱金属或葡甲胺盐或酰胺基结构；②③即 3，5 位侧链为强亲水基团侧链，具有影响产品的亲水性和安全性等特性；B. 碘海醇注射液有效成分的分子结构图

点，提供了不断改进整个分子结构、提高亲水性能和降低毒副作用的可能性。

（三）碘对比剂的分类

1. 根据水溶性含碘对比剂的分子结构分类

（1）离子型对比剂：能电离出阴离子和阳离子的对比剂称为离子型对比剂。离子单体型对比剂每个分子有 3 个碘原子，1 个羧基，没有羟基，在溶液中每 3 个碘原子有 2 个离子，常用的有甲基泛影葡胺等；离子二聚体型对比剂每个分子内有 6 个碘原子，1 个羧基，1 个羟基，溶液中每 6 个碘原子有 2 个离子，常用的有碘克酸等。

（2）非离子型对比剂：无离子存在的对比剂称为非离子型对比剂。非离子单体呈非离子状态，每个分子有 3 个碘原子，4～6 个羟基，没有羧基，常用的有碘海醇、碘佛醇、碘普罗胺等；非离子二聚体每个分子有 6 个碘原子，8 个以上的羟基，没有羧基，常用的有碘克沙醇、碘曲仑等。

2. 根据渗透压的不同分类

人体的血浆渗透压为 313mmol/L，与此数值相近的对比剂即定义为等渗对比剂。

（1）高渗对比剂：主要是指离子单体对比剂，早期的对比剂浓度在 300mgI/ml，渗透压在 1500mmol/L 以上。随着较高浓度对比剂的开发，高渗对比剂的渗透压随着浓度的提高而增加。高渗对比剂的副作用发生率较高。

（2）次高渗对比剂：随着新型对比剂的开发，对比剂的渗透压大幅度下降，这一类主要是非离子单体对比剂和离子二聚体对比剂。当浓度为 300mgI/ml 时，渗透压在 500～700mmol/L，与人体血浆渗透压相比还是高很多。目前临床应用最广泛的是非离子单体对比剂。

（3）等渗对比剂：主要是非离子二聚体对比剂，渗透压在 300mmol/L 左右，与正常人体血浆的渗透压接近。

（四）碘对比剂的药物代谢动力学

药物代谢动力学（pharmacokinetics）简称药动学，主要研究机体对药物的处置（dispostion）的动态变化，包括药物在机体内的吸收、分布、生化转换（或称代谢）及排泄的过程。

碘对比剂在肾脏的排泄与肾小球滤过率相关，碘对比剂可顺利穿越肾小球滤过膜，主要以原型从肾小球滤过排出，没有经过肾小管分泌或重吸收。碘对比剂在体内的运转和消除流率是与其血药浓度成正比的，即单位时间内以恒定比例转运或消除。这符合一级动力学特征，也被称为恒比例转运或消除。在单位时间内碘对比剂的消除量与血药浓度成正比，$dC/dt=-kc$。其中 k 是一级动力学消除常数。这样，对比剂静脉团注后其血药浓度 $C(t)$ 随时间变化的计算公式可以表示如下：

$$C(t) = D(Ae^{-t_{1/2}k_{12}} + Be^{-t_{1/2}k_{21}}) \tag{6-1}$$

式中，D 为碘对比剂的量，A 和 B 为常数，k_{12} 和 k_{21} 分别为分布相和消除相流率常数。血浆半衰期（$t_{1/2}$）为对比剂血药浓度下降一半所需时间。血浆半衰期可从消除流率常数推算出来：

$$t_{1/2} = \frac{\ln 2}{k_{21}} = 0.63 / k_{21} \tag{6-2}$$

如果肾功能正常，注射对比剂 60min 后，对比剂经尿路排泄 35%～40%，8h 排泄 80%～90%。据报道，通过静脉注射到体内的碘海醇，于 24h 内以原型在尿液中排出的近乎 100%，尿液中碘海醇浓度最高的情况，出现在注射的 1h 后，没有代谢物产生。

二、时间密度曲线

虽然目前 CT 技术进展迅速，但 CT 图像密度分辨力相对较低，仍需要使用对比剂予以提高。为了最大限度发挥 CT 的性能，必须正确掌握对比剂的使用方法。

图 6-2 用简单的图表算式说明了注射的对比剂与血药浓度之间的关系。

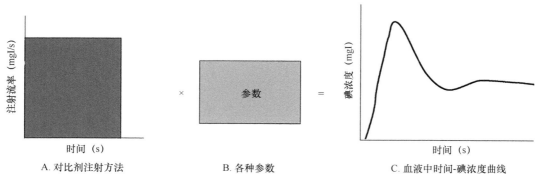

A. 对比剂注射方法　　　　B. 各种参数　　　　C. 血液中时间-碘浓度曲线

图 6-2　对比剂注入与血液中浓度的关系

A. 单相注射时，在刚注射完毕后，碘浓度保持不变，因此浓度曲线呈方形；B. 各种参数发挥作用；C. 时间-碘浓度曲线

由于各参数的关联作用非常复杂，因此根据临床数据掌控参数往往有局限性，为此，通常采用体模模拟时间密度曲线（time-density curve，TDC）进行验证。在实验中，我们采用不同浓度的对比剂，通过模型的总循环水量模拟血容量。图 6-3 为 TDC 体模概览，图 6-4 为 TDC 体模工作示意图。

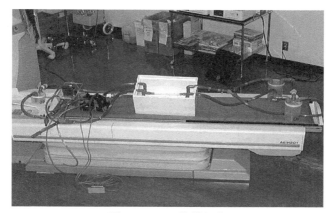

图 6-3　TDC 体模概览

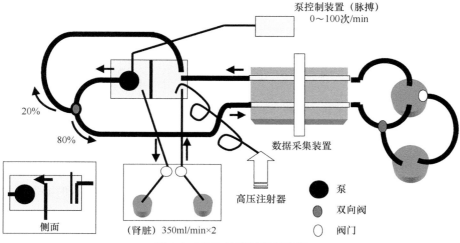

图 6-4　TDC 体模工作示意图

如果使碘总量固定，注射时间变化，则注射流率会发生变化。因此，注射时间越短，CT 峰值就越大，CT 峰值达峰时间也会变短（图 6-5）。但是，无论注射时间长短，注射结束后才会出现 CT 峰值达峰时间，所以 CT 值在注射过程中不会下降。

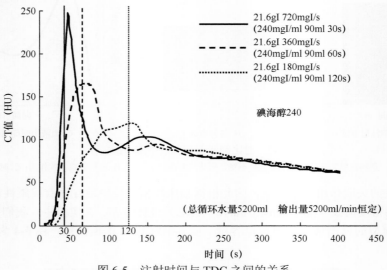

图 6-5　注射时间与 TDC 之间的关系

1. 心率　图 6-6 显示了不同心率（次/min）的 TDC 变化。如果体重固定、肺循环/体循环比（循环量比）固定、心排血量固定，则心率对 TDC 基本不会产生影响。

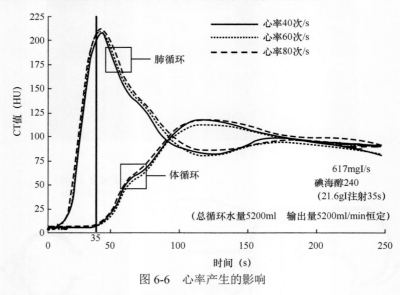

图 6-6　心率产生的影响

2. 心排血量　图 6-7 显示了不同心排血量（输出量）（ml/min）的 TDC 变化。心排血量越大，CT 峰值就越小，达峰时间就越早，检测出 CT 值的时间就越快。这是由于在心排血量较大时，注入的对比剂会较快从心脏排出，使得碘剂量上升状态变低而造成的。在临床上，心率会因被检者的紧张程度及身体情况发生变化，因此会造成心排血量增加，可以认为检查时心率的变化会造成 TDC 发生变化。

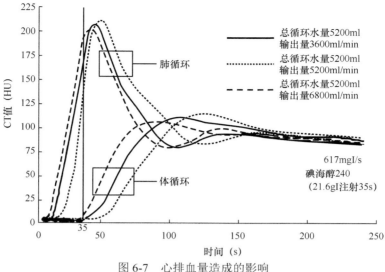

图 6-7　心排血量造成的影响

3. 体重　图 6-8 为总循环水量（ml）与 TDC 的关系。注入的对比剂随着时间推移在血液中被稀释，然后通过肾脏排泄出来。从图中可以看出，当碘总量固定时，总循环水量越大，CT 峰值及平衡期 CT 值越低。人体内的血液量为体重的 1/13，注入的对比剂会随着时间推移逐渐被血液稀释。由于稀释程度与总循环水量成正比，所以可以得出稀释程度与血液量成正比的结论。由此可以推断，由于血液量与体重成正比，因此对比剂的 CT 增强值与体重呈负相关。

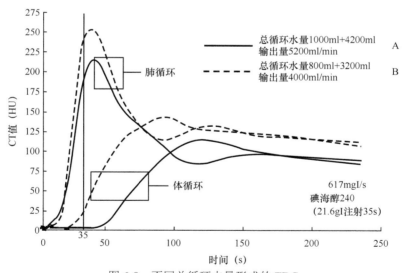

图 6-8　不同总循环水量形成的 TDC

A. 肺循环系统 1000ml，体循环系统 4200ml，总循环水量 5200ml；B. 肺循环系统 800ml，体循环系统 3200ml，总循环水量 4000ml

4. 循环量比　图 6-9 为肺循环系统（心脏、肺部）与体循环系统（躯干部）的水量比与 TDC 的关系。图 6-9 中，相同肺循环水量，肺循环的 TDC 相同，而改变体循环水量后，TDC 完全不同。CT 峰值取决于肺循环水量，这可以考虑为，在注射进去的对比剂到达主动脉前，对比剂被肺循环系统的血液量稀释，平衡期 CT 值被血液总量稀释。在临床上，即使根据体重改变碘用量，也有可能得不出与 CT 峰值的相关性。当血液分布（图 6-10）的比例因某种原因改变时，特别是肺循环系统的血液量发生变化时，稀释程度会发生变化，所以 CT 峰值也会变化。此外，肺循环系统血液量决定了动脉期 CT 值的大小，因此动脉期 CT 值与体重的相关性较高，而平衡期的 CT

值被血液总量稀释，所以与体表面积的相关性较高。

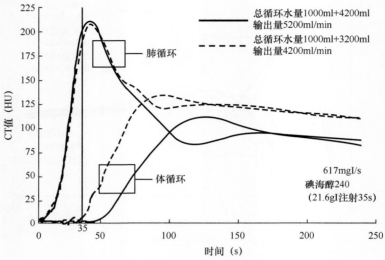

图 6-9　不同的肺循环水量形成的 TDC

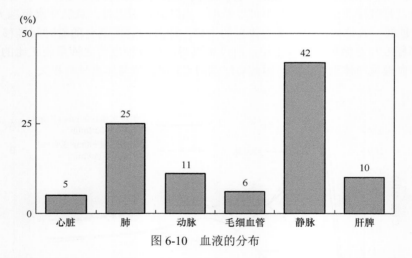

图 6-10　血液的分布

　　CT 峰值取决于肺循环系统，不取决于总循环系统水量。肺循环量与体重相关，所以 CT 峰值虽然受肺循环系统水量影响很大，但最终还是与体重相关。此外，平衡期 CT 值取决于总循环水量。

　　5. 右心室到达时间　图 6-11 为在肝脏定性检查中因为未达到时间，同时检查了胸部的两个病例。从注射部位到达右心室的时间与对比剂到达时间之间有很大关系。图 6-12 为加长对比剂注射连接管，并在管内充满水的状态下进行注射实验的 TDC。

　　由于对比剂到达心脏体模内的时间延迟，因此连接管越长，CT 峰值达峰时间越迟。如果从下肢等远离右心室的部位注射对比剂，必须考虑该到达时间。同时，静脉回流右心室路径受阻（如上腔静脉闭塞）时，CT 值达峰时间也会延迟。

　　6. 上腔静脉内残留对比剂　用高压注射器注射对比剂时，由于在注射完毕前一直对对比剂加压，一般来说对比剂能以较短时间到达右心室，但在注射结束后立即急剧下降至静脉压。因此，碘剂量不按照计划时间到达右心室，停留在上腔静脉的对比剂通过静脉压慢慢地被导入右心室，而造成上腔静脉内对比剂残留。

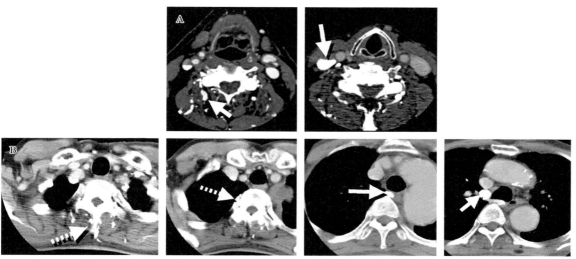

图 6-11　静脉闭塞造成对比剂流入延迟

A. 上腔静脉闭塞（从右肘静脉注入）：从右颈总静脉以及多条副动脉流入（→）；B. 左侧锁骨下静脉闭塞（从左肘静脉注入）：主动脉弓扩张导致左侧锁骨下静脉闭塞，从奇静脉（→），以及副动脉（虚线箭头）流入

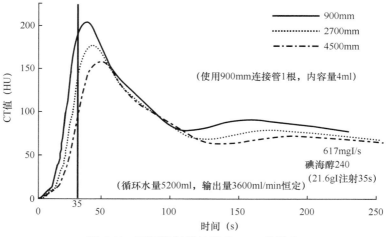

图 6-12　不同注射管长度对 TDC 的影响

（一）TDC 与对比剂因素的关系

1. 对比剂用量　我们通常用碘总量或碘浓度来表示对比剂用量。碘总量（mgI）=碘浓度（mgI/ml）×对比剂用量（ml）。图 6-13 为不同的碘总量形成的 TDC。当循环总量不变时，碘剂量越多，则目标血管的 CT 值就越大。

2. 对比剂浓度　图 6-14 为不同的对比剂浓度形成的 TDC，该 TDC 与图 6-13 相同。在相同时间内注射相同的碘总量，增强 CT 单位相等。

3. 对比剂注射流率　图 6-15 为不同的注射流率形成的 TDC。注射流率越快，CT 峰值越大，斜率越大。此外，如果注射时间固定，CT 峰值达峰时间基本固定。

4. 对比剂注射时间　图 6-16 为不同的注射时间形成的 TDC。如果注射流率固定，注射时间越长，CT 峰值越大，对比效果时间延长，同时，由于注射时间变化，因此 CT 达峰时间也会变化。

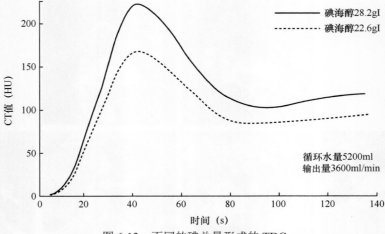

图 6-13　不同的碘总量形成的 TDC

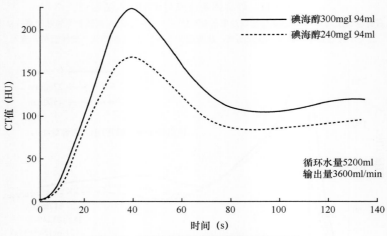

图 6-14　不同的对比剂浓度形成的 TDC

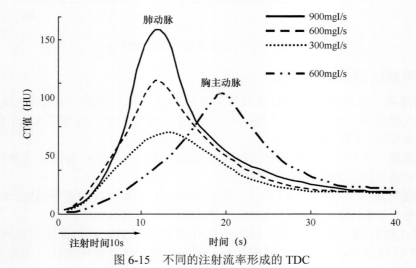

图 6-15　不同的注射流率形成的 TDC

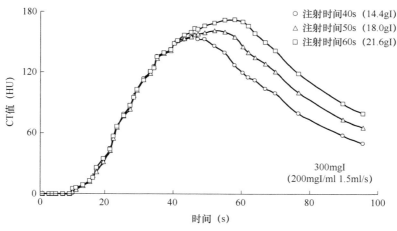

图 6-16　不同注射时间形成的 TDC

5. 生理盐水跟注　图 6-17 为有无生理盐水跟注形成的 TDC。从注射部位到右心房的对比剂一般在动脉期基本无相关性，用生理盐水跟注后，在静脉内停滞的对比剂可以继续被推至右心房。这样会产生延长对比剂注射时间的效果。此外，为了在 TDC 上体现对比剂注射时间的延长效果，生理盐水跟注流率必须与对比剂注射流率保持一致。

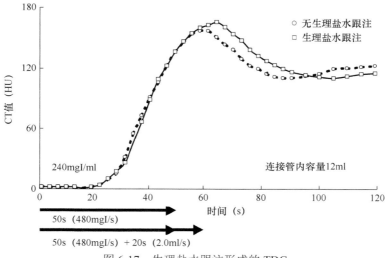

图 6-17　生理盐水跟注形成的 TDC

（二）TDC 的解读和分析方法

TDC 与对比剂因素的关系，可分为对比剂剂量、双比剂浓度、注射流率、注射时间及其他等几个项目来说明。在图 6-18 中我们对 TDC 进行了分解，分别根据上述问题，重新组合了 TDC 与各增强效果相关因素的关系。

1.CT 增强值　增强后 CT 值减去平扫时的 CT 值得出的差值为 CT 增强值。CT 值单位有两种表示方法。一种单位为 HU，用来表示构成 CT 图像的像素单位；另一种是以增强后 CT 值减去增强前 CT 值得出的值，单位为 HU，但为了与对比剂变化值区别开来，使用 EU 表示。

2. 对比剂检出时间　为 CT 设备检测出对比剂的时间（TDC 上开始上升的点）。只有在达到可用 CT 设备检测出来的增强效果后，CT 装置才能检测出到达的对比剂。因此这个对比剂检出时间与人体内对比剂到达时间存在差异。对比剂检出时间与对比剂从注射部位到达右心室的时间（s）、

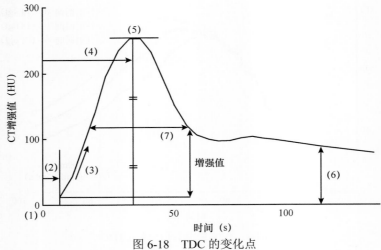

图 6-18　TDC 的变化点

心排血量（ml/s）、碘用量（gI）、对比剂浓度（mgI/ml）和注射流率（ml/s）相关联。如果被检者的参数保持固定，单位时间的碘剂量（mgI/s）越大，对比剂检出时间越短。

3. 斜率　即 TDC 上升的倾斜角度，与对比剂从注射部位到达右心室的时间、心排出量、碘用量、对比剂浓度和注射流率有关。如果被检者的参数保持固定，单位时间的碘剂量越大，该数值越大。

4. 达峰时间　指达到 CT 峰值的时间。与从注射部位到达右心室的时间、心排出量和对比剂注射时间有关，该参数受对比剂注射时长的影响很大。

5. CT 峰值　指达到峰值时的 CT 值。与体重、对比剂从注射部位到达右心室的时间、心排出量、碘用量、对比剂浓度和注射流率相关。如果对比剂从注射部位到达右心室的时间、心排出量等被检者方面的参数固定不变，CT 峰值则与单位时间及单位体重的碘剂量 $[mgI/(s \cdot kg)]$ 有关。

6. 平衡期 CT 值　与体重（kg）和碘用量相关，与注射流率和注射时间（s）无关。在定性诊断法中，可用动脉期扫描检测出富血供肿瘤，但可能因为疾病的不同阶段，有很多肿瘤无法被检测出来。因此，对于肝细胞癌，可利用对比剂排出的时间差，通过平衡期扫描来检测肿瘤，以提高检测率。因此有必要对平衡期扫描进行充分研究。

7. 半高宽　CT 峰值的 1/2 宽度为半高宽时间，其 CT 值为半高宽 CT 值。在分析 TDC 时，将 X 轴和 Y 轴分开来考虑会更易于理解。在 X 轴上，会受到对比剂注射时间、右心室到达时间等注射时间相关参数的影响；在 Y 轴上，会受到碘用量、对比剂注射流率、体重、总碘量等相关参数的影响。此外，半高宽 CT 值与注射时间基本相等。

三、扫描开始时间的计算

（一）TDC 统一化的意义及要点

TDC 应具有可重复性，是图像诊断时必不可少的条件。这里，我们将说明根据 CT 图像正确计算对比剂用量的理论。

1. 被检者之间的可重复性　图 6-19 为单层螺旋 CT（SSSCT）采用肝脏定性检查方法扫描的图像。目前，对于同样的检查目的，一般都采取时间固定法进行检查，此时最重要的前提条件是获得统一的 TDC。图 6-20 为该方法及碘剂量固定但注射时间变化的 TDC。被检者之间如要获得可重复性，就需要统一注射时间和扫描时间。

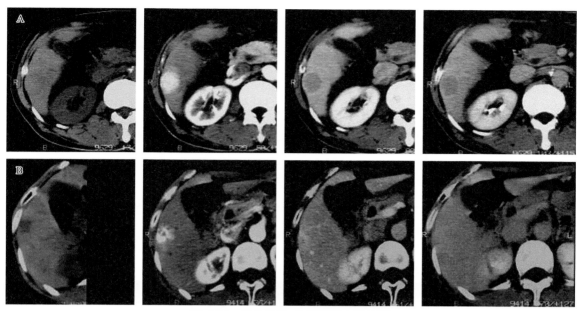

图 6-19　用 SSSCT 进行肝脏定性诊断

CT 设备：900S，5mm，7.5mm/s，扫描时间：平扫，注射对比剂 30s·70s·180s，对比剂用量：450mgI/kg

A. 肝细胞癌：体重 55kg，24.6gI（300mgI，82ml）；B. 肝血管瘤：体重 62kg，27.9gI（300mgI，93ml）

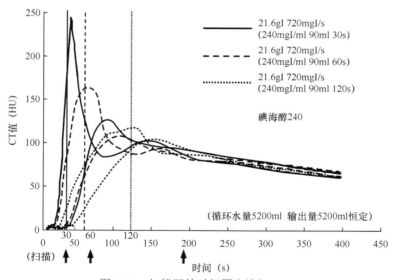

图 6-20　扫描开始时间固定法与 TDC

2. 相同被检者之间的可重复性　图 6-21 为碘用量和注射时间固定，用非螺旋 CT 进行扫描床固定的动态扫描，得到不同体重的数据结果。体重越轻，CT 值越大，对比剂的对比效果取决于体重。图 6-22 显示了相同被检者在不同时间扫描的数据变化，被检者的体重在 5 个月内降低了 15kg，从图 6-22 的结果可以判断是病程发展使增强效果提高了。对于相同被检者的可重复性，前后几次扫描的碘用量和注射时间必须统一。

可重复性和正确计算对比剂用量不能分开考虑，TDC 是否统一决定了增强检查时能否获得可重复性。另外，即使 TDC 在 X 轴方向（注射时间）统一，也不能获得可重复性，只有当 Y 轴方向（CT 值：碘使用量）也统一时，才能获得可重复性。

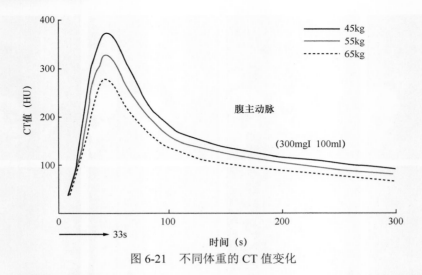

图 6-21　不同体重的 CT 值变化

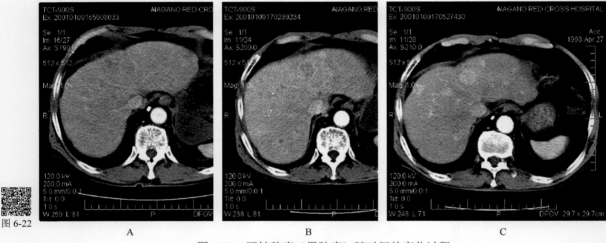

图 6-22　肝转移瘤（胃肿瘤）随时间的变化过程

层厚 5mm，扫描时间：注射对比剂后 30s，对比剂用量：450mgI/kg

A. 第一次检查，体重 65kg，碘用量 29.3gI；B. 第一次检查 2 个月后，体重 60kg，碘用量 27.0gI；C. 第一次检查 5 个月后，体重 50kg，碘用量 22.5gI

3. 为获得重现性而采取的注射方法　图 6-23 显示的是注射时间、体重和使用量固定，对比剂浓度不同的 TDC。由于注射流率（mgI/s），即单位体重/时间的碘量不同，因此碘用量和注射时间固定不变，这是当前较多采取的注射方法。这个注射方法能获得统一的 TDC，因此也成为获得可重复性的手段。从该图可以看出，由于注射时间固定为 35s，所以 CT 峰值达峰时间是统一的。但如果对比剂用量固定，而碘用量变化，则 CT 峰值发生变化。因此必须统一碘用量，而不是对比剂用量。图 6-24 显示了碘用量统一（并非对比剂用量），注射流率固定的 TDC。由于对比剂浓度不同，如果碘用量统一，虽然对比剂用量不一样，但注射流率不变，因此注射时间不同，到达 CT 峰值的时间也不会统一。而且，由于碘用量固定，到达 CT 峰值的时间最后会统一。在图 6-25 中，为了使注射时间统一，改变了注射流率。这样就可以使 TDC 统一（此时，注射流率也统一）。由此，采取"每单位体重的碘使用量和注射时间固定不变"的注射方法，可以获得 TDC 的可重复性。

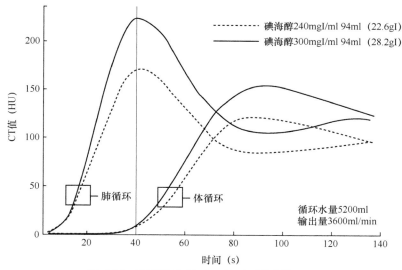

图 6-23　不同碘含量（mgI/ml）形成的 TDC

使用注射总量（ml）和注射流率（ml/s）为主要考虑因素的扫描方法，TDC 会发生变化

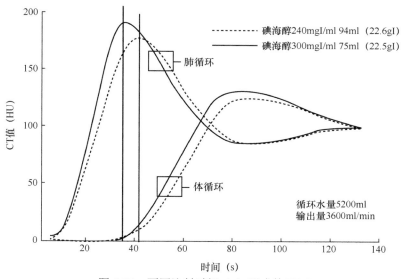

图 6-24　不同注射时间（s）形成的 TDC

碘用量一样，对比剂用量不同，当注射流率固定时，注射时间变化，因此 TDC 变化

（二）扫描开始时间的预测

在肝脏和胰腺等的动态增强检查和血管系统的 **3D-CT** 中，图像质量受扫描开始时间的影响很大，如果扫描开始时间设置正确，可获得具有高诊断能力的图像。

增强 CT 检查的扫描开始时间设定方法分为固定时间法、小剂量测试法和团注追踪法。团注跟踪法又分为半自动团注跟踪法和自动团注跟踪法。半自动团注跟踪法是在实时图像和图形中监测感兴趣血管的 CT 值，超过阈值时手动触发开始扫描；自动团注跟踪法在感兴趣区血管超过阈值时自动开始扫描。

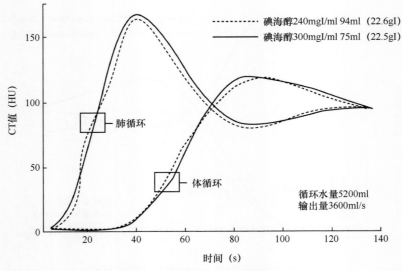

图 6-25　不同流率（ml/s）形成的 TDC

保持碘剂量和注射时间固定，可使 TDC 固定

1. 小剂量测试（test bolus）　小剂量测试是在检查前，以与检查相同的流率注入 10～20ml 的对比剂，并且以低辐射量连续扫描相同截面，监测靶血管 CT 值随时间的变化（图 6-26）。采取小剂量测试法只能掌握对比剂到达监测位置的时间，而峰值时间并不一致，通常需根据检查时对比剂注入总量，加上经验时间后得到靶血管的达峰时间。

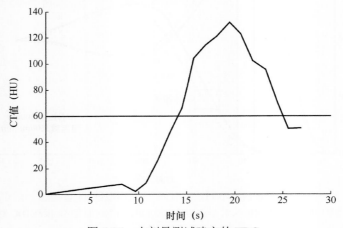

图 6-26　小剂量测试建立的 TDC

通过小剂量测试法形成的腹部主动脉腹腔动脉分支水平层面的 TDC。以 2ml/s 的流率注射 20ml 对比剂，从该图形中，可以判断对比剂达峰时间为约 20s

2. 团注跟踪法　该方法包括半自动团注跟踪法和自动团注跟踪法。两种方法除了扫描的起始方法不同，其他基本相同，由于是在检查时一起进行的，不会像小剂量测试法那样导致对比剂总量增加或扫描时间延长。该方法与小剂量测试法一样，监测感兴趣区 CT 值的变化（图 6-27），获得对比剂的到达时间，因此被广为采用。

3. 对比剂的动态变化　为了进行正确的增强检查，必须了解对比剂在体内的动态变化。图 6-28 显示了当从右上肢静脉以 2ml/s 注射 80ml 对比剂时建立的腹主动脉腹腔干分支水平层面的 TDC。从图中能看到，以单相注射方法团注对比剂而建立的 TDC，血液中对比剂浓度在经过一定时间后急剧上升，然后持续缓慢上升，到达峰值后，迅速下降。然而，这样的 TDC 是对比剂第一次通过时的浓度变化而建立的。缓慢注射时，因为会受到对比剂回流的影响，不会出现同样TDC。

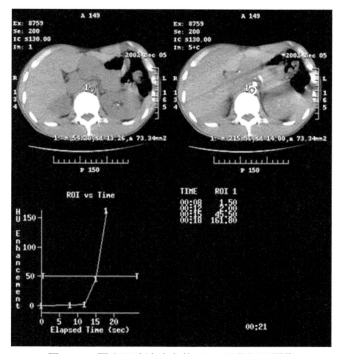

图 6-27　团注跟踪法建立的 TDC 及监视器图像

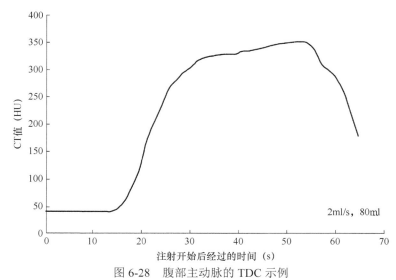

图 6-28　腹部主动脉的 TDC 示例

以 2ml/s 注射流率注射 80ml 对比剂，经过一定时间后 TDC 急剧上升，然后持续缓慢上升，到达峰值后，迅速下降

可以将对比剂通过某个位置建立 TDC 的过程，看作是小块的对比剂连接在一起通过。研究者通过模拟和用猪做实验，对此进行了详细分析。该实验表明，注射时间越长，增强效果持续时间越长，并且到达峰值时间（CT 值开始上升直至达峰时间）几乎与注射时间一致。

图 6-29 和图 6-30 显示的是对临床中用 CT 值监测功能进行检查而获得的数据进行分析而得出的随注射时间而变化的 TDC。注射流率固定为 1.0ml/s，2.0ml/s，根据被检者的体重将 CT 值乘以

校正系数。由于人体的血流动态存在个体差异，因此对比剂到达时间（腹主动脉腹腔干分支水平层面的 CT 值开始上升的时间）显示为 0。从对比剂到达时间开始的上升斜率几乎相同，并且注射时间较长时，CT 值上升的斜率放缓，缓慢达峰。从该图形我们可以发现，各种注射量建立的 TDC 是重叠的，因此我们可以注射少量的对比剂使 TDC 重叠，从而建立注射条件整体的 TDC。

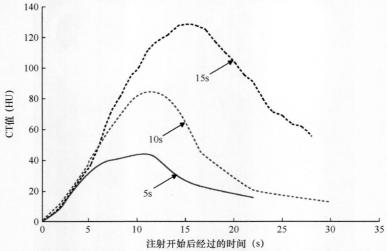

图 6-29　不同对比剂用量的 TDC 变化（以 1ml/s 注射流率注射）
随着注射时间延长，CT 值峰值变高，到达峰值时间也延长

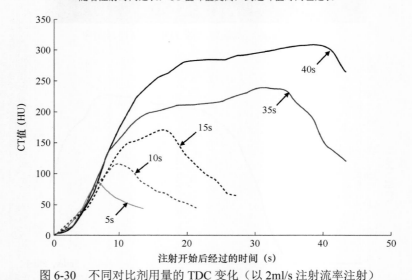

图 6-30　不同对比剂用量的 TDC 变化（以 2ml/s 注射流率注射）
与 1.0ml/s 注射流率一样，随着注射时间延长，CT 值峰值变高，达峰时间也延长，各注射时间的图形彼此重叠，便于充分理解 TDC 的形成过程

4. 注射时间与达峰时间　理想状态下，注射时间与达峰时间应该是一致的。图 6-31 为验证结果。从图中可以看到，尽管达峰时间和注射时间的多重相关系数为 0.9801，它们之间高度相关，但达峰时间比注射时间略早。这可能是从上肢静脉注射的对比剂残留在与心脏之间的静脉中造成的。因此，通过生理盐水静脉跟注（saline flush）或握拳运动（hand exercise）等有效措施可去除残留的对比剂，使注射时间和达峰时间更为一致。

5. 对比剂到达时间　虽然目前对于小剂量测试法及团注跟踪法的必要性尚无一致的观点，但对于多层螺旋 CT 来说，因为要在 10s 或更短时间内完成扫描，受血液循环动态影响很大，所以必须采用这两种方法。对比剂到达时间存在相当大的个体差异，有研究测量了腹部主动脉 CT 值达到 100HU 的时间，发现最小值为 14s，最大值为 36s，时间差异达到 20s 以上。图 6-32 显示了笔者们使用 CT 值监测功能测量的对比剂到达时间的分布。从该结果也可以看出对比剂到达时间存在 20s 或更长的差异，并且可以预测，由于受心脏功能等各种因素的影响，会出现较大的个体差异。作为预测对比剂到达时间的因素，我们对性别、年龄、血压、体重、注射流率（图 6-33）等比较容易掌握的因素进行了研究，但没有发现明显的相关性。此外，虽然观察到对比剂到达时间与心率有弱相关性（图 6-34），但心率不足以作为准确预测对比剂到达时间的因素。也就是说，为了掌握最佳增强时相，使用小剂量测试法或团注跟踪法准确确定对比剂到达时间是非常重要的。最合理的方法是"准确检测对比剂到达时间，将扫描开始时间规定为到达后经过的时间"。

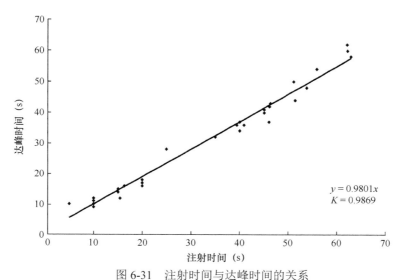

图 6-31　注射时间与达峰时间的关系

注射时间与达峰时间呈正相关，可根据注射时间预测峰值时间（*n*=36）

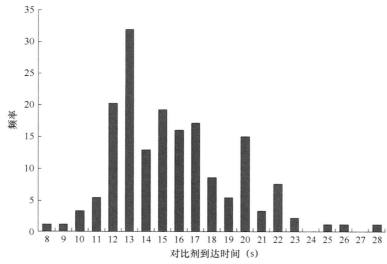

图 6-32　不同被检者的对比剂到达时间的差异

对比剂到达时间的平均值为 15.6s±5.55s（8～28s），可以发现不同被检者其对比剂到达时间的差异较大，注射时间固定为 25s（*n*=162）

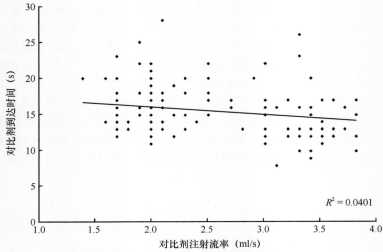

图 6-33　对比剂到达时间与注射流率的关系

对比剂到达时间与注射流率之间没有明显的关系

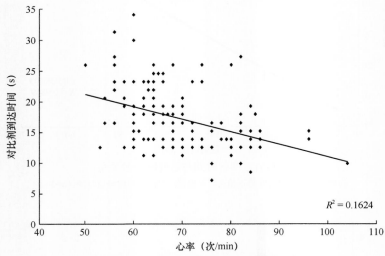

图 6-34　对比剂到达时间与心率的关系

虽然观察到对比剂到达时间与心率存在一些负相关性，但还不足以将其作为准确预测对比剂到达时间的因素

6. 从对比剂到达时间到扫描开始的时间（延时时间）的设定　当以某一对比剂注射条件进行检查时，需要根据对比剂到达时间掌握 TDC 形状的变化。本书作者们采取的方法是：预测达峰时间，并以此为基准设定延时时间。这就需要了解目标血管或器官的最佳扫描时间窗。

以下为采用半自动团注跟踪法的脑血管 3D-CTA 和肝脏动态功能测试（动态研究）的设定方法。

（1）脑血管 3D-CTA（图 6-35）：在进行 CTA 检查时，必须尽可能获取目标动脉和扫描范围内的其他动脉的最大对比剂浓度。从图 6-35 可以发现，在达到峰值后，TDC 急剧下降，因此需要设定延时时间，以便在峰值时间之后过一会儿再结束扫描。如果假设在 20s 内被检者以 350mgI/kg 注射对比剂，并且扫描所需时间为 10s，则可以预测对比剂浓度达到峰值的时间等于对比剂到达时间加 18s。另外，为了将扫描设定为在峰值时间的 2s 之后结束，由于手动开始时间是对比剂到达时间约 +2s，因此如果将延时时间设定为约 10s，在峰值前 8s 到峰值后 2s 的时间内可以扫描。

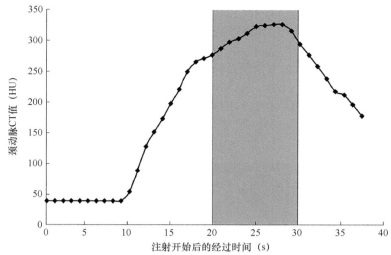

图 6-35　脑血管 CTA 检查的 TDC 和最佳扫描时间窗

被检者体重 65kg，20s（3.8ml/s），注入 76ml，浓度为 300mgI/ml 的对比剂
由于对比剂到达时间约为 10s，因此可以判断 20～30s 是最佳扫描时间窗

（2）肝脏动态增强检查（图 6-36）：大部分肝脏动态增强检查的目的在于富血供肝细胞癌成像，因此有必要根据该目的设定延时时间。研究表明：在对注射开始后 20s、30s、40s 的延时时间进行比较后，发现 30s 的检测性能是最好的。此外，在富血供肝细胞癌检查中，有报告显示，通过动脉峰值期的双期扫描可以提高检测能力。另外也有报告显示，如果仅以检测出富血供肝细胞癌为目的，那么只进行动脉峰值期晚期扫描就已经能充分达到目的，双期扫描并无有效性。

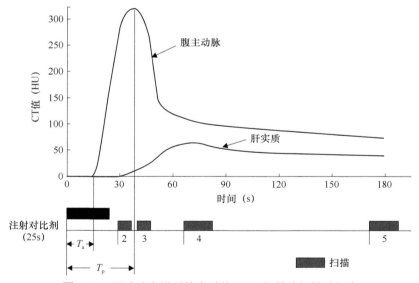

图 6-36　肝脏动态增强检查时的 TDC 与最佳扫描时间窗

肝脏动态增强检查中每个期相的正确扫描时间（注射时间为 25s）

T_a：对比剂到达时间；T_p：对比剂到达时间+达峰时间；动脉峰值期早期：T_a+15s；动脉峰值期晚期：T_a+25s；
门静脉期：T_p+30s；平衡期：T_p+130s

通常应根据临床目的，在增强 4 期 [第一期：动脉峰值期早期；第二期：动脉峰值期晚期；第三期：肝实质期（门静脉期）、第四期：平衡期] 里选取二至三期进行扫描。对富血供肝细胞癌，从注射对比剂开始 5～8s 时可以获得良好的对比度，最佳扫描时间窗并无太大差异。因此，为了在这个时间段进行动脉峰值期晚期扫描，判断在图 6-36 中的峰值后延迟几秒扫描是最恰当的。按 25s 内 500～550mgI/kg 浓度的注射方案，将动脉峰值期晚期扫描的延时时间设定为对比剂到达时间+25s，就能在正确的期相里扫描。对于门静脉期和平衡期，规定为峰值到达时间+30s 和 130s，但由于最佳扫描时间窗比较宽，因此为了避免检查时的烦琐，在动脉峰值期晚期扫描后分别设为 20s 和 120s。

图 6-37 显示了通过半自动团注跟踪法扫描的肝细胞癌的动态增强检查，以及 CTAP 和 CTA。如果如上所述严格设定动脉峰值期的扫描时间，即使只进行动脉峰值期晚期扫描，富血供肝细胞癌的检测能力也不会降低。

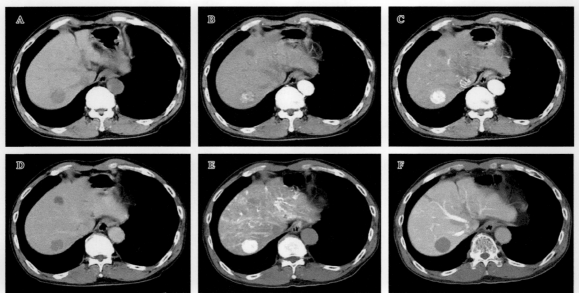

图 6-37　肝细胞癌

由于被检者的 HCV(+)、AFP 上升，所以进行 CT 检查。被检者体重 53kg，使用浓度 300mgI/ml 的对比剂 88ml，单层 CT 扫描（A）后，进行动态 CT 扫描（B、C、D）。在 25s 内注射对比剂（注射流率 3.4ml/s），并通过半自动团注跟踪法设定扫描开始时间。由于腹主动脉分叉水平层面的对比到达时间为 17s，因此每个期相的扫描开始时间为，B（动脉峰值期早期）32s、C（动脉峰值期晚期）42s、D（平衡期）172s。A～D：在肝右叶 S7 中观察到 2.5cm 大小的占位性病变，动脉峰值期（B、C）已呈现早期明显强化，在平衡期（D）中已经变淡而显示低密度区域。而且，发现低密度区域的边缘显示为环状强化。E、F：在 CTA（E）中，与对比增强 CT 相同的部位可见明显强化，从 CTAP（F）可以确认门静脉廓清区域

四、合理使用对比剂用量

（一）被检者因素

CT 检查时导致内脏器官增强效果发生变化的因素可以大致分为两类：对比剂注射方法及被检者的个体差异。对比剂注射方法包括对比剂用量、对比剂浓度、注射流率和注射时间等。而被检者因素，除体重、体表面积、年龄和性别以外，还有心脏功能、肾功能、有无肝硬化和门静脉血压过高等与心排血量相关的因素。

通常，对比剂静脉注射后，经过肺循环，从主动脉流入毛细血管和各内脏器官的组织液内，从静脉再返回心脏。这期间通过肾脏的肾小球过滤将对比剂排泄至尿液中。一般来说，体重的约60% 为体液量，约 20% 为细胞外液量，约 8% 为体内血液量。也就是说，仅进入细胞外液的对比剂与体重（或体表面积）有一定关系。

CT 增强效果一般使用以下两个专业术语表示。增强值（enhancement unit，EU）：即增强后的 CT 值（亨氏单位，HU）减去增强前的 CT 值（HU）的结果。增强效果指数（contrast enhancement index，CE）：EU 除以单位注射碘量得出的值（HU/gI·kg）。单位体重（1kg）注射单位碘量（1.0g）时，预计可上升的 CT 值（HU）。单位注射碘量（mgI/kg）为总碘给药量（mgI）除以体重得出的值。

图 6-38 为作者等研究时使用的散点图。从图中可以看出体重、年龄等被检者因素与增强效果存在一定关系。

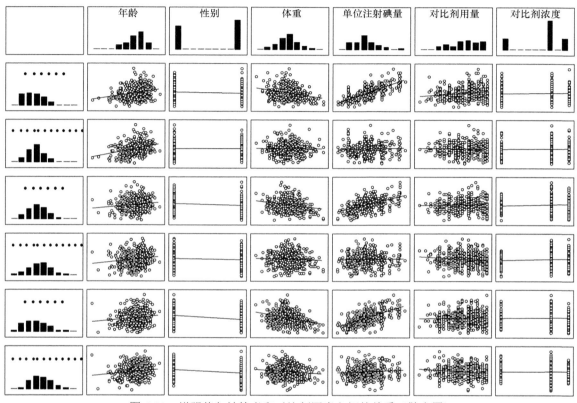

图 6-38　增强值与被检者和对比剂因素之间的关系（散点图）

用散点图表示 EU 及 CE 与年龄、性别、体重、单位注射碘量、对比剂用量、对比剂浓度的关系。从图中可以看出年龄、体重等被检者因素与增强效果存在一定关系

1. 体重　CT 中使用的尿路排泄性非离子型对比剂不会进入细胞内，只分布在细胞外液。也就是说，受到与体重相关的细胞外液量影响的增强效果，也与体重相关。在图 6-39 中，将浓度为 300mgI/ml 的对比剂，以 3.0ml/s 的流率注入 90～97ml 后，从动脉峰值期（注射对比剂后 30s 开始扫描）和平衡期（180s 后开始扫描）测得腹部主动脉与正常肝实质（仅平衡期）的 EU，以体重为参数表示。从图中可以看出，主动脉上的 EU 虽然存在一些差异，但是与体重呈负相关性。也就是说，对不同被检者注射相同剂量的对比剂时，增强效果会因被检者的个体出现差异。因此，检查时为获得标准化的增强效果，或者为了考虑可重复性，必须以体重为基准来规定对比剂用量。另外，在体重上再加入体表面积作为基准会更精准，但也有人认为体表面积的计算非常烦琐，不适宜纳入日常工作，使用体重即可获得足够信息量。

体重与 EU 为负相关，因此反之可以判断，如果单位注射碘量增加，EU 也会增加。图 6-40 中显示了上述关系，尤其在正常肝实质中显示出高度相关性，因此为了获得实质内脏器官稳定的增强效果，确定单位体重的碘量是非常重要的。此外，在主动脉上，还会受到心脏功能等其他因素的影响，因此会出现较大差异。

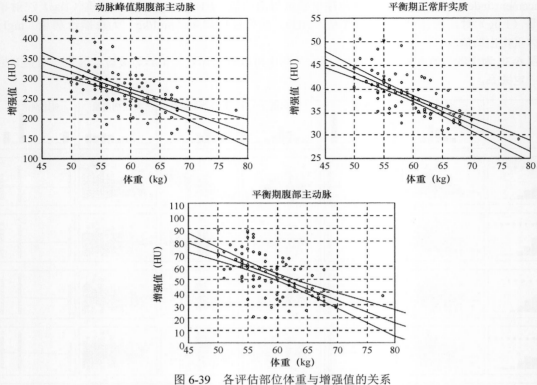

图 6-39　各评估部位体重与增强值的关系

各部位随着体重增加增强值降低。相关系数从 –0.59 到 –0.71，$P < 0.001$，呈负相关（$n=92$）

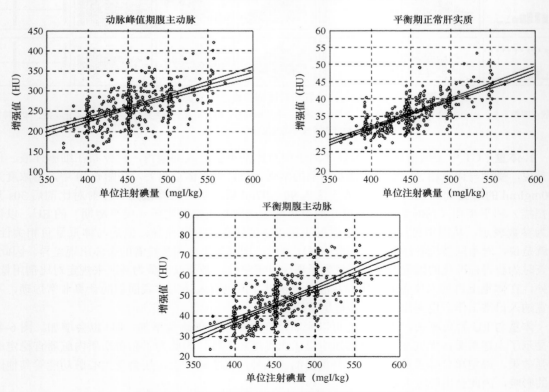

图 6-40　各评估部位单位注射碘量与增强值的关系

随着单位注射碘量的增加，各部位的增强值均有上升。相关系数从 –0.54 到 –0.75，$P < 0.001$，呈正相关（$n=370$）

　　研究显示，体格较大的被检者和体格非常小的被检者其增强效果存在差异。因此以 5kg 为单位将体重数据分类，比较各组之间的增强效果指数。如果所有体重组别都具有相同的增强效果，那么增强效果指数应该一致。但是从图 6-41 所示的平衡期腹主动脉和正常肝实质的图可以发现，体重不同，血管系统和实质内脏器官的对比度存在差异。这表明，根据体重计算出来的对比剂用量有必要乘以体重指数。

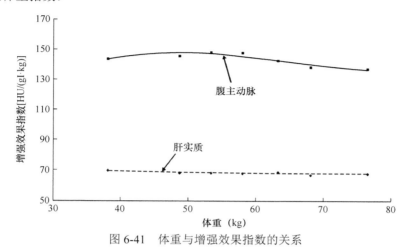

图 6-41　体重与增强效果指数的关系

　　肝实质上没有很大的差异，但在主动脉上可以观察到体重＜45kg 及＞60kg 的被检者其增强效果指数较低。也就是说，在此范围内，实质器官与血管的对比度较低。

　　2. 性别差异　　平均体重和体脂率等体格条件也是性别差异造成增强效果指数变化的因素。图 6-42 以箱线图表示各部位增强效果指数的差异（平均值、SD）。从箱线图可以发现女性的增强效果指数稍高。体重、构成扫描表面的组织及大小等是影响男女增强效果指数不同的主要因素，也反映了体格对增强效果的影响。

　　男性的各个部位都显示了较低的增强效果指数，特别在平衡期主动脉上可以观察到统计学上显著的差异（$P<0.001$）。由于平均体重相差约 7kg，因此可以看出体格对增强效果指数的影响。

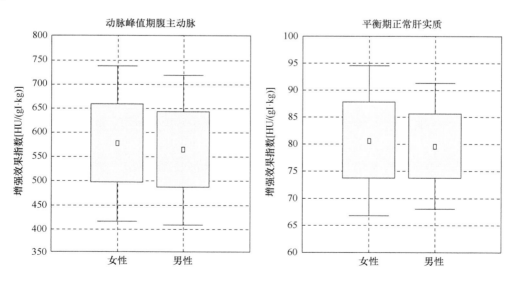

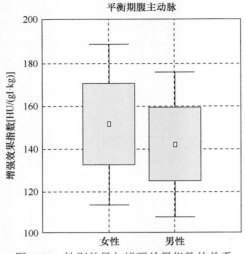

图 6-42   性别差异与增强效果指数的关系

3. 年龄   非离子性对比剂的大部分会通过肾脏排泄到尿液中。肾脏排泄功能中，肾小球过滤与对比剂排泄有关。如果肾小球过滤量较低，残留在体内的对比剂增加，从而会对增强效果产生影响。正常肾功能的人群在 40 岁以后，每过十年其肾小球过滤量会降低。图 6-43 为平衡期各内脏器官的结果。40 岁以下人群的数据很少，差异较大，数据可信度较低。但可以看到随着年龄上升，正常肝实质、腹主动脉的增强效果指数增加。这一变化与肾小球过滤功能随年龄增长而下降相符合，因此可确定其对增强效果的影响。此外老年人体内水分约比成年人少 10%，也会对增强效果产生影响。尿排泄量在基准范围内时，对老年人注射的对比剂用量少于成年人用量，就能获得与成年人同等的增强效果。年龄对肾实质期的正确扫描时间存在影响，因此可以认为，肾功能随着年龄增加而降低，对增强效果也会产生影响。因此，为了减轻对比剂对老年人肾脏及身体的负担，需要制订年龄系数，减少对老年人注射的碘量。

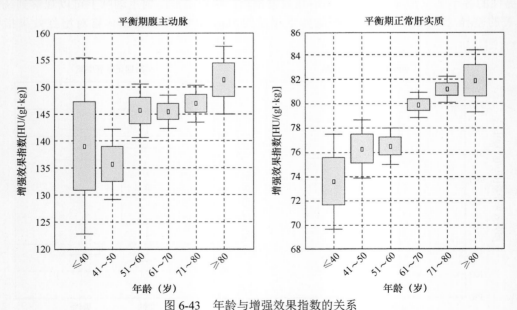

图 6-43   年龄与增强效果指数的关系

随着年龄增长，增强效果指数上升。肾功能随着年龄增长而降低，对增强效果产生影响

以上是在实验数据的基础上，对体重（体表面积）、性别差异、年龄对增强效果的影响进行的

详细分析。对比剂用量不应该统一，而是要根据检查目的调整使用量，从而获得标准化的增强效果，提高可重复性。并且必须对每个检查方案规范单位注射碘量，根据被检者的体重计算碘用量。在临床实践中，有可能会获得超过一定水平的稳定的增强效果，但今后，在进行更为详尽的设定时，体重系数也应该成为一项考虑因素。此外还必须尽快制订年龄系数，减轻给老年人身体带来的负担。

（二）决定对比剂用量的扫描因素

在增强 CT 检查时，必须根据检查因素的不同，规范对比剂用量及注射方法。除被检者因素以外，CT 设备的性能及扫描参数对增强 CT 对比剂用量也有很大影响。本章节将对 CT 装置的性能及扫描条件与对比剂用量之间的关系进行说明。

1. 扫描射线剂量 是影响增强对比度的因素之一，因而也会影响对比剂的用量。我们用几种稀释的对比剂体模，对扫描射线剂量的变化引起增强对比度变化进行研究发现，随着扫描射线剂量增加，低对比度分辨力提高（图 6-44）。然而，增加扫描射线剂量会引起被检者的辐射剂量增加。

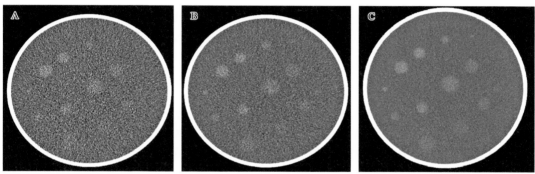

图 6-44 为不同扫描射线剂量引起的增强对比度变化
A. 100mAs；B. 200mAs；C. 400mAs

2. X 射线能量 对比剂（碘原子）的 X 射线能量（有效能量）与线衰减系数为反比关系（图 6-45）。这里，有效能量是指连续 X 射线的代表值，表示用连续的 X 射线照射滤光器（铝、铜等某种特定物质）上，其厚度等于透射的 X 射线剂量减半的厚度（半价层）的单能量 γ 射线的能量值。有的部分随着射入的 X 射线能量的增加，迅速吸收大量 X 射线，这部分被称为 K 吸收边

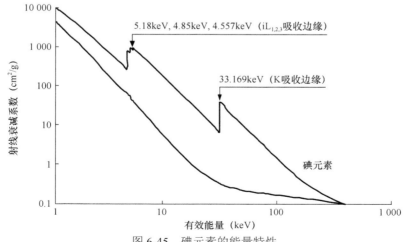

图 6-45 碘元素的能量特性

缘，是由于存在于原子周围的电子（K 层，2 个）与射入 X 射线之间的相互作用，K 层上的电子被反射，同时射入的 X 射线消耗掉所有能量而造成的现象（光电效应）（图 6-46A）。而且在 X 射线能量较低的部分，K 层外面还有 L 和 M 层两个吸收边缘。用临床上的 CT 图像来说明，以人体组织（即图片中的水）为基准线，使用 K 吸收边缘的 X 射线能量，就能获得增强效果较好的图像，因而也会影响对比剂的用量。随着能量增加，X 射线吸收缓慢减少。这减少了光电效应的比例，康普顿效应的影响变得更大。康普顿效应是指与光电效果一样，射入的 X 射线和电子相互作用将电子（反冲电子）反射出去，但 X 射线能量仍然沿着剩余散射射线的方向飞行的现象（图 6-46B）。由于散射射线和透过人体的 X 射线能量很高，因此 CT 图像上的增强效果降低。

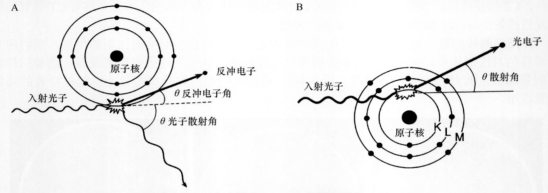

图 6-46　光电效应（A）与康普顿效应（B）

3. 不同管电压产生的影响　在临床中，扫描条件中的管电压设定是决定 X 射线照射量的重要因素，因而也会影响对比剂的用量。通常采用比 K 吸收边缘高约 20keV 的 X 射线能量进行扫描。表 6-1 为测量的 CT 设备各管电压的有效能量。80kV 时有效能量为 41.2keV，并且使用接近 K 吸收边缘的 X 射线能量。这表明，与 120kV 的管电压有效能量为 50keV 左右相比，80kV 的管电压由光电效应引起的 X 射线衰减增加，增强效果得到改善。在实际的腹部 CT 检查中，不同管电压显示的强化程度有较大增强效果差异，提高对比剂的 CT 值会提高信噪比，比较正常肝实质的 CT 值时，低管电压的增强效果更好。在模拟血流的体模中，测量不同扫描管电压引起的血药浓度曲线的差异。可以发现，与 120kV 相比，CT 值在 100kV 下增加 1.25 倍，在 80kV 下增加 1.85 倍。而且，如果提高对比剂注射流率，CT 值会进一步变大。由图 6-47 可以看出，管电压的设定能够改变强化程度。用较低的管电压扫描获得使 CT 值上升的原理应用于临床时，具有以下两个意义。一个是用与之前相同的对比剂用量检测出对比度很小的微小病变。另一个是由于 X 射线能量较低可以减少使用的对比剂用量（图 6-48）。特别是在后续的检查中，即使减少对比剂总用量，也可以获得与 120kV 几乎相同的增强效果（图 6-49）。

表 6-1　各扫描管电压、各 CT 设备的效能　　　　　　　　单位（keV）

管电压 （kV）	厂家 A				厂家 B					厂家 C					
	设备 A		设备 B		设备 C		设备 D		设备 E		设备 F		设备 G		设备 H	
	头部	体部	头部	体部	小视野	大视野	小视野	大视野	小视野	大视野	小视野	大视野	小视野	大视野	小视野	大视野
80	39.5	41.2	42.1	45.8	42.1	39.1	41.5	39.4	38	37.2	38.6	46.4	46.1	51.3	47.5	54.1
100	41.2	43.3	46.2	50.3	45.9	43.9	46.3	43	43	41.8	41.5	50.3	48.6	54.7	50.6	58.4
120	46.9	48.5	50.3	55.3	48.5	45.6	48.1	46.3	47	45.3	46.5	54.9	52.6	61.8	55.3	64.3
135					51.4	49.2	51.7	49.7	50	46						
140	50.8	53.5	52.4	58.5											59.1	66.8

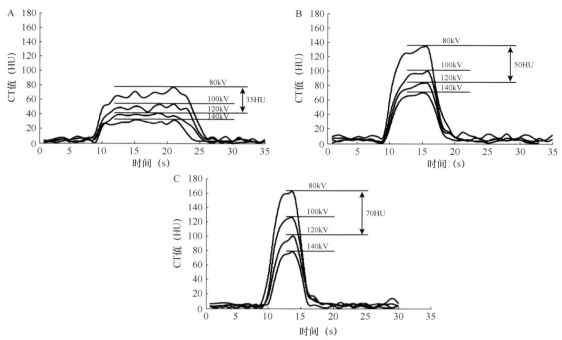

图 6-47　各扫描管电压不同对比剂注射流率的血药浓度曲线
A. 对比剂注射流率 1.0ml/s；B. 对比剂注射流率 2.0ml/s；C. 对比剂注射流率 3.0ml/s

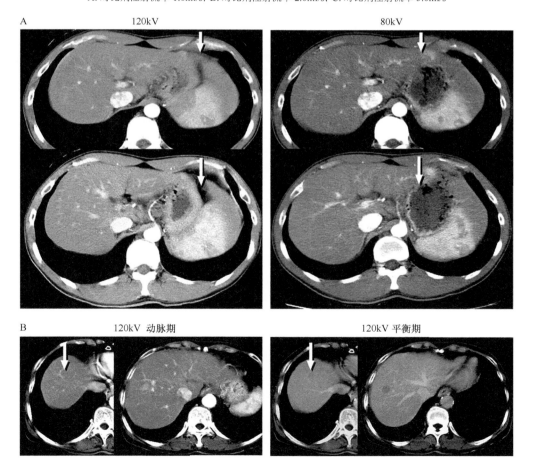

80kV 动脉期   80kV 平衡期

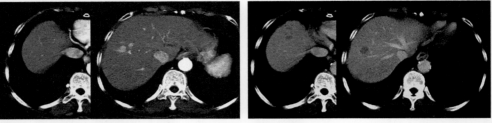

图 6-48　扫描管电压 120kV、80kV 的肝脏动态 CT 图像

A. 层厚 7mm，300mgI/ml，2.0ml/kg，3.0ml/s；延迟时间 40s；B. 层厚 7mm，300mgI/ml，2.0ml/kg，3.0ml/s；延迟时间：38s、120s

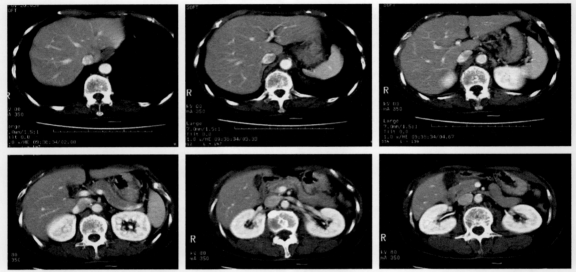

图 6-49　低管电压扫描对对比剂用量减少的影响

管电压 80kV，层厚 7mm；300mgI/ml，1.0ml/s，1.3ml/kg；延迟时间：100s

　　由于 X 射线探测器的检测灵敏度特性因射入 X 射线剂量的差异而不同，当使用低管电压时，X 射线穿透力变弱，使得射入探测器内的 X 射线量减少，因此图像噪声增加，必须适当增加扫描射线剂量。

　　所以，选择管电压时应通过信噪比的优化来使信号增加和图像噪声降低，并根据目的进行设定。

　　4. 被检者体格差异造成的影响　在日常 CT 检查中，被检者体格各有不同。有些人的体格大、有些人体格小；有的人脂肪多，有的人肌肉多。不同体格，X 射线在体内的吸收和散射会发生变化，X 射线能量分布发生变化，因此增强效果会出现差异，对比剂的用量需要相应调整。

　　用椭圆形体模测量因被检者体格差异引起的增强效果的变化（图 6-50）。将直径 20cm 的亚克力容器放在体模中心部位，用琼脂制作各个对比剂稀释部分和不放对比剂的部分。并在周围放置相当于人体组织的体模，测量直径 28cm、33cm、38cm 的三种被扫描物体的增强效果的变化。对比剂稀释率为 70～110 倍时，随着被扫描物体的尺寸变大，对比剂部分的 CT 值降低；无对比剂的周边底部的 CT 值基本没有发生变化，因此增强效果降低（图 6-51）。在该实验中，为了研究增强效果的变化，对扫描射线剂量进行设定，以获得相同的标准差（SD 值）。但在临床实践中，对扫描射线剂量有限制，因此被检者体格较大时，图像噪声增大，会进一步降低增强效果。如果被检者体格较大或者 X 射线吸收率较高的肌肉体质时，透过的 X 射线能量为相对较高的能量，能量较低的 X 射线则被被检者吸收了（光束硬化效应）。此外，由于透过被检者射入探测器内的 X 射

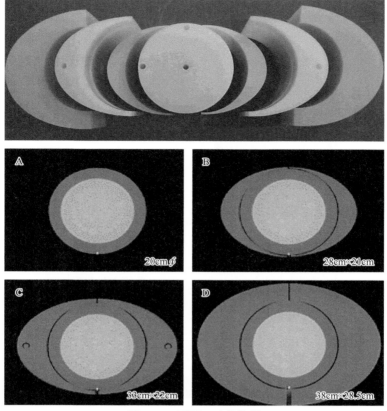

图 6-50　不同尺寸的体模

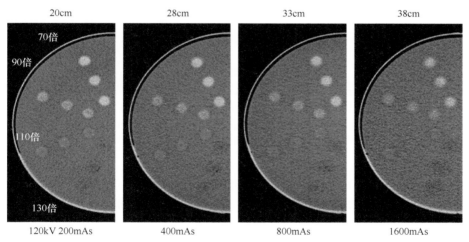

图 6-51　不同尺寸的体模形成的增强效果

线量减少，因此图像噪声增加。在临床应用上，则使用高浓度对比剂或增加对比剂总用量，来补偿由于光束硬化效应导致的增强效果降低（图 6-52）。另外，如果被检者体格较小，或者是 X 射线吸收率较低的脂肪体质时，由于 X 射线吸收和散射较小，图像噪声会降低，因此与体格较大的被检者相比，其增强效果较高。因此，可以使用较低浓度的对比剂或减少对比剂总注射量。在前一节我们已经证明了体重与对比剂总用量相关而且成比例，但体重特别小或特别大的情况下，由于受到 X 射线能量的影响，无法证明体重与对比剂总用量之间存在同样的关系，因此很难决定对

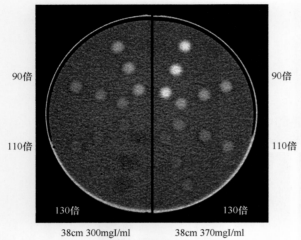

90倍　　　　　　　　　　90倍

110倍　　　　　　　　　110倍

130倍　　　　　　　　　130倍

38cm 300mgI/ml　　　38cm 370mgI/ml

图 6-52　大型体模对高浓度对比剂使用的影响

比剂的浓度或用量。尤其对婴幼儿的增强 CT 检查，在决定对比剂总用量时，首先要考虑减少被检者接受的辐射剂量，因此近年来使用 80kV 的管电压逐渐成为常识。使用 80kV 的管电压时，增强效果会随着有效能量的降低而增加。我们可以利用与普通成人相比，被检者体格较小、X 射线吸收较少，因此图像噪声增加较少的特点，减少对比剂总用量（图 6-53）。然而，究竟对比剂总用量可以减少多少，因增强效果会随着 CT 设备和性能等发生变化，因此必须充分考虑各个因素后决定用量。

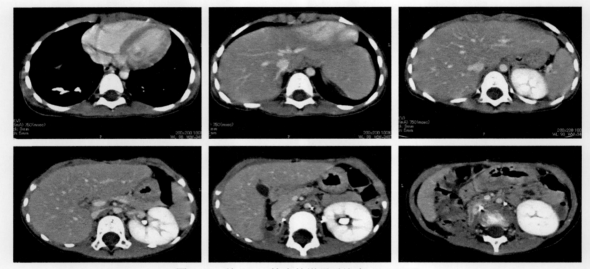

图 6-53　幼儿 CT 检查的增强对比度（SSSCT）

4 岁女童恶性淋巴瘤：管电压 80kV，有效管电流量 150mAs，0.5s/rot；螺距 0.9；层厚 5mm，软组织算法；
对比剂用量：300mgI/ml，1.2ml/kg，延迟时间：注射结束时

5. 不同 CT 设备的影响　有效能量因 CT 设备不同，差异较大。这是由于每个 CT 设备使用的固有过滤器（材料和厚度）、楔形过滤器及使用的 X 射线探测器的检测效率等存在差异而造成的。而且，由于同一台 CT 设备的校准范围不同，使用的楔形滤波器也不一样，因此有效能量也不同。用各个 CT 设备扫描稀释过的对比剂体模，并测量对比剂部分的 CT 值时，即使所有 CT 设备的扫描管电压都设为 120kV，获得的 CT 值还是有很大差异。可以看出，各 CT 设备使用不同稀释浓度的对比剂，其 CT 值存在差异，所以增强效果也不同（表 6-2）。在临床上，如果使用 CT 值较低的 CT 设备检查实质内脏器官，为了获得相同的强化程度，就必须增加对比剂用量。此外，在血管成像时，需要增加对比剂用量，或者提高注射流率。注射流率提高后，血药浓度曲线的峰值宽度变窄，扫描时间受到限制。对于用多层螺旋 CT 的检查来说，这并没有什么问题，因为多层螺旋 CT 的扫描时间较短。但如果用单层螺旋 CT 检查，因为扫描时间较长，需要调整扫描时间。

表 6-2 不同对比剂稀释率，不同 CT 设备的 CT 值差异 （单位：HU）

稀释率	设备 a	设备 b	设备 c	设备 d
1/50	129.8	135.5	151	133.4
1/100	70.7	76	86.22	75.8
1/150	40	45.5	53.15	49.5
1/200	29.5	35.7	43.98	35.2

如上所述，CT 值原则上是绝对值，但 CT 值因目前的各种 CT 设备而异，因此具有很强的相对值的含义。因此，增强效果的差异确实取决于不同的 CT 设备，但我们不能将这种差异当作评价 CT 设备好坏的标准。X 射线能量确实会影响增强效果，所以我们必须了解所使用的 CT 设备的特点，知道如何提高增强效果。

（三）窗宽和窗位功能

在增强检查中，在考虑增强值（EU）时，首先要考虑的是用于该检查目的的最终使用方法。使用方法大致可以分为：像横断面和 MPR 那样，将获得的 CT 值用窗宽（window width，WW）和窗位（window level，WL）切割后使用，以及像 3D-CTA 那样，将某个 CT 值二值化处理后使用。在很多医院，CT 图像最终被打印成胶片使用。CT 设备将 X 射线吸收系数值转换为 CT 值，并制作成图像数据。根据检查目的，将该数据用 WW-WL 切割后根据灰度尺（按等级从白到黑逐步变化）转换为亮度信号输出到监视器上。最终按照胶片的灰度尺成像。根据 WW-WL 的关系以及特征，可以决定必要的增强值（EU）。在胶片上成像时，将监视器信号转变为约 10bit（1024 灰度级）写入图像。实际上，正常人从 CT 图像上可识别的浓度为 16～18 个灰度级（胶片浓度 0.15）。而且，需要观察监视器屏幕，并将其输出到胶片，因此必须很好地控制灰度。图 6-54 为 WW-WL 变化时灰度尺和 CT 值的变化。由于灰度尺保持不变，WW-WL 变化时，WL 指定的 CT 值为灰度尺中心的灰度值，灰度尺最大灰度值（白色）为 WW/2+WL，最小灰度值（黑色）为 WW/2−WL。超过该范围的所有 CT 值都会变成相同浓度的白色或黑色，无法显示出来。

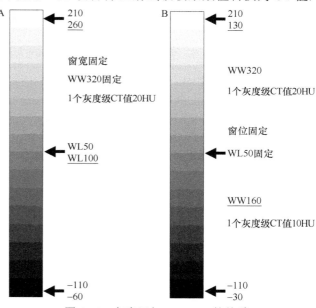

图 6-54 灰度尺与 WW-WL 的关系
优化后相邻灰阶 CT 值会随着 WW 值而改变

WW 值保持不变，WL 变化时，可显示的 CT 值范围总是恒定的，并且以 WL 指定的 CT 值为中心，±相同的 CT 值（WW/2）。由于 WW 没有变化，因此每个灰度级的 CT 值都不会改变（图 6-54A）。

如果 WL 值保持不变，WW 变化时，无论 WW 值是多少，都以 WL 指定的 CT 值为灰度尺中心的灰度值，并且以 WL 指定的 CT 值为中心，±相同的 CT 值（WW/2）。而且优化为 1 个灰度级的 CT 值会随着 WW 值而改变（图 6-54B）。这是增强检查中非常重要的一点，可将 WL 值作为绝对值，需要通过调整 WW 值来保证增强效果。因此，CT 图像增强效果的最终呈现与窗宽窗位的使用密切相关，也间接影响对比剂的用量。

1. 根据检查目的来考虑 WW-WL 图 6-55 为头部 CT 图像的 WW-WL 变化时，灰度尺与 CT 值的关系。在头部 CT 图像中，一般扫描为白色和灰色以便于在胶片上识别，但是白色和灰色的 CT 值仅相差 5 左右。为了在胶片上显示这个差异，需要将 1 个灰度级设置为 CT 值 5HU，将 WW 值缩小在 80HU（5HU×16=80HU）左右。与此同时，需要将图像 SD 设为±5 或更小，所以需要有足够的 X 射线剂量。

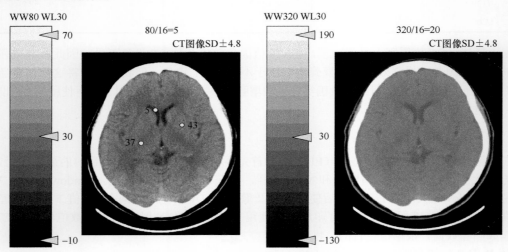

图 6-55 灰度尺与头部 CT 图像

虽然可以根据目的改变 WW，但 WW 的不必要的增加会降低组织间的对比度。恰当设定 WW 可最大程度地获取信息量

在躯干 CT 图像中显示的组织的 CT 值分布在很宽的范围内，需要根据检查目的改变 WW-WL（图 6-56）。在增强检查对肝脏等实质内脏器官进行定性检查时，要缩小 WW，使 EU 差值尽量小。但如果要检查的是纵隔部和整个腹部，就需要判断空气（气体）和脂肪，因此需使用较宽的 WW。现在假设以 WW160 扫描腹部 CT 图像，那么 160/16=10。如果以 WW320 拍摄同样的图像，则为 320/16=20。如果以 WW160 为基准，WW320 则需要 2 倍的增强效果。

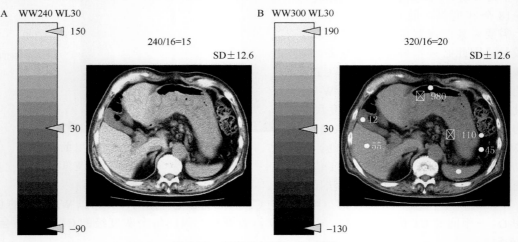

图 6-56 灰度尺与腹部 CT 图像

在腹部 CT 图像中，对肝脏等实质内脏器官进行定性检查时，可以通过减小 WW 来增加组织间的对比度。而且，为了观察整个腹部，有必要将 WW 设得宽一点。但这样一来优化到 1 个灰度级的 CT 值也会变大，因此对比剂的增强效果也必须提高。不能因为检查的目标是腹部，就以此来决定对比剂的用量。而且也有必要根据检查目的来设定最佳 X 射线剂量

胶片拍摄时的 WW 受到图像 SD（标准差）的极大影响。即使想将较小的增强效果尽可

能显示出来用肉眼查看，但如果图像的 SD 很差，也无法缩小 WW。SD 与 WW 的关系约为 SD×16=WW，这是最低可使用的 WW 值。因此，必须合理调整 X 射线剂量以获得正确的对比剂用量，并且碘用量与 X 射线剂量成反比。另外，不充分考虑 WW 原理，用视觉评估法来判断增强效果是没有意义的。此外，如果增加 WW，则 1 个灰度级的 CT 值将随之增加，会造成增强效果降低，因此轻易不要增加 WW 值。

2. 胶片所见强化效果

（1）形态诊断（筛查）：当 CT 值由于对比剂而上升过多时，通过校正 WW 和 WL，以获得检查目的的图像。图 6-57 为纵隔增强检查与灰度尺的关系。由于需要在图像上区分脂肪与空气，因此当 WW 设定为 320HU，CT 峰值为 320/2+30=190HU，190 以上的 CT 值都是相同的。接下来对比剂的 CT 增强值为 190−30=160HU，对比剂用量不要超过该值。另外，为识别血管，至少需要两个灰度级的强化。因此，WW320HU，16 灰阶时，1 个灰阶需要的 CT 值为 320/16=20HU，对于 2 个灰度级，所需的最小 CT 值应该为 20×2=40HU。

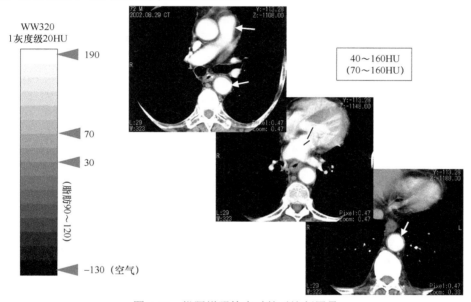

图 6-57　纵隔增强检查时的对比剂用量

（2）定性诊断：定性诊断中，动脉期的动脉 CT 值被认为是次要结果。这是因为即使将动脉期的动脉 CT 值作为目标值，但动脉 CT 值会因各种参数而变化，因此不能作为绝对指标。另一方面，平衡期的肝脏 CT 值随着单位体重的碘用量而变化。因此，平衡期的肝脏 CT 值可作为绝对指标使用。图 6-58 为肝脏定性诊断法时的平衡期图像。严格来说，应该用和检查时一样的条件（层厚、螺距和射线剂量）扫描出来的图像的 SD 决定与体格相等的水体模。但使用强化尽可能均匀的肝脏正常部位的 CT 值，也不会出现很大误差。在图 6-56 的 SD±13.6 的情况下，至少需要 2 个灰阶以上的差异才能成像，但为了稳妥起见，应确保 3 个灰阶的 HU。因此 CT 增强值为 13.6×3≈41。此外，从 SD×16 得出 13.6×16≈218，所以需要以 WW218HU 来成像。

对纵隔进行增强检查时需要在图像上判断纵隔上的脂肪和空气。此时，至少需将 WW 设为 320HU 左右。WW320 时需要 1 个灰度级 20EU 的增强效果，为了识别增强效果，需要 2 个灰度级 40HU 的效果。另外，这种情况下，CT 峰值为 160HU，因此增强效果超过 160EU 的部分是没有必要的，但在扫描直径很细的血管时，CT 值会因部分容积而降低，与扫描大血管相比，扫描细血管时使用的对比剂用量更大。因此在设定时也需要注意被扫描物体的大小。而且部分容积会根据使用的层厚发生很大的变化。

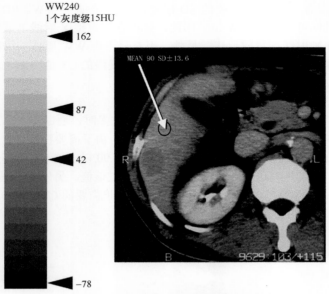

图 6-58　肝脏定性诊断时的对比剂用量

　　在对实质内脏器官进行定性诊断时，在不同的病变和发病期，对比剂的增强效果会发生变化。另外，由于受到各参数的影响，动脉的 CT 值很难保持稳定，不容易设定最佳值。但是，由于平衡期的增强效果取决于体重和碘用量，因此可以使用 WW 理论。也就是说，我们要怎样将通过扫描平衡期得出的碘量用在动脉期中。

　　（3）平衡期：对于淋巴瘤等要做全身检查的肿瘤，通常只做一次平衡期检查。为了区别脂肪和空气，扫描 WW 设为 320HU，1 个灰度级是 320/16=20。如图 6-59 所示，单相注射时必须将实质内脏器官提高 2 个灰阶，因此需要 40EU。接下来在双相注射时，为了提高动脉 CT 值，以

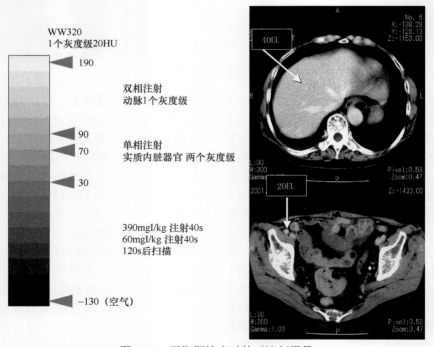

图 6-59　平衡期检查时的对比剂用量

便于在图像上识别，需要注射少量的对比剂。这种情况下，只要提高 1 个灰阶就足以识别，因此需注射相应的对比剂用量以提高 20EU。而且，为了获得均匀增强效果而放缓注射流率时，会受到动脉期残留对比剂成分的影响。因此需要以缓慢流率注射后，暂停一段时间，以获得均匀的平衡期。

在进行平衡期筛查时，不是从时间尺度来观察增强效果，而要检测出是否存在增强效果。因此应尽量避免受到动脉期对比剂成分的影响，使整体达到均匀的增强效果。如果注射流率缓慢，就会受到动脉期对比剂成分的影响，所以需要以亚急速注射后，停止一段时间来排除动脉期对比剂成分，从而获得均匀的增强效果。

也可在暂停注射后再注射不会受到动脉期对比剂成分影响的少量对比剂，使动脉 CT 值上升，这样更便于识别图像上的动脉。

（4）3D-CTA：3D 为形态诊断，因此必须获得足够的增强效果。但是也应该避免对比剂使用过量而造成身体负荷。3D 图像的成像质量取决于 CT 增强值和图像 SD。尽管 SD 受到很多参数的影响，但对比剂用量对其影响较大。

3. 合理使用碘量　TDC 的可重复性由 Y 轴的碘量及 X 轴的注射时间构成。最初就要根据检查目的，将 X 轴的注射时间与检查开始时间标准化。此时，由于检查时间取决于所使用的 CT 设备性能，因此通过确定预计检查范围的层厚，根据水体模算出平均体格的射线剂量，确定 SD。在此数据基础上制定检查方案，临床上改变单位体重的碘量，确定每个方案的测量点，获得 CT 增强值数据。图 6-60 为实际计算出来的各检查方案单位体重的碘量。根据该数据，在预先算出的 SD 的基础上，将 CT 增强值转换为碘量。并且，在定性诊断法中，用该方法求出的碘量的注射时间，取决于 CT 设备的性能。因此，根据结果反馈修改注射时间，来确定动脉期的强化方案。表 6-3 和表 6-4 为根据该方法制订的单层螺旋 CT 推荐方案和多层螺旋 CT 推荐方案。

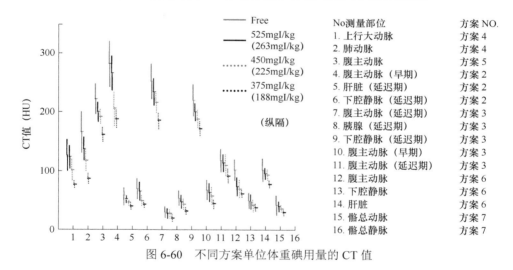

图 6-60　不同方案单位体重碘用量的 CT 值

表 6-3　单层螺旋 CT 推荐方案

方案	主要检查部位	可变常数	注射时间（s）	注射延迟时间（s）	扫描开始时间（s）	对比剂用量（mgI/kg）
1	肝脏、胰腺	0.3	30		30	450
					70	
					180	
2	肝脏	0.3	35		30	450
					180	

续表

方案	主要检查部位	可变常数	注射时间（s）	注射延迟时间（s）	扫描开始时间（s）	对比剂用量（mgI/kg）
3	胰腺	0.3	50		35	450
					180	
4	肾脏	0.3	50		35	375
					180 或 300	
5	纵隔	0.5	45		35	250
6	颈部	1	40			315
		1	40			60
				70	100	
7	上腹部	1	40			390
		1	40			60
				70	100	
8	下腹部（1）	1	50		50	525
		1			180	
	下腹部（2）	1	40			465
		1	40			60
				90	120	
8	螺旋×1（大范围）	1	40			390
		1	检查时间+10	70	100	60
	螺旋×3	1	40			315
		1	40			60
		1	40	70	100	60
			40		30	60
					30	
9	静脉系统	1	180		210	525

表 6-4　多层螺旋 CT 推荐方案

方案	主要检查部位	可变常数	注射时间（s）	注射延迟时间（s）	扫描开始时间（s）	对比剂用量（mgI/kg）
1	肝脏、胰腺	0.3	35		30	450
					60	
					180	
2	肝脏	0.3	35		30	450
					180	
	肝脏+整个腹部	0.3	35		35	450
					120	
3	胰腺	0.3	35		35	450
					180	
	肾脏、颈部	0.3	35		45	375
					1580	

续表

方案	主要检查部位	可变常数	注射时间（s）	注射延迟时间（s）	扫描开始时间（s）	对比剂用量（mgI/kg）
4	纵隔	0.5	45		35	225
5	3D-CTA	0.5	50		注射器同步+PR	450
6	颈部（平衡期）	1	40			315
		1	40			60
				70	100	
	颈部～骨盆（平衡期）	1	40			390
		1	40			60
				70	100	
7	下腹部（1）	1	50		50	525
					180	
	下腹部（2）（平衡期）	1	40			465
		1	40			60
				90	120	
8	静脉系统	1	180		210	525

（朱万安　张　艳）

第三节　高压注射器的应用

一、高压注射器的分类

高压注射器按性能可分为压力型注射器和流率型注射器两种。压力型注射器是以调节压力来控制对比剂注射流率，缺点是不能显示对比剂的流率，也无流率保护装置。流率型注射器通过调节流率来控制对比剂注射流率，具有压力限度保护装置，但注射对比剂时不能显示压力，如果流率选配不当，注射压力可超过最大限度，有击穿心壁或血管的危险。

高压注射器按传动方式分为两种基本类型：气压式和电动式高压注射器。目前多用程控电动式高压注射器，它是以电动泵为动力，设有电动抽液、分级注射。驱动电机经离合器、减速器带动传动效率极高的滚珠丝杆推动注射活塞进行注射，调节电机转速就可以改变注射压力，因此控制电机的转速和动作时间，就可控制注射流率和注射剂量。同步曝光、超压和定量保护报警系统，直接控制注射流率，是理想的高压注射器。

高压注射器按输出分单头高压注射器和双头高压注射器；高压注射器按储存方式分单筒高压注射器和双筒高压注射器。

新型的高压注射器采用微机处理技术，借助计算机自由编制注射程序，自动调节压力保证单位时间内的流量，使用时只需定出每秒的流速和流量即可。适用于各种型号的导管，可以满足心血管造影的各种要求。

二、高压注射器的使用

1. 检查一次性使用高压注射器桶与注射筒适配器　一次性使用高压注射器桶与压力套管必须能够承受传送对比剂过程中产生的高压。否则，可能会导致一次性使用高压注射器桶粉碎。压力套管的使用须注意注射过程中出现的压力、使用的频繁程度等因素。每天检查注射桶及适配器是否出现压迫、裂纹或破裂，检查注射筒适配器是否出现破裂或配对部件分离而导致内部器件暴露，发现问题及时更换。

2. 清洗注射筒适配器及底座 每天使用完毕后，将柱塞移动至完全收回位置，然后用清水浸湿的无绒毛巾擦拭压力套管内部和注射筒适配器的内部。或者将整个底座和压力套管放入或浸泡在温水中以去除任何干结的对比剂。水中不应该含有酯、醚、氯化物、N-烷基、乙醇、清洁剂和消毒剂及含有二甲基苄基、氯化铵和二甲基乙基苄基的任何物质。

3. 清洗控制台和动力头 可以使用无绒布擦掉控制台和动力头上的灰尘。清洁触摸屏时，使用非研磨性的布或者医疗器械专用的消毒湿巾定期清洁其表面。应避免液体进入触摸屏或者操作面板内，以防损坏内部的电子元件。

三、对比剂的注射方法

（一）对比剂注射注意事项

1. 对比剂的加热 图 6-61 为不同温度下的对比剂黏滞度变化曲线。高流率注射高浓度对比剂为目前增强检查的主要方法。对比剂黏滞度越高，注射阻力越大。加热对比剂至 37℃，对比剂的黏滞度大大降低，可降低注射阻力，因此能用较细的留置针快速将对比剂注入体内，从而提高增强效果。还可以减少被检者血管疼痛、发冷及对比剂渗漏到血管外等副作用。

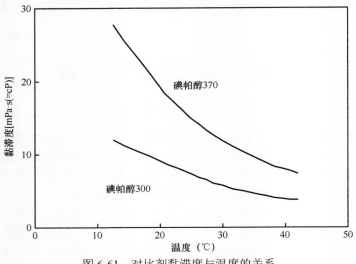

图 6-61　对比剂黏滞度与温度的关系

2. 留置针的选择 由于采用高浓度高流率注射方式，为了保护血管，保证增强检查质量，应该选择能满足最低压力和流率要求的留置针。

3. 注射部位的选择 常规增强 CT 检查会通过静脉注射来匹配动脉的 CT 值。检查时只要举起双手，就会造成锁骨下静脉狭窄。此外，与右侧相比，左侧锁骨下静脉更容易引起注射时间延迟。因此，选择右上肢血管可减少时间偏差。

（二）单相注射与多相注射

1. 单相注射 根据检查目的，可以将增强检查分为两类。第一类增强检查是以对肝脏等实质内脏器官进行定性诊断为目的的检查。为了达到检查目的，必须利用注入体内的对比剂随时间推移发生变化这一特点，获取实质器官的血流分布图像，用目视方法判断血流分布的异常或正常的状态（图 6-62）。如果 TDC 上有好几个峰值，就无法正确得出血流分布，所以原则上必须采取单相注射的方式（图 6-63）。

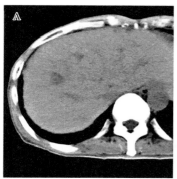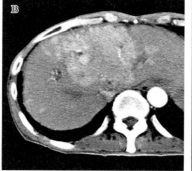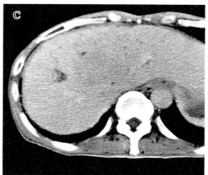

图 6-62 肝脏定性诊断（双期）

诊断为浸润型肝细胞癌，体重 50kg，22.7gI，注射 35s，5mm，7.5mm/s

A. 平扫；B. 动脉峰值期 30s；C. 平衡期 180s

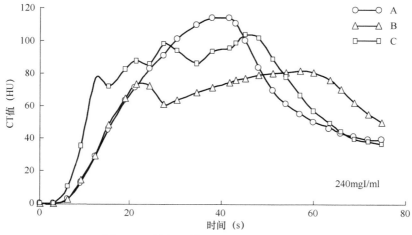

图 6-63 单相注射和多相注射时的 TDC

A. 单相注射 48ml 40s（288mgI/s）；B. 双相注射 24ml 20s（288mgI/s）+24ml 40s（72mgI/s）；C. 四相注射 12ml 6.7s（432mgI/s）+
12ml 8s（360mgI/s）+12ml 10s（288mgI/s）+12ml 13.3s（216mgI/s）

对于这类检查目的，理想的 TDC 应该是一种没有面积的脉冲波形，但这种波形的检查时间为 0，而实际上这里是存在检查时间这个参数的，因此在现实中是不可能出现这种图形的（图 6-64）。检查时间是 CT 设备的性能之一，从生理学角度而言，注射进人体的对比剂在体内循环，扫描时间取决于血流分布的检查时间，因此对于这类检查，到达 CT 峰值的 1/2 时间几乎为注射时间，因此动脉期的检查时间应该设为注射时间的 1/2 左右；单相注射时，注射结束后 5s 左右会到达达峰时间，因此开始检查的时间设在从注射时间结束前 5s 到注射刚刚结束后的这一期间里，即可满足检查要求（图 6-65）。但是，如果用高性能 CT 设备检查相同范围，检查时间就会缩短。因此，本来缩短注射时间可以在碘用量不变的情况下提高增强效果，但是，注射时间越短，越难找到准确的检查时间。此外，定性诊断时，为保证平衡期的 CT 值，碘量下降不能超过一定限度。

2. 多相注射 第二类增强检查为 3D-CTA 及仅在平衡期检查的病变筛查和形态评估。

在进行此类检查时，必须一直保持固定的 CT 值。图 6-66 为根据 CT 值与 3D 进行的形状验证。在 3D-CT 中，直径相同但 CT 值变化时，形状也会变化。因此必须尽量保持 CT 值固定不变。但采取单相注射时，CT 值范围会因增强效果而变得太大，因此必须使用多相注射，尽量使用均匀且长时间持续的 TDC（图 6-62）。

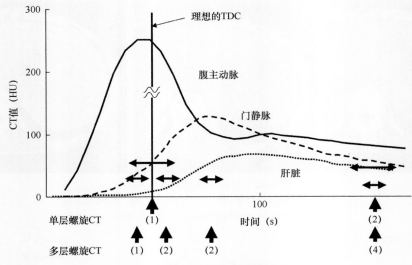

图 6-64　不同设备性能的检查开始时间

即便设备的性能不同，注射时间固定时，最佳扫描时间不变

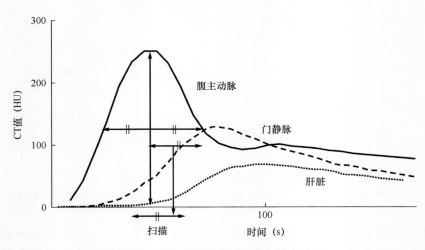

图 6-65　动脉期检查开始时间与检查时间

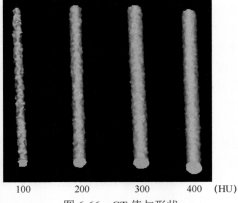

图 6-66　CT 值与形状

将对比剂稀释后灌入直径为 2mm 的吸管，在水体模内进行固定扫描后，用工作站生成 3D 图像

此外，临床上并不是所有检查都需要采取多相扫描，有些检查并不需要保持很高的 CT 值来随时进行三维 CT 血管成像。这种情况下，双相注射是较为有效的方法（图 6-67），但是想要保持正确的对比剂使用量则比较烦琐。此外，对此类检查而言，CT 设备性能与增强检查方法密切相关，但是与单相注射一样取决于检查时间，可以考虑为注射时间等于检查时间。因此，成像对象和范围不变时，高性能设备使用的碘量较少。在进行 3D-CTA 时，对比剂不需要注射到检查结束，检查过程中停止注射可减少碘使用量，但需要注射器同步联动系统和 CT 值监控装置。图 6-68 为对停止时间因素进行验证的结果，但即便在 10s 前停止，并未发现 CT 值降低。图 6-69 为使用注射器同步联动系统及 CT 值监控装置时的 3D-CTA 检查结果。

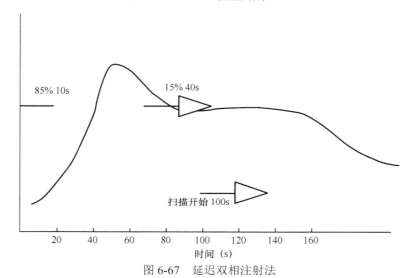

图 6-67　延迟双相注射法

为了用螺旋扫描来进行大范围的增强检查，第一次注射后，在一定时间内停止对比剂注射，等待进入平衡相，经过一定时间后，在第二次注射时再次注入少量对比剂，在动脉的 CT 值上升后进行检查。这样可以在平衡期获得较好的增强效果

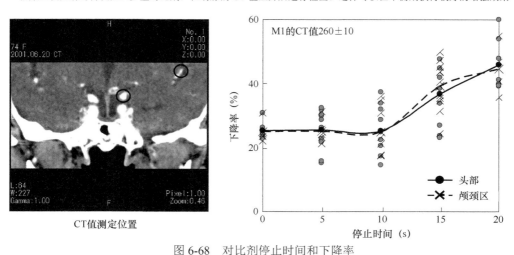

CT值测定位置

图 6-68　对比剂停止时间和下降率

注射时间不变的情况下，检查结束前停止对比剂注射时，颈内动脉与 M1 的 CT 值比

（三）变速注射法

1. 原理　如果想通过对比剂注射方法来提高成像性能，可以将注射时间固定，这样碘用量（gI）越多，成像性能越高，最终也意味着碘用量（gI）越多越好。但是，当我们在比较不同造影检查方法，尤其是不同对比剂注射方法的增强效果时，如果碘用量（gI）不固定，则根本无法比

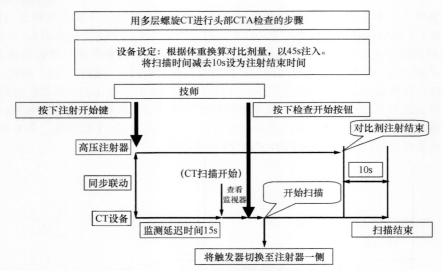

图 6-69　3D-CTA 的 CT 值监视功能及对比剂停止系统

较。这就需要考虑如何有效使用对比剂来提高成像性能。研究表明最终碘用量（gI）与注射时间（s）是影响 TDC 的两个重要参数，采用变速注射法后，我们可以在碘用量（gI）与注射时间（s）这两个参数固定的情况下比较增强效果。

图 6-70 为以图示方法表示变速注射。注射开始流率除以注射结束流率得出变速系数，图 6-71 为用来计算初始注射流率的公式。采用单相注射法进行增强检查时，在对比剂注射结束后迎来 CT 峰值达峰时间。但为了尽量减少对比剂再循环的影响，必须在检查时间内在动脉期获取充分的增强效果，这就要求在注射结束前开始检查。此时血液循环会形成时间差，因此对比剂有可能在检查结束时还未到达检查部位。这些未到达检查部位的对比剂在初始阶段使用，不用增加对比剂使用量就可以提高增强效果。这样，在碘用量（gI）及注射时间（s）固定的状态下，通过改变变速系数，即可获得不同的增强效果。

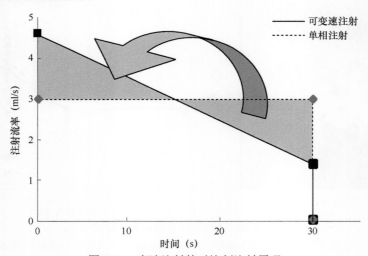

图 6-70　变速注射的对比剂注射原理

注射结束流率/注射开始流率=变速系数

改变将后半段的对比剂用于前半段时间的比例，即使碘使用量和注射时间固定不变，TDC 也会变化

2. 变速系数对 TDC 的影响　图 6-72 为碘用量（gI）及注射时间（s）固定时，变速系数变化后生成的 TDC。变速系数≤0.5 时，在注射时间结束前达到 CT 峰值达峰时间，且 CT 峰值也

变高；变速系数为 0.5 时 TDC 为平缓曲线。变速系数超过 0.5 时，接近单相注射；变速系数为 1.0 时，为单相注射。图 6-73 为单相注射时的注射流率的变化与可变速注射的 TDC。如果想通过单相注射获得变速注射时的 CT 峰值，则必须增加对比剂使用量，但同时半高宽时间也会变长。以 CT 峰值为目标，单相注射也可以获得与变速注射一样的 TDC，如果此单相注射的条件是环境所允许的，可以采取单相注射的注射流率和碘总量进行变速注射，从而可以获得更佳的增强效果。

碘用量与注射时间固定时，使用目前的对比剂高压注射器无法使 TDC 发生变化，但在导入变速系数这一新概念后，即便碘使用量和注射时间固定不变，还是可以根据不同检查目的建立 TDC。

在变速系数为 0.3 的 TDC 中，碘用量为

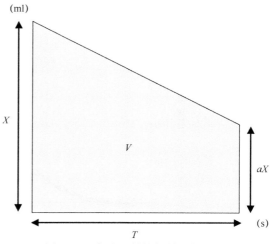

图 6-71 变速注射的初始注射流率
X. 初始注射流率；V. 注射总量；T. 注射时间；
a. 可变常数；$X=2V/(1+a)T$

14.4gI，但是用具有相同 CT 峰值的单相注射获得该 CT 值时，需要 18.7gI 的碘用量，而且，半高宽时间几乎为同一时间。

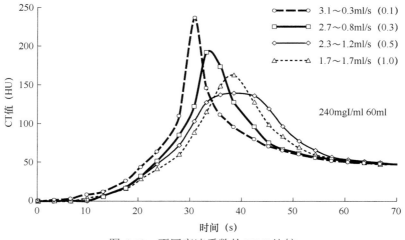

图 6-72 不同变速系数的 TDC 比较
碘用量 14.4gI，注射时间固定为 35s

3. 临床应用

（1）应用于实质器官的定性诊断：关于如何选择≤0.5 的变速系数，由于 CT 峰值在单相峰值中为最高点，与单相注射相比，在注射时间相同的情况下 CT 峰值达峰时间较快，所以以实质器官定性诊断为目标进行研究讨论。首先为保护血管，留置针使用单相注射时使用的 22G 留置针，如果所使用的留置针导致增强检查方法可应用范围变窄，那么临床意义不大，因此我们要尽可能使用细的留置针，使增强检查方法适用于大多数被检者。

此外，注射时间和检查开始时间改变后，将导致无法判断增强效果。常规最大对比剂注射条件为 370mgI/ml，100ml，注射 35s（加温至 37℃），可注射条件受到限制，因此可变常数设为 0.3。在该注射条件下，使用 22G 留置针后，以 370mgI/ml，100ml，注射 35s（从 4.4ml/s 到 1.3ml/s 可变）时的最大压力为 7.0kg/cm²，在允许范围内从可变速注射的检查结果来看，动脉期富血供肿瘤检测性能有所提高。

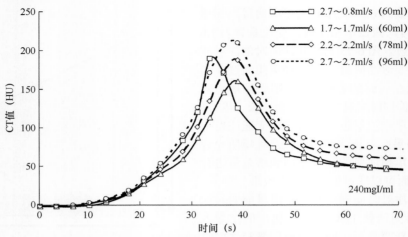

图 6-73　单相注射时注射流率的变化及与变速注射的比较

　　图 6-74 为检查动脉期的 CT 值，测量单相注射和变速注射（0.3）时腹主动脉的 CT 值。相同的注射时间和检查开始时间，单相注射时，CT 值从检查开始后就不断上升；然而变速注射（0.3）时，CT 值从检查开始后不断下降。采取变速注射时，CT 峰值达峰时间会提前，而随着腹主动脉内的碘量增加，可判断肝动脉碘量也在增加。

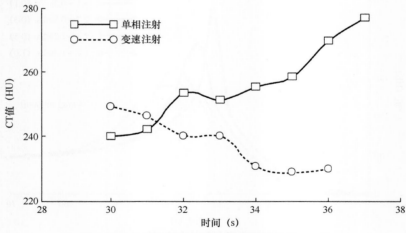

图 6-74　单相注射与变速注射的腹主动脉 CT 值

数据来自腹主动脉 3D-CTA 的临床数据。使用 CT 值监视功能

　　图 6-75 为同一个被检者单相注射和可变常数为 0.3 的可变速注射得出的检查结果。可以观察到动脉期富血供肿瘤检测性能提高。此外，表 6-5 为用单相注射和变速注射（0.3）进行肝脏定性检查时的各时相肝脏和门静脉的 CT 增强值。未观察到变速注射 30s 后肝脏 CT 值显著增加，观察到 60s 后肝脏和门静脉的 CT 值上升。这样，肝转移等乏血供肿瘤检出性能也可得到提高。

　　（2）应用于动脉期检查：在 3D-CTA 和纵隔等动脉期为主的检查中，在有突出的 CT 峰值的 TDC 上，检查范围内的 CT 值范围太宽，难以使用。因此大多通过双相注射等多相注射来抑制 CT 峰值，延长半宽高 CT 时间。但是多相注射为小剂量分次注射碘量，因此容易受到被检者参数的影响，很难重现 TDC。另外，如图 6-76 所示，CT 峰值不稳定，在一系列的检查结果中，部分图像的 CT 值降低。但是，这并不是说 CT 值变得极低，只是与前后图像比较之后可以看出 CT 值的下降，同时由于在打印图像或用显示器观察时使用同一窗宽（WW）和窗位（WL），所以看起来好像是 CT 值降低了。为解决该问题，根据图 6-72 的 TDC，考虑以变速系数 0.5 进行变速注

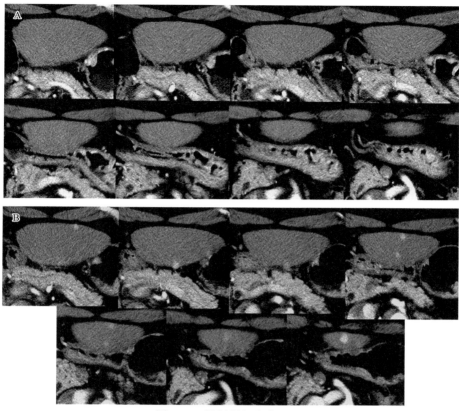

图 6-75　疑似肝细胞癌 HCC

A. 单相注射：体重 64kg（450mgI/kg）300mgI，96ml，2.7ml/s，注射 35s，30s 开始；B. 变速注射（1 个月后）：体重 57kg（450mgI/kg）300mgI，86ml，3.8~1.1ml/s，变速系数 0.3，注射 35s，30s 开始

表 6-5　单相注射和变速注射（0.3）的肝脏、门静脉各期 CT 增强值　（单位：HU）

肝脏	30s	60s	180s	门静脉	30s	60s	180s
单相注射	10±9	42±11	29±10	单相注射	70±38	122±24	68±18
变速注射	12±7	49±9	33±7	变速注射	79±38	134±21	71±11

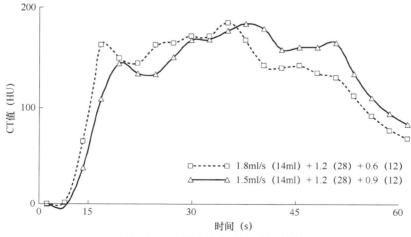

图 6-76　三相注射与注射流率的比较

射。图 6-77 为同一被检者通过四相注射以及变速系数为 0.5 的变速注射进行的纵隔增强检查，各主要血管 CT 值的检查结果。与四相注射相比，变速注射中 CT 值差异以及 CT 值分布问题均得到改善。此外，图 6-78 为腹部主动脉 3D-CTA 检查中单相注射和变速系数为 0.5 的变速注射的腹部主动脉 CT 值，保证 CT 值的稳定是进行 3D-CTA 检查的重要条件。

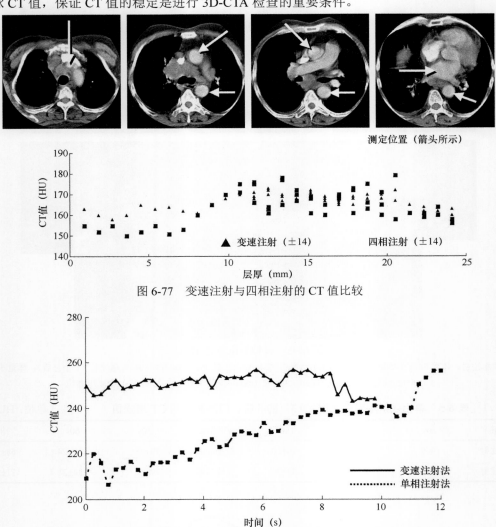

图 6-77　变速注射与四相注射的 CT 值比较

图 6-78　单相注射与变速系数为 0.5 的变速注射时腹主动脉 CT 值的比较
（从扫描开始的躯体轴向动脉内 CT 值的变化）

通过多相注射，可延长半宽高时间，但在切换注射流率时变化很大，因此可观察到对 TDC 的影响。

通过变速注射（变速系数 0.5），可持续获得生成 3D 图像所需的稳定的 CT 值。

（朱万安　张　艳）

第四节　碘对比剂不良反应及急救处理

一、对比剂肾病

（一）对比剂肾病的概念

对比剂肾病（contrast induced nephronpathy，CIN）是指排除其他原因的情况下，血管内途径应用碘对比剂后 2～3d 血清肌酐升高至少 44μmol/L（0.5mg/dl）或超过基础值 25%。

（二）CIN 的病理生理学

1. 碘对比剂肾毒性包括化学毒性（离子性、含碘物质）、渗透毒性、碘对比剂组分中与黏滞度相关毒性。

2. 关于对肾毒性的相关机制，目前尚无足够证据达成共识。

（三）基础肾功能评估

肾功能不全者在使用碘对比剂前，建议采用 MDRD 公式（肾脏病饮食调整研究公式）计算 eGFR（估算的肾小球滤过率）。

1. **MDRD**　适合中国人的改良形式的 MDRD 公式：

$$GFR[ml/(min·1.73m^2)]=175×Scr(mg/dl)–1.154×年龄–0.203×(0.742 女性)$$

2. 紧急情况时，可在没有评估肾功能情况下使用碘对比剂。

（四）对比剂肾病的危险分层

1. **危险因子**　①高龄（≥75 岁）；②原有肾功能不全；③糖尿病；④血容量不足；⑤心力衰竭；⑥使用肾毒性药物：非甾体类药物和血管紧张素转换酶抑制剂类药物；⑦低蛋白血症、低血红蛋白血症；⑧低钾血症；⑨单克隆免疫球蛋白病；⑩大剂量使用碘对比剂；⑪ 不完全水化。

2. **危险因子积分预测**　见表 6-6、表 6-7。

表 6-6　对比剂肾病危险因子评分

危险因子	评分
高血压	5
主动脉内球囊	5
充血性心力衰竭	5
年龄≥75 岁	4
贫血	3
糖尿病	3
对比剂用量（每 100ml）	
血肌酐浓度 >1.5mg/dl	4
40≤GFR<60	2
20≤GFR<40	4
GFR<20	6

表 6-7　对比剂肾病危险因子积分

风险评分	CIN 风险	透析风险
≤5	7.5%	0.04%
6～10	14.0%	0.12%
11～16	26.1%	1.09%
≥17	57.3%	12.6%

（五）渗透压及黏滞度在 CIN 发生发展过程中的作用

目前多数观点认为，两者在对比剂肾病的发生发展过程中均起作用。

1. **渗透压**　渗透压高于血液的对比剂会导致肾血管收缩、渗透性利尿、肾性贫血。

2. 黏滞度　黏滞度较高的对比剂与血液混合，可引起通过微循环的血流一过性减慢，肾小管阻力增加引起肾间质压力增加，导致髓质血流降低。

（六）最大对比剂用量公式

推荐最大对比剂用量=5ml×体重（kg）/基础血清肌酐（mg/dl）。

（七）对比剂的给药方式

X 射线对比剂可通过血管内给药、口服或在造影部位直接注射等方式给药。给药方式根据检查方法、目的、部位及所使用的对比剂而异。

1. 动脉内给予碘对比剂比静脉内给予有更高的 CIN 危险。

2. 经肾动脉和腹主动脉注射对比剂，使肾脏损伤可能性更大。

（八）对比剂的排泄

给药到血管内的对比剂主要通过肾脏排泄到尿液中，而口服的对比剂则会排泄到粪便中。直接给药时，对比剂将被周围组织吸收进入静脉中，然后主要排泄到尿液中。

碘海醇（iohexol）给药到血管内，经过肾脏排泄进入尿液中的排泄率，1h 在 50% 左右，24h 为 93%～99%。

（九）对比剂使用的时间间隔

1. 重复使用碘对比剂造影，每次给予诊断剂量，是 CIN 发生的危险因素。

2. 72h 内重复应用诊断剂量对比剂是发生 CIN 的独立预测因子。建议两次对比剂应用间隔时间最好为 14d。

（十）对比剂肾病的预防

1. 询问病史　包括肾脏疾病、肾脏手术、糖尿病、高血压、痛风、近期应用肾毒性药物或其他影响肾小球滤过率的药物。

2. 水化　建议在使用碘对比剂前 4h 至使用后 24h 内，对被检者给予水化。

3. 关于药物　没有足够证据证实使用药物可以降低 CIN 发生率；目前没有任何一种药物经过权威机构验证可以降低 CIN 发生率。

4. 血液滤过　血液滤过预防 CIN 的作用有待进一步证明。

（十一）对比剂肾病的预后

1. 通常为一过性，血清肌酐在给药后 3d 达峰值，10d 左右回到基线水平。

2. 如果给药后 24h 内血清肌酐水平增加不超过 0.5mg/100ml，则不倾向发生可察觉的 CIN。

3. 转归与肾功能减退及被检者的状况有关，肾功能严重障碍者可造成不可逆性结果。

二、碘对比剂不良反应的分类与临床表现

几乎所有药物在发挥其功效的同时都会引发一定程度的不良反应。即便在正常用法、用量情况下，也有可能出现有害的或与用药目的无关的反应，严重者甚至可危及生命。按照国际药物监测合作中心的规定，将正常剂量的药物用于预防、诊断、治疗疾病时出现的有害和与用药目的无关的反应称为药物不良反应。同样，在造影检查中，被检者因注射碘对比剂后可能出现碘过敏或其他原因引起的不良反应，检查人员必须熟练掌握碘对比剂不良反应的症状及处理方法。一旦被检者出现不良反应，应立即停止注射。轻者待症状缓解后可继续进行检查，重者应立即终止检查，并迅速采取相应的急救措施。

（一）碘对比剂不良反应的分类

1. 按照发生机制分类　①特异性/过敏样反应。这类不良反应与碘对比剂剂量、注入方式和流率无关，其临床表现通常与一种药物或其他过敏原的过敏性反应相同，但是在多数发生反应的被检者中无法识别出抗原-抗体反应，因此被归类为过敏样或特异性反应。②非特异性/类生理反应：类生理反应不同于过敏样反应，是机体对对比剂的一种生理性应答。这类不良反应与碘对比剂的剂量、注入方式、流率和理化性质相关，一般表现为对比剂对器官或系统所产生的反应，最常累及的器官或系统为肾脏、心血管系统、神经系统。

2. 按照严重程度分类　分为轻度、中度和重度不良反应。①轻度：体征和症状具有自限性且无进展依据；②中度：体征和症状更明显；③重度：体征和症状通常会危及生命。

3. 按照发生时间分类　①急性不良反应：对比剂注射后 1h 内出现的不良反应；②迟发性不良反应：对比剂注射后 1h 至 1 周内出现的不良反应；③晚发性不良反应：通常在对比剂注射 1 周后出现的不良反应。

（二）碘对比剂不良反应的临床表现

1. 轻度反应　主要表现为皮肤发红、荨麻疹、恶心、头晕、咽喉发热发痒、打喷嚏等。

2. 中度反应　主要表现为全身大量荨麻疹、轻微喉头水肿、血压一过性下降等。

3. 重度反应　很少见，发生率仅为 0.01%～0.05%，主要表现为血压明显下降，休克，严重的气管、支气管水肿痉挛，严重的喉头水肿，甚至可能引起死亡。

三、碘对比剂不良反应的预防

（一）全身不良反应的危险因素

1. 既往有使用碘对比剂全身不良反应病史，症状包括荨麻疹、支气管痉挛、明显的血压降低、抽搐、肺水肿等。

2. 哮喘。

3. 与治疗既有疾病有关药物引起的过敏反应。

（二）使用对比剂检查室必须常备的抢救用品

1. 检查室中必须准备的器械　①装有复苏药物（必须定期更换）和器械的抢救车；②必须备有医用氧气管道、氧气瓶或氧气袋；③血压计、吸痰设备、简易呼吸器等。

2. 检查室中必须备有的紧急用药　①1∶1000 肾上腺素；②组胺 H_1 受体拮抗剂（抗组胺药，如异丙嗪、苯海拉明）；③地塞米松；④阿托品；⑤生理盐水或林格液；⑥抗惊厥药（如地西泮等）。

（三）碘对比剂不良反应的预防

1. 一般性预防　①建议使用非离子型碘对比剂；②不推荐预防性用药；③对比剂使用前加温到 37℃；④被检者注射对比剂后须在观察室留观 30min 才能离开。

2. 建立抢救应急通道　建议建立与急诊室或其他临床相关科室针对碘对比剂不良反应抢救的应急快速增援机制，确保不良反应发生后，在需要的情况下，临床医生能够及时赶到现场进行抢救。

四、碘对比剂不良反应的处置

（一）急性不良反应

对比剂注射后 1h 内出现的不良反应。

1. 恶心/呕吐　①一过性的：支持疗法。②重度的、持续时间长的：应考虑适当的使用止吐药物。

2. 荨麻疹　①散发的、一过性的：包括观察在内的支持性治疗。②散发的、持续时间长的：应考虑适当的组胺 H_1 受体拮抗剂肌肉内或静脉内注射。可能会发生嗜睡和（或）低血压。③严重的：考虑使用肾上腺素（1：1000），成人 0.1～0.3ml（0.1～0.3mg）肌内注射；6～12 岁儿童注射成人剂量的 50%，6 岁以下儿童注射成人剂量的 1/4（25%）。必要时重复给药。

3. 支气管痉挛　①氧气面罩吸氧（6～10L/min）。②β_2 受体激动剂定量吸入剂（深吸 2～3 次）。③肾上腺素：a. 血压正常时：肌内注射 1：1000，0.1～0.3ml（0.1～0.3mg）；儿童被检者：0.01mg/kg，最多不超过 0.3mg。b. 血压降低时：肌内注射 1：1000，0.5ml（0.5mg）；6～12 岁儿童：0.3ml（0.3mg）肌内注射；6 岁以下儿童：0.15ml（0.15mg）肌内注射。

4. 喉头水肿　①氧气面罩吸氧（6～10L/min）。②肌内注射肾上腺素（1：1000），成人 0.5ml（0.5mg），必要时重复给药。③儿童被检者：6～12 岁，0.3ml（0.3mg）肌内注射；6 岁以下，0.15ml（0.15mg）肌内注射。

5. 低血压

（1）单纯性低血压：抬高被检者的双腿，氧气面罩吸氧（6～10L/min）；静脉补液：快速，普通生理盐水或乳酸盐林格液；如果无效：肌内注射 1：1000 肾上腺素，0.5ml（0.5mg），必要时重复给药；儿童被检者：6～12 岁，0.3ml（0.3mg）肌内注射；6 岁以下：0.15ml（0.15mg）肌内注射。

（2）迷走神经反应（低血压和心动过缓）：抬高被检者的双腿；氧气面罩吸氧（6～10L/min）；静脉注射阿托品 0.6～1.0mg，必要时于 3～5min 后重复给药，成人总剂量可达 3mg（0.04mg/kg）；儿童被检者静脉注射 0.02mg/kg（每次最大剂量 0.6mg），必要时重复给药，总量可达 2mg；静脉内补液：快速，普通生理盐水或乳酸盐林格液。

6. 全身过敏样反应

（1）求助复苏小组。

（2）必要时，气道吸引。

（3）出现低血压时抬高被检者的双腿。

（4）氧气面罩吸氧（6～10L/min）。

（5）肌内注射肾上腺素（1：1000），成人 0.5ml（0.5mg），必要时重复给药。6～12 岁儿童被检者：0.3ml（0.3mg）肌内注射；6 岁以下：0.15ml（0.15mg）肌内注射。

（6）静脉补液（如普通生理盐水、乳酸盐林格液）。

（7）H_1 受体拮抗剂，如苯海拉明 25～50mg 静脉给药。

（二）迟发性不良反应

对比剂注射后 1h 至 1 周内出现的不良反应。

1. 对比剂给药后可出现各种迟发性症状（例如恶心、呕吐、头痛、骨骼肌肌肉疼痛、发热），但许多症状与对比剂应用无关，临床须注意鉴别。

2. 与其他药疹类似的皮肤反应是真正的迟发性不良反应，它们通常为轻至中度，并且为自限性。

迟发性不良反应处理措施：对症治疗，与其他药物引起的皮肤反应的治疗相似。

（三）晚迟发性不良反应

通常在对比剂注射 1 周后出现的不良反应。晚迟发性不良反应类型或可引起甲状腺功能亢进，偶见于未经治疗的格雷夫斯（Graves）病或结节性甲状腺肿被检者［老年人和（或）缺碘者］。

五、碘对比剂使用禁忌证

（一）绝对禁忌证

甲状腺功能亢进未治愈的被检者不能使用含碘对比剂。

1. 使用碘对比剂前，一定要明确被检者是否有甲状腺功能亢进。

2. 甲状腺功能亢进正在治疗康复的被检者，应咨询内分泌科医生是否可以使用含碘对比剂。如果内分泌科医生确认可以使用碘对比剂，建议使用能满足诊断需要的最小剂量，并且在使用碘对比剂后仍然需要密切观察被检者的情况。

3. 注射含碘对比剂后 2 个月内应当避免甲状腺核素碘成像检查。

（二）应慎用碘对比剂的情况

1. 肺及心脏疾病　如肺动脉高压、支气管哮喘、心力衰竭。

2. 妊娠期和哺乳期妇女　孕妇可以使用含碘对比剂；妊娠期间孕妇使用对比剂，胎儿出生后应注意其甲状腺功能。目前资料显示碘对比剂极少分泌到乳汁中，因此使用对比剂不影响哺乳。

3. 骨髓瘤和副球蛋白血症　此类被检者使用碘对比剂后容易发生肾功能不全。

4. 高胱氨酸尿　碘对比剂可引发高胱氨酸尿被检者血栓形成和栓塞。

（朱万安　张　艳）

参 考 文 献

胡春洪, 张追阳, 2012. 胸腹部影像图解. 北京: 人民军医出版社.

高俊峰, 贾艳梅, 2014. 对比剂肾病的危险因素分析与护理. 临床护理杂志, 13(4): 34-36.

李真林, 2014. 多层螺旋 CT 成像技术. 北京: 人民卫生出版社.

梁蝴蝶, 闫欣, 黄杰, 2018. CT 高压注射器静脉输注碘对比剂的应用及护理. 医学影像学杂志, 28(3): 481-483.

张鑫, 王艺, 任克, 2017. 碘对比剂肾损伤的检测方法. 放射学实践, 32(6): 643-649.

张振红, 解丙坤, 洒盼盼, 等, 2020. CT 增强扫描碘对比剂不良反应的临床表现分析. 医学影像学杂志, 30(9): 1718-1720.

第七章　各部位 CT 常规临床应用

第一节　头颈部 CT 常规临床应用

一、适　应　证

1. 颅脑外伤、肿瘤、血管疾病、颅内感染、先天性颅脑畸形、脑积水，颅内肿瘤术后和放疗后复查等。

2. 鞍区肿瘤，颅脑外伤累及鞍区，鞍区先天性发育异常等。

3. 眼眶（含视神经管）与鼻骨外伤性病变包括眼部与鼻骨外伤及伴发疾病；非外伤性病变包括眼部发育性病变、脉管性疾病、炎症、眼球和眼眶肿瘤及肿瘤样病变、眼部术后评估等。

4. 耳部中耳炎、耳畸形、颞骨外伤、颞骨及侧颅底肿瘤与肿瘤样病变、传导性或混合性耳聋、非搏动性耳鸣、人工耳蜗植入或其他经颞骨入路手术的术前评估及血管搏动性耳鸣等。

5. 鼻腔、鼻窦与颌面部炎症、肿瘤、外伤、脑脊液鼻漏、鞍区病变经鼻内镜术前评估等。

6. 颈部包括咽喉部、涎腺、甲状腺等占位性病变，颈部淋巴结病变、血管性病变，以及颈部外伤或气管插管术后评估等；食管异物、上气道狭窄、声带麻痹等非肿瘤性病变。

二、检查前准备

1. 认真阅读 CT 检查申请单，了解病情，明确检查目的和要求。对检查目的及部位要求不清的申请单，应与临床医生核准、确认。

2. 做好解释工作，消除被检者的紧张心理，取得被检者配合。

3. 去除头、颈部的金属饰物，避免伪影干扰。扫描眼部时，嘱被检者闭目，保持眼球静止状态。

4. 对增强扫描者，按碘对比剂使用要求准备。

5. 对婴幼儿、外伤、意识不清及躁动不安的被检者，根据情况给予适当镇静剂。

三、检　查　技　术

1. 检查体位　被检者仰卧于检查床上，头置于头架中，正中矢状面垂直于床面并与被检者中线重合，检查部位左右结构对称。

2. 扫描模式　使用非螺旋扫描或螺旋扫描模式。高分辨力 CT 扫描模式选择较小的准直器宽度和螺距，其他可视具体情况选择较大准直器宽度和螺距。准直宽度能覆盖扫描范围且图像质量满足需求时可使用非螺旋扫描模式。

3. 检查技术

（1）颅脑

1）扫描定位：嘱被检者下颌内收，使用侧位定位，激光定位灯水平线对准头顶。扫描基线为听眦线，扫描范围从头顶至颅底（图 7-1）。

2）扫描参数：非螺旋扫描方式，管电压 120kV，有效管电流量 200～250mAs，层厚、层间距为 5mm，扫描野为 200～250mm，薄层图像重建层厚 1～2mm，层间距为层厚的 50%～80%，图像采用标准算法和骨算法。对于外伤或不配合的被检者，推荐使用螺旋扫描模式，螺距 0.5～0.8。

3）增强参数：对比剂浓度为 300～400mgI/ml，对比剂用量 1.0～1.2ml/kg，注射流率 1.5～

2.0ml/s；感染、囊肿延迟时间 3min，转移瘤、脑膜瘤延迟时间 5～8min（图 7-2）。

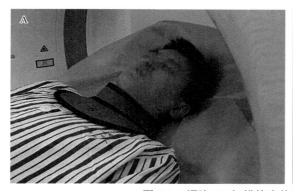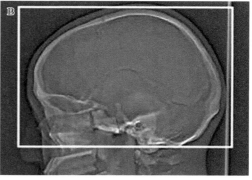

图 7-1 颅脑 CT 扫描检查体位（A）及定位像（B）

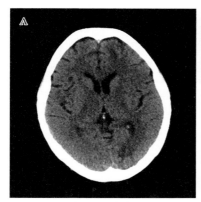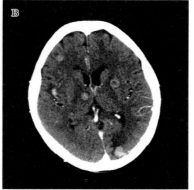

图 7-2 肺癌脑转移 CT 平扫（A）及增强图像（B）

（2）鞍区

1）扫描定位：嘱被检者下颌内收，使用侧位定位，激光定位灯水平线对准头顶。扫描基线为听眦线，扫描范围从颅底至侧脑室水平（图 7-3）。

2）扫描参数：采用螺旋扫描方式，管电压 120kV，有效管电流量 200～250mAs，扫描层厚 1～2mm，层间距为层厚的 50%～80%，重建标准算法和骨算法图像。对于外伤或不配合的被检者，推荐使用螺旋扫描模式，冠状位重建图像。

3）增强参数：对比剂浓度为 300～370mgI/ml，对比剂用量 1.0～1.2ml/kg，注射流率 2.5～3.0ml/s，

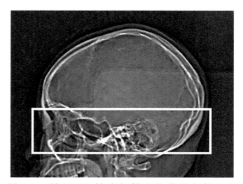

图 7-3 鞍区 CT 检查扫描定位像及扫描计划

动脉期延迟 25s，实质期延迟 60～70s。对于怀疑垂体微腺瘤的被检者，动态扫描更具有诊断价值。

（3）眼部、眼眶和鼻骨

1）扫描定位：嘱被检者闭目，保持眼球静止状态，使用侧位定位，激光定位灯水平线对准外耳孔。扫描基线为听眦线，眼部、眼眶扫描范围为眼眶上缘 1cm 至眼眶下缘 1cm，可根据病变大小扩大扫描范围；鼻骨扫描范围为鼻根至鼻尖（图 7-4）。

2）扫描参数：螺旋扫描方式，管电压 100～120kV，有效管电流量 180～250mAs，扫描野为 200～250mm，螺距 1.0～1.5，层厚 1～2mm，层间距为层厚的 50%～80%，图像重建用软组织算法和骨算法。

3）增强参数：对比剂碘浓度 300～370mgI/ml，用量 1.0～1.2ml/kg，注射流率 2.0～3.0ml/s。延迟时间为 35～45s。对于血管性病变可采用动静脉双期扫描，动脉期 25s，静脉期 65s（图 7-5）。

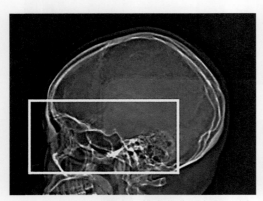

图 7-4　眼部 CT 检查扫描定位像及扫描计划

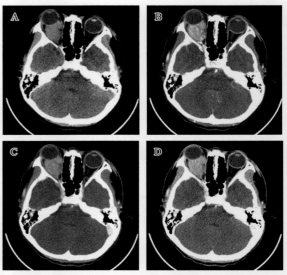

图 7-5　眼眶 CT 平扫（A）、动脉期（B）、静脉期（C）、延迟期（D）

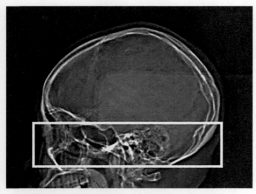

图 7-6　耳部 CT 检查扫描定位像及扫描计划

（4）耳部

1）扫描定位：使用侧位定位，激光定位灯水平线对准外耳孔，扫描基线推荐使用听鼻线（外耳孔到鼻翼连线，避开晶状体），扫描范围从岩骨上缘至乳突尖（图 7-6）。

2）扫描参数：螺旋扫描方式，管电压 120kV，有效管电流量 150～200mAs，扫描野 180～220mm，重建层厚≤1mm，层间距为层厚的 50%，重建骨算法图像，发现肿瘤或占位性病变增加软组织算法重建。

3）增强参数：对于软组织病变、面神经、听神经病变采用增强扫描，对比剂浓度为 300～370mgI/ml，用量 1.0～1.5ml/kg，注射流率 3.0ml/s。动脉期采用自动触发扫描模式，触发阈值 120～150HU，静脉期在自动触发后 16～18s 进行扫描，必要时可以延迟扫描（图 7-7）。

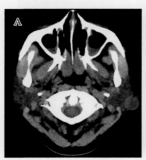
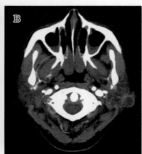
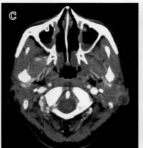
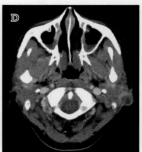

图 7-7　耳部 CT 平扫（A）、动脉期（B）、静脉期（C）、延迟期（D）

（5）鼻腔、鼻窦与颌面部

1）扫描定位：使用侧位定位，激光定位灯水平线对准外耳孔。扫描基线为听眶下线。鼻窦扫描范围从额窦上缘至上颌骨下缘（图 7-8）；颌面部扫描范围从眼眶上缘至下颌骨下缘，可根据病变调整范围；茎突扫描范围自听眶下线上 1cm 至第 4 颈椎下缘。

2）扫描参数：螺旋扫描方式，管电压 100～120kV，有效管电流量 150～220mAs，层厚 3mm，层间距 3mm，扫描野 200～250mm，重建层厚为设备允许的最薄层厚，层间距为层厚的 50%。

3）增强参数：肿块性病变行增强检查时，对比剂浓度、注射流率、增强扫描开始时间同眼眶增强 CT。

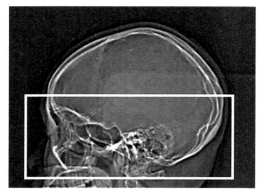

图 7-8　鼻窦 CT 检查扫描定位像及扫描计划

（6）颈部

1）扫描定位：嘱被检者平静呼吸，尽量避免吞咽动作，使用侧位定位，激光定位灯水平线对准外耳孔。扫描基线为听眶下线，扫描范围从颅底到主动脉弓水平（设定此扫描范围的主要原因是颈部间隙恶性肿瘤需评估颈部淋巴结转移），咽部扫描范围从口咽下 1cm 至颅底，喉部扫描范围从会厌软骨至环状软骨下缘，若发现肿瘤可扫描至颈根部以了解淋巴结受累情况；甲状腺扫描范围从第 3 颈椎下缘至第 7 颈椎下缘（图 7-9）。

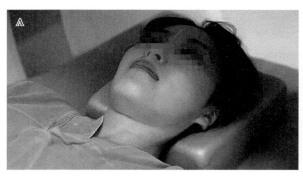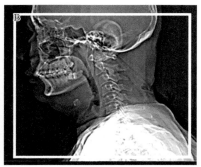

图 7-9　颈部 CT 扫描检查体位（A）及定位像（B）

2）扫描参数：螺旋扫描方式，管电压 100～120kV，有效管电流量 150～250mAs，螺距 0.8～1.0，扫描野 200～250mm。

3）图像重建：软组织算法和骨算法重建，层厚 1.0～1.2mm，层间距为层厚的 80%～100%。

4）增强参数：对比剂浓度、注射流率、增强扫描开始时间同眼眶增强 CT（图 7-10）。

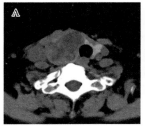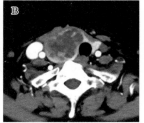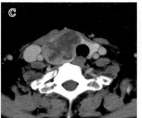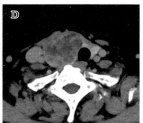

图 7-10　颈部平扫（A）及增强动脉期（B）、静脉期（C）及延迟期（D）图像

四、图像后处理

1. 颅脑　根据疾病诊断需要选择合适的窗宽窗位，采用薄层数据进行多平面重组（MPR），可获得脑组织的冠状位、矢状位和斜位图像，从不同角度显示肿瘤与周围软组织的相互位置关系。运用最大密度投影法（MIP）、容积再现技术（VRT）显示颅骨的骨折线、病变与周围解剖结构的关系。耳鸣及怀疑桥小脑角区病变者，调节窗口技术，以观察内听道有无扩大，并根据需要局部放大。外伤及肿瘤侵犯骨质者，须打印脑窗及骨窗图像。

2. 鞍区　根据临床和诊断要求，做鞍区局部冠状位、矢状位图像重组。利用容积数据进行容积再现，可利用模拟手术刀软件进行鞍区肿瘤手术路径图像重组。

3. 眼部和眼眶　眼部外伤者，常规采用 MPR 进行观察。眶壁细小部位骨折及眼内异物需结合多方位薄层图像进行观察，与视神经相关的病变可平行于视神经走行方向做斜矢状位 MPR 图像，以更好地显示视神经。MIP 和 VR 有助于观察鼻骨骨折的位置、类型及邻近解剖结构的关系，缩小 FOV 使图像放大，利用薄层、小间隔重建提高图像分辨力和病变检出率。眼部通常打印软组织窗，有外伤、钙化或病变侵犯眶壁时需要打印软组织窗和骨窗。眼部外伤或视神经病变可重建 MPR 图像进行多方位观察，还可结合 VR 进行多角度观察。眼眶和鼻骨需打印软组织窗和骨窗图像。

4. 耳部　可采用 MPR 进行冠状位和斜矢状位重组，炎症或肿瘤性病变需重建软组织算法的轴位图像。根据临床需求行三维重组和后处理，包括 MPR、MIP、VR 和仿真内窥镜（VE）。利用 MPR 可观察颞骨及中、内耳结构，冠状位能显示听小骨全长、内耳道、耳蜗及外耳道骨棘，但不能显示听骨链的立体结构，清晰度不如 VR，且对某些细节结构如前庭耳蜗无法显示或分辨。听骨链重建采用 MIP 和 VR（图 7-11）。内耳迷路三维重建采用最小密度投影（MinIP）显示骨迷路内腔和 MIP 显示骨迷路表面。

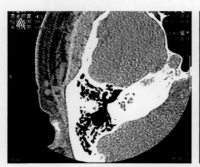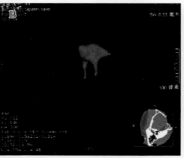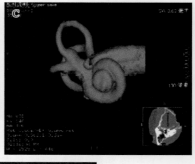
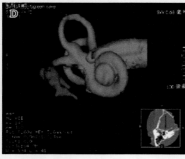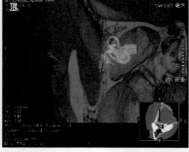

图 7-11　内耳 CT 薄层扫描（A）、锤骨显示（B）、内听道 VR 成像（C）与内听道与听小骨融合成像（D）、VR 与内听道、听小骨融合，VR 整体半透明（E）

5. 鼻窦、颌面部、茎突　曲面重组（CPR）技术可显示牙齿、牙槽突等弯曲走行结构，必要时加骨窗，观察颅底是否有破坏。口腔颌面部肿瘤常累及眼眶、鼻腔、上颌窦及颅底等结构，

MPR 技术能多方位显示病变与鼻窦、翼腭窝、神经管、颅底裂孔及周围重要结构的毗邻关系，对确定手术范围、制定手术方案具有重要意义。利用 VR 重组技术可去除茎突周围软组织仅保留茎突骨影像，再现茎突长度，以便精准测量。MIP 主要显示鼻窦、颌面部血管性病变、展示病变与周围血管的关系。VR 用于颌面部骨性结构的立体显示，如颌面部骨折、肿瘤侵犯骨质等，可以多角度多方位成像（图 7-12）。

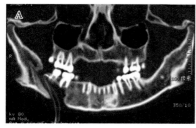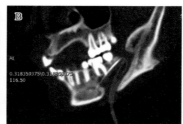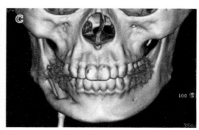

图 7-12　下颌骨曲面重组（A）、MPR 重组（B）、颌面部 VR 重组（C）

6. 颈部咽喉部　一般使用软组织窗，如咽喉部外伤、肿瘤侵犯骨组织时需加骨窗。MPR 可以更好地显示解剖结构和病变，MPR 是颈部最常用的后处理技术，对于颈部结构和病变进行实时多角度、多方位观察，有助于病变的精确定位和治疗计划的合理制定。CPR 及 MIP 技术主要用于显示颈部血管及血管性病变，了解富血供病变与血管的关系。VE 主要用于低密度的咽喉等气道内表面的立体观察，显示管腔内异物、新生物及管腔狭窄较好，也可用于高密度的强化后血管管腔内壁的显示，显示颈内动脉、椎动脉管壁钙化，评价血管狭窄及支架内情况较为直观。VR 主要用于头颈部 CTA 检查中显示头颈部血管的发育异常、动脉瘤、狭窄性或闭塞性病变，也可用于立体展示颈部肿块与血管和椎体的关系。

五、图像质量控制

1. 图像上的信息准确　图像上文字信息应包括医院名称、被检者姓名、性别、年龄、检查号、层厚、层间距、扫描时间、扫描野、当前层面位置、扫描方式、管电压、管电流量及左右标识；字母、数字显示清晰；图像文字既不能超出图像以外，也不能遮挡图像中的影像。图像必须足够大，可以用来评价头颈部正常解剖结构及病灶；图像对比度良好，最优化地显示组织间的不同层次，图像按解剖结构排列，无层面遗漏和错位，图像中无影响诊断的伪影。

2. 图像能满足影像诊断的需要　图像扫描完整，包括扫描部位全部组织结构图像。各结构具有明显对比，能清晰分辨细小解剖结构，清晰显示与周围邻近结构的关系。

3. 图像质量的等级评价　0 级：解剖结构显示不清，缺乏对比，伪影严重，无法诊断；1 级：解剖结构及病变显示模糊，伪影较重，不能达到诊断要求；2 级：解剖结构及病变可分辨，周围软组织显示较清楚，有伪影，但不影响诊断；3 级：解剖结构及病变可清晰显示，无伪影，可明确诊断。

图像质量必须达到 2 级或 3 级方可允许打印图片及签发报告。

六、临床应用进展

1. 低剂量检查技术进展　目前，头颈部低剂量 CT 的研究热点主要为如何在保证图像质量的同时降低辐射剂量，对头颈部低剂量 CT 的实现方法、图像的采集和后处理以及低剂量 CT 在头颈部疾病的临床应用进行研究。

研究者在头部低剂量扫描的研究中发现低管电压配合迭代重建可以使头部的辐射剂量降低 46%，同时提高脑灰白质对比度，降低图像噪声。有研究者报道采用降低管电压及管电流的方式实现儿童鼻窦超低剂量 CT 扫描，选择基于模型的迭代重建（MBIR）算法重建后的超低剂量扫描图像与经自适应统计迭代重建（ASIR）算法重建的常规扫描图像比较，前者图像质量更优，辐射剂量大幅度下降。颈部软组织结构复杂，CT 低剂量技术在疾病的诊断及病情评估中也有很好的应用。贝赫兹（Behroze）等通过改变管电流对疑有颈部软组织病变的被检者行低剂量 CT 检查，结果显示 ASIR 重建下的低管电流组图像背景噪声及信噪比与 FBP 重建算法重建下的常规管电流组相当，辐射剂量降低约 17%。有研究者应用双源 CT 低剂量技术诊断甲状腺病变，动、静脉期的管电流量分别为 60mAs 和 120mAs，观察动静脉期高低密度区的 CT 值变化，结果显示双期扫描的病灶高密度区及动脉期低密度区在诊断甲状腺良恶性疾病中有意义，整体诊断效能更好。

纵观目前头颈部肿瘤的低剂量研究方法，主要通过降低管电压、管电流及增加螺距实现，各种重建算法的运用也必不可少。虽然低剂量 CT 扫描图像噪声有所增加，但获得的图像质量完全可以满足临床诊断的要求，在某种程度上可以使病变更具有可视性，很大程度降低了被检者接受的辐射剂量。随着医学技术的发展，低剂量技术也将更加完善，其在头颈部的研究也将日趋成熟，最终为被检者带来益处。

2. 能谱 CT 检查技术进展 传统单能量 CT 是通过多光谱 X 射线源采集图像，基于组织结构的密度值或病变与背景对比度差异检出、鉴别病变。而能谱 CT 基于物质对不同能量 X 射线的光子衰减的差异，经后处理可获取物质选择性图像及能谱图像，包括碘图、虚拟平扫、有效原子序数图像、单能谱图像、能谱曲线等，常用参数包括碘浓度（IC）或碘容积（IV）、标准化碘浓度（NIC）、能谱曲线斜率（λ_{HU}）、有效原子序数（effective atomic number）等提供病变的定性、定量信息，可以进一步提高图像质量，从而有利于病变的检出和定性诊断。

能谱 CT 成像的优势主要表现在以下几个方面：①可降低辐射剂量；②虚拟平扫能够提供常规平扫信息，减少了辐射暴露及检查时间；③应用低 keV 可增加含碘强化结构的对比度，可减少对比剂的用量；④可进行多参数、定量评估；⑤虚拟单能谱成像能更好地显示线束细微的对比度，提高对比噪声比，从而优化图像质量。

近年来能谱 CT 的快速发展，对头颈部肿瘤及其周围侵犯和颈部淋巴结转移诊断的敏感性、特异性和准确性越来越高，提高了头颈部肿瘤的影像诊断和临床分期的准确率。首先，能谱 CT 有助于提高喉癌侵犯喉软骨及喉外侵犯的诊断能力。由于能谱 CT 的低能量图像可很好地显示肿瘤与邻近软组织，高能量图像可鉴别未钙化或骨化的软骨与肿瘤。对于可疑病例，碘基图上碘含量增加提示喉癌侵犯，无碘含量增加则表明喉癌未侵犯喉软骨。因此，碘基图像和混合能量图像联合可明显提高喉癌侵犯甲状软骨诊断的特异性，优于单一混合能量图像、常规 CT 或 MRI 检查，提高了诊断准确率。其次，能谱 CT 还有助于颈部淋巴结转移的术前评估。对于甲状腺乳头状癌淋巴结转移的术前诊断评估，与常规 CT 相比，静脉期能谱曲线斜率明显提高了诊断的特异性，而灵敏性无明显变化，是最佳的单一能谱 CT 定量参数；而静脉期能谱曲线斜率和动脉期标准化碘基浓度联合，既提高了诊断灵敏性，又提高了诊断特异性。这些定量参数是常规 CT 和超声诊断的有效补充。再次，能谱 CT 还可以提高 CT 鉴别诊断头颈部病变良恶性的准确率。甲状腺良恶性结节的碘基浓度、能谱曲线斜率和有效原子序数存在显著差异，对鉴别甲状腺结节良恶性有很好的前景。此外，头颈部虚拟平扫图像有可能替代真正平扫图像。与真正平扫图像相比，虚拟平扫图像上病变可见度、图像接受度、肌肉和病变强化率，以及发现病变、坏死、钙化的能力有很好的一致性，虚拟平扫图像有替代真正平扫图像的潜力。然而，能谱 CT 不能准确显示钙化、判断病变强化率，而微小钙化和病变强化率在头颈部病变鉴别诊断方面非常重要。因此，虚拟平扫图像能否真正替代平扫图像，还需要在临床实践中进一步检验。

3. CT 灌注成像技术进展 CT 灌注成像（CT perfusion imaging，CTPI）是在常规 CT 增强扫描的基础上，结合快速扫描技术和先进的计算机图像处理技术而建立起来的一种成像方法，能够反映组织的血管化程度及血流灌注情况，从而提供常规 CT 所不能获得的血流动力学方面的信息，属于功能成像的范畴。其过程为静脉注射对比剂的同时，对选定层面进行连续多次扫描，以获得该层面每一像素的时间密度曲线，应用去卷积算法计算出灌注组织的血流量、血容量、平均通过时间、表面通透性及对比剂的达峰时间等灌注参数，并对这些参数进行图像重建和伪彩色处理，还可以得到相应的彩图。时间密度曲线是以时间为横坐标，以注药后病灶增加的 CT 值为纵坐标，直接反映了对比剂在组织、器官内的浓度变化，间接显示了其灌注量变化。因此，CT 灌注成像可以量化评价组织、器官的灌注状态。

CT 灌注成像已广泛应用于头颈部肿瘤的临床工作中。在头颈部鳞癌中，灌注越低，局部放射治疗失败的可能性越大。CT 灌注参数能作为已放疗的头颈部鳞癌被检者局部治疗失败的独立的预测因子。相关研究表明，与治疗失败的被检者相比，获得局部控制的被检者的血流量（BF）和表面通透性（PS）参数具有更加重要的意义。在涎腺肿瘤中，CT 灌注成像参数 BF、血容量（BV）、PS 值在恶性肿瘤组均比良性肿瘤组高，诊断恶性肿瘤的敏感性为 92.3%，细针细胞学穿刺检测诊断恶性肿瘤的敏感性为 84.6%。因此，CT 灌注成像与细针细胞学穿刺检测联合应用可提高涎腺肿瘤诊断的准确性。在头颅肿瘤中，CT 灌注伪彩图表现各不相同，可以清晰区分肿瘤病灶及瘤周水肿，其中 PS 图能清晰地呈现肿瘤的轮廓、大小及肿瘤微血管的通透性情况。在口腔和口咽鳞癌的放、化疗后的研究中，初治和复发的肿瘤之间的灌注参数差异没有统计学意义，而疾病复发比治疗后改变的 BF 的基线显著升高。有鼻咽癌放射治疗的研究发现，肿瘤复发比治疗后改变有更高的 BF、BV 和 PS。CT 灌注在头颈部恶性肿瘤生物学行为的评估、诊断、鉴别诊断、临床分期、疗效评价、预后评估及随访中扮演着重要角色，能测量肿瘤的范围，探测淋巴结转移，预测治疗效果，鉴别复发与治疗后的改变，可用于恶性肿瘤治疗后的监测。

（吕发金）

第二节　胸部 CT 常规临床应用

一、适应证与推荐检查方案

（一）适应证

1. 肺部　肺、支气管和肺门等部位的各种疾病，如肺内良恶性肿瘤、结核、炎症和间质性、弥漫性病变等。

2. 纵隔肿瘤　显示淋巴结肿大情况等。

3. 胸膜和胸壁　能够对胸膜腔积液和胸膜增厚的范围与程度进行准确定位，鉴别包裹性气胸与胸膜下肺大疱，了解胸壁疾病的侵犯范围、与肋骨和胸膜的关系。

4. 外伤　了解外伤后有无气胸、胸腔积液及肋骨骨折等征象。

5. 胸部血管　发现血管病变如主动脉瘤、动脉夹层、肺栓塞、大血管畸形等，能较好地显示病变的程度、范围、并发症等。

（二）推荐检查方案

通常胸部 CT 可分为计算机体层平扫（non-contrast CT，NCCT）和增强计算机体层成像（contrast-enhanced CT，CECT）两种，在此基础上可根据目的或检查方案来进一步细分。平扫是 CT 检查的常规方法，能够检出肺部和纵隔的大多数疾病，但在心脏、大血管疾病方面的诊断价值有限。增强检查一般基于平扫发现病变后进行，其在显示血管、评价软组织强化和鉴别疾病等方面具有较强优势。根据《胸部 CT 扫描规范化专家共识》（以下简称"共识"），制定了根据临床放射学情况的胸部 CT 检查方案，见表 7-1。

表 7-1 临床常见胸部 CT 检查方案

临床症状	扫描方案
体检或肺癌筛查	LDCT
不明原因的呼吸困难，怀疑或已知的 ILD（如结缔组织疾病，风湿病），ILD 的随访	NCCT
怀疑或已知的支气管扩张症，小气道疾病	NCCT
不明原因发热	NCCT
纵隔增宽	CECT
恶性胸腔积液、脓胸、胸壁疾病	CECT
肺癌分期及随访	CECT，双期扫描
不明原因声带麻痹	CECT
孤立性肺结节的评价	动态多期相 CT
钝性或穿透性胸部创伤	CECT

LDCT. 低剂量 CT；ILD. 间质性肺疾病

二、检查前准备

（一）平扫检查前准备

1. 技师需要认真审阅申请单，明确被检者的检查部位，了解其检查目的和临床要求，详细阅读其临床资料。

2. 检查前技师应向被检者解释扫描全过程和扫描时间，告知其检查床移动和扫描发出的噪声是正常情况，消除其紧张心理，取得配合。

3. 去除胸部扫描范围内的可移除的金属物品和饰品，如钥匙、手机、项链等。

4. 对被检者进行呼吸训练，嘱其深吸气后屏气。对于耳聋和不配合呼吸的被检者在病情允许的情况下，训练陪同人员帮助被检者屏气，并为其做好辐射防护。对于无法配合的被检者可适当调整参数，缩短扫描时间来减少运动伪影。

5. 扫描过程中被检者应当保持不动，对于不配合者如婴幼儿、精神行为异常者可予以适当镇静。

6. 做好非受检部位的辐射防护。

（二）增强检查前准备

1. 被检者及其家属应签署对比剂过敏反应告知书。

2. 禁食 4h 以上。

3. 由护理人员为被检者建立静脉通道，告知其注射对比剂过程中可能出现发热症状是正常现象，不必紧张。

4. 其他准备同常规平扫检查。

三、检查技术

（一）常规平扫检查

1. 检查体位 仰卧位，头先进，双臂上举伸直或抱头，难以配合者可将手置于身体两侧。胸部正中矢状面垂直于扫描床平面并与床面长轴的中线重合（图 7-13）。检查前应对被检者进行吸气-屏气-呼

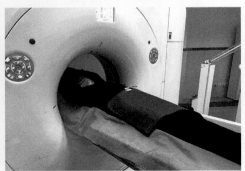

图 7-13 胸部 CT 扫描检查体位

气训练，以保证图像质量，不能屏气者应嘱其平静呼吸并尽量缩短扫描时间以减少呼吸运动伪影。

2. 扫描范围　肺尖开始至肺底，有外伤史者应扫描至肋骨结束（图 7-14）。扫描基线定于肩峰连线齐平或胸骨上窝处，Z 轴定位线与正中矢状面重合，水平线置于腋中线水平，对于肥胖被检者以扫描野内最大前后径的中点为准，避免部分组织无法重建所致的漏诊。在胸部正位定位像上确定扫描范围，范围包括肺尖至双侧肋膈角平面下 2～3cm，通常位于第 12 胸椎下缘或第 1 腰椎水平。

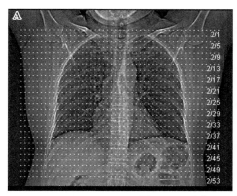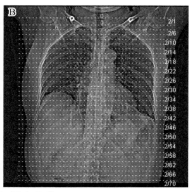

图 7-14　胸部 CT 扫描定位像
A. 普通扫描范围，B. 肋骨扫描范围

3. 扫描参数　常规胸部 CT 扫描采用螺旋扫描方式，扫描参数应根据被检者的具体情况和扫描设备特点而定。胸部扫描参数包括管电压、管电流量、螺距、自动管电流调节技术、层厚及层间距、显示野、重建算法等（表 7-2）。

表 7-2　64 排 CT 胸部常规平扫参数

	参数设置
管电压（kV）	100～140
管电流量（mAs）	100～216
螺距	1（无特殊要求一般不大于 1）
采集矩阵	512×512
旋转时间（s）	0.4～0.6
显示野（mm）	330～350（根据被检者体型而定）

有自动曝光的机型设置参考管电流量，无自动曝光的机型根据临床经验选择范围内固定管电流量

（1）管电压："共识"指出，管电压一般设置为 120kV（BMI 为 18～24kg/m²），对于小体型（BMI＜18kg/m²）被检者可设置为 100kV，而大体型（BMI＞24kg/m²）被检者则可设置为 140kV。由于胸部解剖结构比较丰富，管电压的设置要有穿透力，低电压扫描会使扫描野噪声增多，影响病变细节的显示。

（2）管电流量：自动管电流量正常体型设置范围 133～144mAs，对于小体型被检者可设置为 100～133mAs，大体型被检者可设置为 144～216mAs。管电流量的增加可以减少噪声，提高密度分辨力，从而减少或避免部分图像伪影。近几年随着体检人群的增加，低剂量 CT 检查盛行，建议结合使用迭代算法以改善降低剂量所致的噪声增加。

（3）螺距：推荐设置为 1，若无特殊要求不建议大于 1，以避免小病灶或图像细节显示不清。对于屏气较差的被检者可以适当增大螺距。

（4）自动管电流调节技术：关于 X 射线自动管电流调制（automatic tube current modulation，

ATCM）通过个体化调制管电流的输出，达到剂量优化的目的，各厂家设计不同的指标来控制管电流的输出，拥有各自的专利技术。

（5）层厚及层间距：层厚 5mm，层间距 5mm。对于可疑支气管扩张、肺部小结节等，需采用高分辨力 CT（HRCT）或 1～2mm 薄层靶扫描。

（6）显示野：建议选择固定数值（330～350mm），以提高肺炎、肺结核、肺癌等被检者复查诊断的精确度。遇到肥胖被检者，可设置 400～450mm 的重建，保证图像的信息不丢失。

（7）重建算法：胸部平扫原始扫描往往使用肺窗重建，目的是能最佳显示支气管和肺间质病变。重建层厚 5mm，层间距 5mm。肺窗：窗宽 1200～1500HU，窗位–600～–400HU，纵隔窗：窗宽 350～450HU，窗位 40～60HU。图像重建通常采用标准算法重建纵隔窗和肺窗；观察解剖和病变细节，重建层厚≤1mm；建议采用高分辨力算法重建，高分辨力算法的图像边缘勾画锐利，最适合肺窗的显示。对疑有骨质病变者，应获取骨窗图像：窗宽 1000～2000HU，窗位 300～500HU，所有重建图像上传工作站和 PACS。

（二）胸部 HRCT 检查

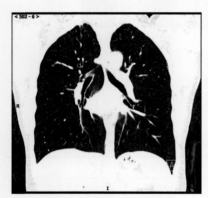

HRCT 多用于肺结节复查和间质性肺病，对于屏气不佳者，慎行 HRCT 检查。传统的 HRCT 扫描采用高千伏（140kV）、高分辨力算法、大矩阵和小 FOV 的成像方法。随着多层螺旋 CT（MSCT）的革新和迭代重建算法的广泛应用，低剂量检查普及，可以通过薄层高分辨力算法重建获得 HRCT 图像（图 7-15）。在肺部 CT 成像中，HRCT 是最能详细显示正常肺解剖和病理改变细节的一种影像学手段。HRCT 的有效空间分辨力达到 0.3mm，在 HRCT 图像上，支气管壁厚在 0.3mm 以上、管径为 2～3mm、相当于第 7 级至第 9 级的支气管均能显示。同样，肺血管直径达 0.3mm 者也能被显示，相当于第 16 级肺动脉。但正常的小叶间隔厚度＜0.3mm，肺泡壁的厚度正常只有 0.02～0.03mm，在 HRCT 上均无法分辨。因此，肺部 HRCT 检查是评估急性或慢性呼吸系统症状和弥漫性间质性肺病的有效工具。

图 7-15　HRCT 冠状面图

1. HRCT 的适应证　肺部弥漫性、网状病变的诊断和鉴别诊断；肺囊性和结节性病变的诊断和鉴别诊断；气道病变、胸膜病变的诊断和鉴别诊断；支气管扩张；矽肺等。

2. 相关准备、检查体位及范围　同常规平扫检查。

3. 扫描参数　采用高千伏和高管电流量扫描（140kV，140～210mAs），薄层扫描（≤1mm），高分辨力算法重建。

（三）胸部低剂量 CT 检查

随着医用 CT 检查量的增长，其辐射剂量及潜在的致癌作用越来越受到重视。调查显示，2006 年美国人群中人均接受的平均有效辐射剂量为 6.2mSv，约为 1980 年的 2 倍（3.6mSv）。医疗辐射对人群的总有效辐射剂量的占比，亦从 1980 年的 15% 上升至 2006 年的 48%，其中 CT 所占比例最大。

减少 CT 辐射剂量是可行的，然而，过度降低剂量又会导致图像噪声升高和对病灶诊断信心的降低。以往主要通过优化扫描参数，如管电流量、电压等，达到降低辐射剂量同时保证图像质量的目的。然而，传统的 CT 重建算法滤波反投影必须在图像锐利度和噪声之间平衡，如果想清晰地显示图像细节，就需要接受一定的图像噪声。

1. 适应证　体检人群及需要多次复查的被检者。

2. 相关准备、检查体位及范围　同常规平扫检查。

3. 扫描参数　无迭代重建技术时选择管电压 120kV，管电流量 30～50mAs；有迭代重建时选择管电压 100～120kV，管电流量 30mAs。

4. 重建算法　为软组织算法及高分辨力算法；重建层厚≤5mm，病灶需行薄层显示时，层厚视情况而定；肺窗：窗宽 1600～2000HU，窗位–800～–600HU，纵隔窗：窗宽 300～400HU，窗位 30～40HU。

（四）胸部增强 CT 检查

如需对病灶进行进一步辨别，需要行胸部增强 CT 扫描。对增强检查被检者，须在检查前与被检者签署 CT 增强检查知情同意书，告知被检者需进行必要的呼吸配合。

胸部增强 CT 扫描对比剂的注射部位推荐选择右前臂的肘静脉，从正常解剖而言，右侧锁骨下静脉直接汇入上腔静脉以完成回心血流，路线较短且通畅，而左侧的锁骨下静脉迂曲且部分纤细，跨过主动脉弓之后才汇入上腔静脉，路程较长且曲度较大，易受主动脉弓、弓上分支动脉迂曲压迫而狭窄，在高速注射对比剂的情况下，由于压力太大导致对比剂冲入浅表的静脉网中，致使浅表静脉对比剂残留现象的发生。

1. 适应证　显示血管和评价软组织强化情况，明确纵隔病变与心脏大血管的关系，有助于病变的定位与定性诊断。

2. 对比剂注射方案　对比剂浓度要求 300～350mgI/ml，对比剂用量根据被检者的体重（kg）乘以 1.2～2.0ml/kg 计算，注射流率 2.0～3.0ml/s，血管条件不好的酌情降低流率，扫描范围和扫描参数同常规平扫。在进行胸部血管成像时，最好使用个性化被检者协议技术（personalized patient protocol technology，P3T），根据被检者的身高、体重和对比剂的浓度进行自动设定对比剂的量和注射流率。

3. 扫描方法　常规分为两种：经验时间延迟法和对比剂智能跟踪技术。

（1）经验时间延迟法：动脉期延迟 25～35s 扫描、实质期延迟 55～65s 扫描，延迟期延迟 180s 扫描，如有特殊情况酌情处理。

（2）对比剂智能跟踪技术：确定跟踪层面为气管隆突层面，跟踪点定位于降主动脉。注射对比剂延迟 8～10s 开始跟踪，触发阈值设定为 120～200HU，实质期间隔 30s 扫描，180s 行延迟期扫描。

四、图像后处理

1. 窗口技术　常规横断面重组预置窗宽、窗位，肺窗窗宽 1000～1500HU，窗位–800～–600HU；纵隔窗窗宽为 300～500HU，窗位为 30～50HU；骨窗窗宽 1000～1500HU，窗位 250～350HU。

2. 图像重组技术

（1）多平面重组（MPR）：可用于胸部血管、食管及气管的管壁及管腔内外的显示，比如肺动脉、气管异物、食管异物及肿瘤等。

（2）容积再现技术（VR）：可用于肋骨、锁骨、肩胛骨、脊柱骨的骨折、骨质病变等显示，以及胸部血管（冠状动脉、肺动脉、心房、胸主动脉等）显示（图 7-16）。

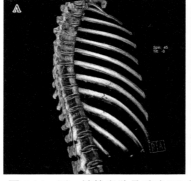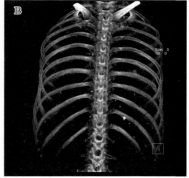

图 7-16　同一被检者肋骨重建 VR 图（A）和 MIP 图（B），可清晰显示肋骨骨折情况

（3）最大度投影（MIP）：可清楚显示胸部血管管壁的钙化斑块，以及血管、气道、食管内支架情况，结合 MPR 可显示肺结节与肺血管空间位置关系、结节特征等情况（图 7-17）。

（4）最小密度投影（MinIP）：是仅将每一投影线束所遇密度低于所选阈值的像素或密度最低的体素投影到与线束垂直的平面上，主要用于显示密度明显低的含气器官，如支气管、胃肠道等（图 7-18）。

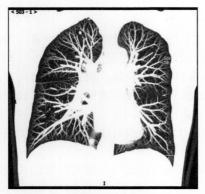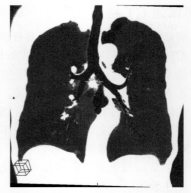

图 7-17　胸部 CT 冠状位 MIP 图　　　　图 7-18　胸部 CT 冠状位 MinIP 图

（5）曲面重组（CPR）：适用于显示胸部血管、食管及气管的管壁及管腔内外结构，如肺动静脉、气管异物、食管异物及肿瘤。

（6）气道重建技术（airway reconstruction technique）：适用于显示和诊断气管异物，可更直观、清晰地显示气管内异物（图 7-19）。

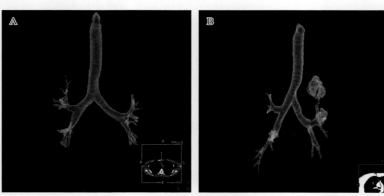

图 7-19　不同被检者气道重建图

A. 前后位；B. 右前斜位

五、图像质量控制

1. 图像能满足影像诊断的需要

（1）图像能清晰显示和分辨肺与纵隔的解剖结构，肺窗图像：肺纹理清晰，能够显示距胸膜 1cm 以内小血管；纵隔窗图像：能够清晰显示纵隔内大血管，且与周围脂肪有锐利界面；骨窗图像：可清晰显示胸壁诸骨的骨皮质和骨小梁。

（2）高分辨薄层重建图像能够清晰分辨次级肺小叶结构及叶间胸膜。

（3）病灶与周围结构有明确对比，可清楚识别，能够满足影像诊断的需要。

（4）增强检查：降主动脉 CT 值≥350HU，肺动脉 CTA 肺动脉干 CT 值≥300HU。

2.图像上的信息准确

（1）图像上文字信息：应包括医院名称、被检者姓名、性别、年龄、检查号、层厚、层间距、扫描时间、扫描野、当前层面位置、扫描方位、管电压、管电流量和左右标识；字母、数字显示清晰；图像文字既不能超出图片以外，也不能遮挡图像中影像。

（2）图像上影像信息：图像必须足够大，可以用来评价正常肺与纵隔解剖结构及病灶；图像对比度良好，最优化地显示组织间的不同层次；图像应按解剖顺序排列，无层面遗漏及错位；图像中无影响诊断的伪影。

3.图像质量的等级评价标准

（1）0 级：图像内肺与纵隔影像模糊不清，结构不可辨，伪影严重，不能诊断。

（2）1 级：图像内肺与纵隔影像不清晰，结构不可辨，伪影较重，不能达到诊断要求。

（3）2 级：图像内肺与纵隔影像清晰，有少许伪影，但结构可辨，可以诊断。

（4）3 级：图像内肺与纵隔影像清晰，图像上次级肺小叶可识别，无伪影，可明确诊断。

图像质量必须达到 2 级或 3 级方可允许打印图片及签发报告。

4.胶片制作规范　常规打印纵隔窗胶片（层厚 5mm，层间距 5mm）、肺窗胶片（层厚 5mm，层间距 5mm），对肺间质病变打印高分辨肺窗（层厚 1.0mm，层间距 1.0mm）胶片，重组部分加打印重组胶片。建议使用云胶片技术或者云存储技术，每张胶片排版建议使用纵隔窗和肺窗一一对应，有利于鉴别诊断和解剖识别。条件允许的医院建议刻录光盘。各医院可以根据自己医院的情况选择不同方案。

六、临床应用进展

（一）能谱 CT 成像

能谱 CT 在胸部疾病中的应用已初见成效，包括在肺部良恶性病变的鉴别诊断、评估恶性肺部磨玻璃结节（ground-glass nodule，GGN）的血供并预测侵袭性、辅助预测分子标志物表达及水平、评价肺癌分化程度、TNM 分期评估，疗效评估，肺血管成像等方面均具有广阔的应用前景。研究者应用能谱 CT 双期扫描鉴别肺良恶性肿块，表明在 70keV 单能量 CT 图中，肺癌病变中心 CT 值、标准化碘浓度（normalized iodine concentration，NIC）及能谱曲线斜率（slope rate of spectral attenuation curve，λ_{HU}）低于炎性肿块，肺癌外周与中心区的 CT 差值则高于炎性肿块。在评价磨玻璃结节强化程度方面，通过改变后处理中三种基物质设定来避开病变内气体对测量的影响，为 GGN 的良恶性鉴别和侵袭性评估提供了客观定量的手段。有研究者探究了碘定量参数在肺腺癌侵袭性方面的应用价值，证明虚拟平扫可预测磨玻璃密度肺腺癌的侵袭性，并且联合碘增强图像可提高诊断性能。此外，有研究者应用能谱 CT 评估转移和非转移淋巴结碘分布、碘摄取量的差异，发现转移性淋巴结碘含量明显低于非转移性淋巴结。在肿瘤疗效评估方面，能谱 CT 可以提供不同病变或病变治疗前后的碘含量参数，定量反映肿瘤内血管生成水平及其变化。

能谱 CT 因其简单的操作程序，丰富的定量参数，在肺癌的诊断、分期等方面具有一定的应用前景，而目前能谱 CT 在胸部中的应用尚处于初步阶段，可进一步挖掘能谱 CT 的潜能，进而推动其临床应用和发展。

（二）胸部 CT 灌注成像技术

目前，CT 灌注成像在胸部疾病中也有初步的应用，特别是在中央型或周围型肺癌的诊断、分期和分型中存在一定价值。CT 灌注图像联合平扫可以观察中央型肺癌被检者的肺部病变形态、边缘、密度，显示病变与支气管、纵隔关系及纵隔淋巴结转移情况，利于其早期诊断及分型。在对肺癌发生淋巴结转移的诊断效果研究中发现，肺癌淋巴结转移被检者表面通透性和灌注值明显高于无淋巴结转移被检者，在诊断肺癌淋巴结转移中有重要意义。

CT 灌注成像在评价肿瘤血管生成方面有着较强的优势，可以鉴别肺内良恶性肿瘤。肺癌多数是由支气管动脉供血，可造成动脉扩张、迂曲，同时血管外间隙扩大、微血管床增加，血管内皮细胞基底膜不完整，引起肿瘤组织中血管容积和毛细血管的通透性的增加，这样就造成增强后对比剂通过和弥散较快。肺内良性肿块血管较少，因此，对比剂进入少，并且扩散过程缓慢，所以良性肿块的血流量少。以上形成了 CT 灌注成像鉴别肺良恶性肿块的理论基础。

（吕发金）

第三节　腹部、盆腔 CT 常规临床应用

一、适　应　证

1. 肝脏和胆囊病变：包括肝肿瘤、肝囊肿、肝脓肿、脂肪肝、肝硬化、胆道占位、胆管扩张、胆管囊肿、胆囊炎和胆结石等。

2. 脾脏病变：能确定脾脏的大小、形态、内部结构和先天变异等，还能区分良恶性肿瘤、炎症及外伤引起的出血等。

3. 胰腺病变：能确定急性胰腺炎的类型，有无肿瘤，对肿瘤进行定位、定量和定性，了解外伤后胰腺是否有出血等。

4. 肾和肾上腺病变：能确定肾脏有无良恶性肿瘤及其大小、范围，有无淋巴结转移等；确定肾脏有无炎症、脓肿和结石；显示外伤后有无肾脏损伤及出血情况；确定肾上腺有无良恶性肿瘤及功能性疾病如肾上腺皮质功能减退等。

5. 腹部及后腹膜腔病变：可明确有无良恶性肿瘤的存在，如脂肪瘤和平滑肌肉瘤等；观察有无腹部肿瘤及腹膜后腔的淋巴结转移、炎症和出血。

6. 腹部血管性病变。

7. 盆腔膀胱、前列腺和睾丸病变：可明确有无良恶性肿瘤及前列腺增生；膀胱、子宫和卵巢有无良恶性病变及其他病变；外伤后有无骨盆骨折、泌尿系统生殖器官的损伤和出血等。

8. 盆腔血管髂血管及其分支的病变：包括动静脉瘤、动脉夹层、动静脉畸形，动脉粥样硬化等。

二、检　查　前　准　备

腹部检查前胃肠道需要充盈对比剂，所用对比剂种类及用途为：①中性对比剂：密度与水相似，CT 值范围 0～10HU，通常为水、甘露醇（2.5%）等渗溶液、生理盐水和含有山梨醇的低浓度硫酸钡（0.1%）等。水是最安全、最便宜的对比剂，适用于大部分的临床疾病，特别是静脉内注射碘对比剂的检查；甘露醇（2.5%）等渗溶液和含有山梨醇的低浓度硫酸钡（0.1%）等对比剂吸附能力强，适用于胃和小肠的疾病。②阳性对比剂：高密度，CT 值＞100HU，通常为硫酸钡（1%～2%）或碘与水（1%～3%）的混合物，适用于静脉内不注射碘对比剂的大部分临床疾病。③阴性对比剂：低密度，CT 值＜0HU，通常为空气和油乳剂，适用于胃和小肠的疾病。

1. 腹部常规 CT 检查前准备

（1）仔细阅读 CT 检查申请单，了解病史、体征及相关生化检查，明确检查目的及要求，初步明确扫描部位和扫描方式。

（2）禁食 4h 以上，检查前 1 周内禁服重金属成分药物。

（3）有消化道钡餐检查史者需要提前做腹部透视，明确腹部钡剂位置，急需检查者可清洁灌肠或口服缓泻药处理。

（4）去除腹部区域金属饰物、腰围、腰带及外敷药物。

（5）对被检者进行屏气训练，以深吸气后呼气末屏气扫描为佳。

（6）腹部器官灌注检查需加用腹带，以减少和限制被检者腹式呼吸所带来的运动伪影。

（7）增强扫描时，应向被检者解释增强目的、意义及全过程，告知检查存在的风险性，同时让家属及被检者知晓并签署碘对比剂使用知情同意书。

（8）做好被检者受检部位以外敏感器官的辐射防护，对危重被检者需家属陪同，应做好陪同人员的辐射防护。

2. 胃 CT 检查前准备

（1）禁食 6h 以上，检查时口服纯净水或 2%～3% 碘水溶液 300～500ml。

（2）训练呼吸屏气，不能配合者为防止腹式呼吸带来运动伪影，下腹部需用腹带加压。

3. 小肠 CT 检查前准备

（1）检查前晚低渣饮食并用复方聚乙二醇（PEG）电解质散液清洁肠道法（PEG-ELS）清洁肠道。

（2）检查当日禁食，并于检查前口服 2.5% 甘露醇溶液 1500～2000ml，间隔 20min，共 3 次口服完，以保持空肠、回肠处于适度充盈状态。

4. 结肠 CT 检查前准备

（1）根据结肠的检查目的和要求，确定口服中性对比剂或阳性对比剂，中性对比剂适用于结肠炎症、血管成像及增强扫描等，阳性对比剂适用于结肠肿瘤、穿孔及肠瘘等。

（2）检查前 1～3d 以低纤维食物为主，禁服含重金属成分的药物，禁做消化道钡餐检查。

5. 泌尿系统 CT 检查前准备

（1）1 周内禁服含重金属的药物。

（2）禁食 4h 以上，无须禁水。

（3）肾脏虽属腹膜后位器官，随呼吸运动影响较小，但仍需常规屏气训练。

（4）了解相关生化检查，怀疑有肾功能不全者，禁用对比剂增强。

（5）不注射含碘对比剂计算机体层摄影尿路造影（CTU）检查被检者，检查前需憋足尿液。

6. 盆腔 CT 检查前准备

（1）检查前 1 周禁服原子序数高或含重金属成分的药物，禁做消化道钡餐检查。

（2）禁食 3～4h，检查前饮用 800～1000ml 水，以保持膀胱处于充盈状态。

（3）已婚女性被检者常规在妇科门诊放置阴道塞或面纱块（未婚、急症被检者、阴道出血及阴道肿瘤等除外），以利于子宫颈和子宫病变的显示。

（4）临床疑有直肠病变，先行直肠灌肠术，而后注入 300～500ml 中性（水）或阴性（空气）对比剂保留灌肠。

（5）对不合作的被检者，采用口服 10% 水合氯醛（0.5～0.8ml/kg）或静脉注射地西泮等药物镇静。

三、检　查　技　术

（一）肝脏 CT 扫描方法

1. 平扫　仰卧位，足先进，两臂上举抱头。扫描方式：螺旋扫描，范围从膈顶至肝下缘，脾大者应扫至脾下缘。视野：45～50cm。层厚/层间距：5mm/5mm。扫描参数：管电压 100～120kV（BMI＜25kg/m² 用 100kV，BMI＞25kg/m² 用 120kV），婴幼儿/儿童可采用低管电压模式；管电流 250～300mA（或自动毫安秒）；转速≤0.8s/r；螺距 1.375；重建法：软组织算法。

2. 增强扫描　非离子型对比剂 300～370mgI/ml，1.5～2.0ml/kg 对比剂加 30ml 生理盐水。儿童用量为 1～1.5ml/kg。双筒高压注射器，注射流率：成人 2～3.5ml/s，儿童按 20s 完成对比剂注射计算流率。延迟时间：单动脉期，经验法延迟 25～30s（心功能不全被检者不建议用此方法），目前多数动脉期扫描采用监测自动触发模式，一般设置阈值为 130～150HU，延迟时间 6s，监测平面为肝门层面腹主动脉。双动脉期扫描，这种方法发现肝脏异常改变的敏感性要高于单动脉期扫描，且在动脉晚期图像上发现病变的概率要高于动脉早期，对于临床怀疑肝脏肿瘤被检者建议采用此方法。动脉早期 20～25s，动脉晚期 30～35s，肝脏门静脉期经验法 60～70s，肝脏延迟期经验法 120～150s（图 7-20）。

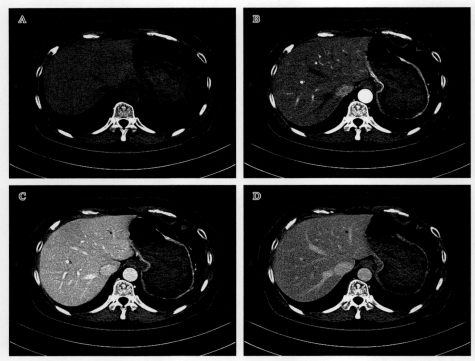

图 7-20　肝脏平扫及三期增强图像
A. 肝脏平扫；B. 肝脏动脉期增强图像；C. 肝脏门静脉期增强图像；D. 肝脏延迟期增强图像

（二）胰腺 CT 扫描方法

1. 平扫　仰卧体位，足先进，两臂上举抱头；螺旋扫描，范围从第 11 胸椎上缘至第 3 腰椎下缘；视野 45～50cm；层厚 3～5mm；管电压 100～120kV（BMI＜25kg/m² 用 100kV，BMI＞25kg/m² 用 120kV）；管电流 250～300mA（或自动毫安秒）；转速≤0.8s/r；螺距 0.984～1；重建算法：软组织算法。

2. 增强扫描　对比剂注射方案同肝脏 CT 增强扫描。延迟时间：胰腺动脉期经验法 25～35s（心功能不全被检者不建议用此方法）。目前多数动脉期扫描采用监测自动触发模式，一般阈值为 150HU，延迟时间为 6s，监测平面为肝门处腹主动脉。胰腺门静脉期经验法 50～60s。胰腺平衡期经验法 120～150s。

（三）肾上腺 CT 扫描方法

1. 平扫　仰卧位，足先进，两臂上举抱头；螺旋扫描，范围包括肾上腺；视野 45～50cm；层厚 3～5mm；管电压 100～120kV（BMI＜25kg/m² 用 100kV，BMI＞25kg/m² 用 120kV）；管电流 250～300mA（或自动毫安秒）；转速≤0.8s/r；螺距 0.984～1；重建算法：软组织算法。

2. 增强扫描　对比剂注射方案同肝脏 CT 增强扫描。常规检查期和延迟时间：动脉期用经验法 30～35s（心功能不全被检者不建议用此方法）。目前多数动脉期扫描采用监测自动触发模式，一般阈值为 150HU，延迟时间 6s，监测平面为肝门处腹主动脉内。实质期用经验法 50～70s。延迟期用经验法 3～5min。

（四）胃 CT 扫描方法

1. 平扫　仰卧位，足先进，两臂上举抱头。同时可根据病变位置，增加以下特殊扫描体位：胃窦部病变选择右侧卧位或仰卧左前斜位；胃体胃大弯侧病变选择俯卧位。螺旋扫描，范围从剑突至脐（包括膈上食管下段和胃）；视野 45～50cm；层厚 5mm；管电压 100～120kV（BMI＜25kg/m² 用 100kV，BMI＞25kg/m² 用 120kV）；管电流 250～300mA（或自动毫安秒）；转速≤0.8r/s；螺距 0.984；重建算法：软组织算法。

2. 增强扫描　对比剂注射方案同肝脏 CT 增强扫描。延迟时间：动脉期，延迟时间经验法 30～35s；阈值法阈值为 150～180HU，延迟时间 6s，监测平面为肝门层面腹主动脉。静脉期，延迟时间 70～80s。

（五）小肠及结肠 CT 扫描方法

1. 平扫　仰卧位，足先进，两臂上举抱头；螺旋扫描，范围为膈下平面至耻骨联合平面；视野 45～50cm；层厚 3～5mm；管电压 100～120kV（BMI＜25kg/m² 用 100kV，BMI＞25kg/m² 用 120kV）；管电流 250～300mA（或自动毫安秒）；转速≤0.8r/s；螺距 0.984～1.375；重建算法：软组织算法。

2. 增强扫描　对比剂注射方案同肝脏 CT 增强扫描。延迟时间：动脉期，延迟时间经验法 35s，阈值法阈值为 150～180HU，延迟时间 6s，监测平面为肝门层面腹主动脉；静脉期，延迟时间 70～80s。

（六）泌尿系统 CT 扫描方法

1. 平扫　多行低剂量平扫，采用正位定位像（图 7-21）；冠状面或矢状面重组图像显示尿路病变的能力与横断面图像相同。仰卧位，足先进，两臂上举抱头；范围从双肾上缘至耻骨联合；扫描参数：管电压 80～100kV；管电流 180～300mA；螺旋扫描，探测器宽度≥40mm；转速≤0.8s；扫描层厚 3～5mm；螺距≤1.375；重建算法：标准重建算法，重建层厚≤1.0mm。

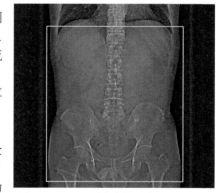

图 7-21　泌尿系扫描范围，双肾上缘至耻骨联合

2. 单次团注碘对比剂增强（常规三期扫描方案）

（1）皮髓质期：经验法延迟时间 30～35s（心功能不全被检者不建议用此方法）。目前多数肾皮髓质扫描采用监测自动触发模式，一般阈值为 150HU，延迟时间 6s，监测平面为肾门处腹主动脉。

（2）肾实质期：经验法延迟时间 80～120s。了解肾实质情况，可发现肾脏小的病灶。

（3）肾排泄期：经验法延迟时间≥180s（图 7-22）。根据肾功能不同可以延迟时间 15min 以上。

扫描参数：对比剂浓度 300～370mgI/ml，对比剂剂量 1.5～2.0ml/kg，对比剂加 30ml 生理盐水，双筒高压注射器，注射流率 3～4ml/s；管电压 120kV；管电流 180～200mA，螺旋扫描，探测器宽度≥40mm；旋转速度≤0.8s/r；层厚 3～5mm；螺距≤1.375；重建算法：标准重建，重建层厚≤1.0mm。

3. 分离团注碘对比剂增强　分离团注，即两次团注碘对比剂。在两个剂量之间插入一次充分的延迟，这样当第一次剂量正好排泄到肾收集系统、输尿管和膀胱，而第二次剂量仍使肾脏实质显影时进行扫描成像。

（1）分离团注的优势：一次增强 CT 扫描采集了肾实质期和排泄期两个时相的尿路图像，有效减少一次扫描，与三期或四期 CTU 扫描方案相比，这种方法降低了被检者的辐射剂量。

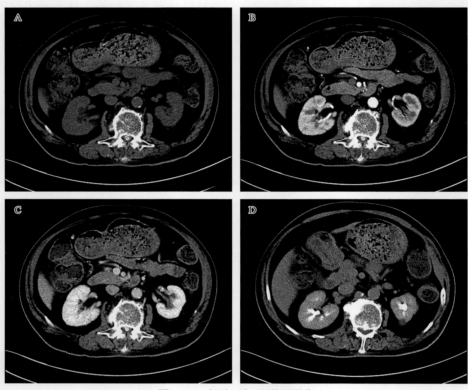

图 7-22　肾脏平扫及增强图像
A. 肾脏平扫；B. 肾脏皮质期增强图像；C. 肾脏髓质期增强图像；D. 肾脏排泄期增强图像

图 7-22

（2）分离团注的局限性：第一次团注的剂量减少可能使肾内集合系统与下尿路扩张的显影程度降低，影响病变检测的能力。收集系统内排泄的高浓度对比剂可能产生线束硬化性条纹伪影，从而限制对肾脏实质的评价。尽管分离团注的方法确实能减少被检者辐射剂量，但在整个检查中，辐射剂量的减少不超过 1/3。对比剂使用量较单次团注方案多，应注意和加强做好对比剂肾病的预防。

（3）扫描方案要点：第一次对比剂注射 30～50ml，延迟 600s（10min）。第二次对比剂注射 60～70ml，延迟 100s，组合肾实质期/排泄期系列。辅助方法：第一次注射对比剂后，静脉再缓慢注射 250ml 生理盐水，可有效改善尿路显影。

（4）扫描参数：同前。

（七）盆腔 CT 扫描方法

1. 平扫　仰卧位，足先进，两臂上举抱头；螺旋扫描；范围从髂嵴扫至耻骨联合下缘；视野 45～50cm；层厚 5mm；管电压 100～120kV（BMI <25kg/m² 用 100kV，BMI >25kg/m² 用 120kV）；管电流 200～300mA（或自动管电流调制）；转速 ≤0.8s/r；螺距 0.984～1.375；重建算法：标准或软组织重建算法，根据观察器官和病变情况适当调整窗宽与窗位，如需观察外伤骨折，可采用骨算法及靶重建。

2. 增强扫描　对比剂注射方案同肝脏 CT 增强扫描。延迟时间：经验法动脉期延迟 30～35s，静脉期延迟 60～75s；阈值法为 150HU，监测平面为腹主动脉分叉上水平处，动脉期触发延迟时间 12～17s，静脉期触发后延迟 42～57s。

四、图像后处理

1. 腹部实质脏器图像后处理技术

（1）实质脏器图像重建：薄层重建，层厚与层间距为 0.5～1.0mm，如果层厚过厚会出现"锯齿"状伪影。

（2）实质脏器重组技术：多平面重组可以更详细地显示脏器与肿瘤、炎性病变、血肿等病变的位置关系、关联性及浸润情况。最大密度投影技术可以对肿瘤的供血血管及其细微血管分布有更加清晰的显示。容积再现技术可以形象地显示脏器与肿瘤、脏器与血管、脏器与脏器的三维空间立体位置关系。

2. 腹部空腔脏器图像后处理技术

（1）空腔脏器图像重建：为了更细腻地观察器官及病灶，层厚与层间距为 0.5～1.0mm。

（2）空腔脏器重组技术：多平面重组（MPR）多角度、多方位地显示病灶的波及范围，胃壁、肠壁及邻近组织、器官的受累情况，并且可以显示腹腔淋巴结的转移情况。CT 仿真内镜（CTVE）可以沿着空腔脏器内腔反复地探查，观察肿瘤的形态、大小、表面情况及其基底部与脏器内壁的关系。CTVE 不但可以从形态上与内镜相近，还可以直接结合 MPR 多平面、断层显示病变对胃肠壁累及与其他邻近组织器官的位置关系。VR 可立体显示胃及结直肠较大肿块的占位情况，为临床手术提供形象的术前预期指导。最小密度投影（MinIP）可以显示空腔脏器内部信息、肿块的位置情况，方便测量其大小并显示空腔脏器的狭窄情况。

3. 泌尿系统图像后处理技术

（1）泌尿系统图像重建：为了观察病变、重建泌尿系统图像，需将原始图像进行薄层重建，层厚与层间距为 0.5～1.0mm。

（2）泌尿系统重组技术：MPR 多方位、多方向地显示病灶与肾输尿管、膀胱及邻近组织、器官的累及、输尿管的狭窄情况，并且可显示腹腔淋巴结的转移情况。在此基础上采用曲面重组（CPR）将肾脏、输尿管与膀胱连接起来并显示在同一平面，便于病变位置的确定及测量。增强后 CT 泌尿系统三维重组，可以使用 MIP 显示输尿管的管腔狭窄情况。VR 可以仿真、立体地显示输尿管的走行及狭窄情况（图 7-23）。

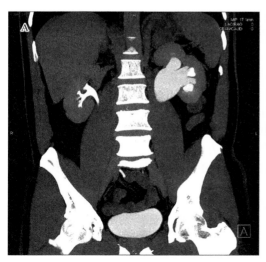 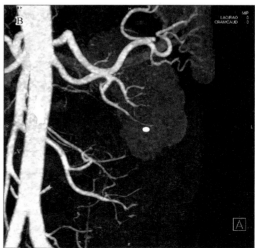

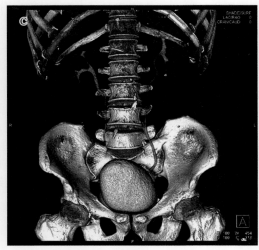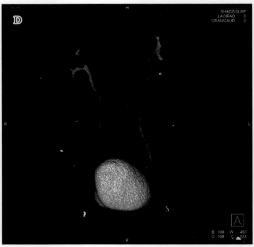

图 7-23　泌尿系三维成像技术

A、B.最大密度投影图像，显示肾盂扩张和肾结石；C、D.容积再现图像，可立体显示输尿管走行

4. 盆腔图像后处理技术

（1）实质脏器图像重建：薄层重建，层厚与层间距为 0.5～1.0mm。

（2）根据临床和诊断要求，需要做不同方位的图像重组或血管重建。盆腔图像的显示一般采用软组织窗，若脏器或病变密度相对较低时，可适当调低窗宽、窗位显示。发现有占位病变时可增加矢状面和冠状面图像重组。

（3）子宫、前列腺与直肠等占位病变，矢状面 MPR 重组可以帮助明确诊断；女性附件等占位性病变可选择增加冠状面 MPR 重组；如需观察供血动脉的占位或需观察占位与血管关系时，可选择其他血管三维后处理成像或直接采用 MIP。

（4）实质脏器的 MPR 可以更详细地显示肠管、子宫、前列腺、膀胱与肿瘤、炎性病变、血肿等病变的位置关系、相关联性及浸润情况。MIP 可以清晰显示盆腔肿瘤的供血血管及盆腔的微细血管分布。VR 可以立体地显示脏器与肿瘤、脏器与血管、脏器与脏器的空间立体位置关系。也可以使用透明化处理技术（transparency processing technique）。透明化处理是对扫描获得的图像数据进行阈值选择，重组出结构的外表面形态后，同时进行透明化处理，使图像不仅能显示表面，也能显示内部结构。仿真内镜是利用快速强大的计算机功能，将螺旋 CT 容积扫描所获得的图像数据进行后处理，观察角度置于空腔器官内，调节不同的明暗度与色彩，重建出空腔器官内表面的立体图像，酷似纤维内镜所见。

（5）骨盆骨结构三维重组：骨盆骨折是临床比较常见的外伤，严重者可引起失血性休克，甚至死亡。盆腔骨质又是骨纤维异常增生症、骨软骨瘤、尤因肉瘤及骨髓瘤的好发部位，故盆腔骨质的三维图像重组对于临床医生的诊断与治疗有很重要的意义。MPR 可以更详细地显示骨折线是否存在，骨折或肿瘤的波及范围，其与周围结构的关系和内部病变结构。MIP 可以模拟普通放射线片立体地对骨折线、肿瘤进行显示，给观察者提供多方向观察病变的帮助。VR 可以更形象地显示骨折断端、肿瘤等病变的空间立体位置关系，显示骨折较小碎片，较为逼真的模拟骨质的真实情况。

5. 图像后处理与打印排版建议　根据临床诊断需要，常规重建 MIP、VR、MPR 或 CPR 等后处理图像，运用多种方法，不同方向和层次上对病变进行显示，切忌用单一方式观察病变，而是以多角度图像观察血管及其病变情况。普通被检者无特殊的图像后处理，进行诊断阅片时可根据需要观察解剖部位进行局部的放大、缩小、旋转、裁剪等。放大功能用于观察局部细微病变的形态结构，通常病变太小，肉眼可能难以分辨；缩小功能主要用于观察病变整体形态。CT 图像可以通过调节合适的窗宽、窗位来增加图像对比，突出病变特征。CTA 排版格式建议 3×4 或 4×5 片，一般选择带骨 VR、去骨 VR，根据病变灵活运用各种重组技术优化病变显示。常规需排版打印横切位、冠状位、矢状位图像。平扫、动脉期和静脉期图像顺次排版打印。病变部位可放大排版打印。

五、图像质量控制

1. 肝脏 诊断肝脏病变的图像窗宽需要比胰腺、肾脏等脏器略窄，约 200HU，如果过宽则降低肝脏的密度分辨力，会掩盖一些密度与肝脏实质密度相近似或较小的病灶。对于肝脏内占位性病变，应行 CT 增强扫描进行病变性质的鉴别诊断，对于不典型血管瘤需要延长延迟时间。肝癌病灶伴坏死时，需要分别测量肿瘤坏死区、肿瘤边缘及正常肝实质的 CT 值。肝脏占位性病变，需要测量其最大平面的肿瘤径线。

2. 胰腺及胆道系统 怀疑胰腺占位性病变、胆道梗阻的被检者，应该薄层扫描或薄层重建图像，以便观察病变细节，减少漏诊。急性胰腺炎被检者应加大扫描范围，明确渗出坏死性病变的波及范围。

3. 肾上腺 扫描时可以选用靶扫描，但若需观察其他周围器官组织也可以正常视野扫描后使用原始数据对肾上腺进行靶重建。肾上腺较小病变如小腺瘤有时很难与邻近血管相区分，故应对图像进行 MPR 处理，从多个角度进行观察。

4. 泌尿系统 对于怀疑有肾、输尿管及膀胱结石的被检者一般不应直接行增强检查，增强排泄期或扫描前的过敏试验对比剂会影响对结石的判断，但若使用能谱 CT 或双源 CT 等可以实现虚拟平扫图像重建的 CT 扫描方式，则可酌情考虑直接行增强扫描，用虚拟平扫重建图进行结石的判断以降低辐射剂量。怀疑肿块性病变的被检者应进行注射对比剂的 CTU 或增强检查，以便明确肿块、了解输尿管狭窄情况及病变波及范围。对于 CTU 检查由于需要多次扫描应尽量降低单次扫描剂量，如采用 80kV 的管电压。儿童由于可能有迷走血管压迫输尿管造成梗阻，需要做增强扫描或对图像进行 MPR 与肿块性病变加以鉴别。

5. 消化道系统 扫描前应充分做好消化道准备，尽量清空消化道，以免残渣、内容物造成假象影响病灶判断，如不能清空内容物时应改变体位检查，内容物会根据体位的改变而改变位置，病灶则位置不变。胃及小肠扫描应大量饮水（或 2.5% 甘露醇等渗溶液），充盈胃肠道，以便观察胃肠壁病变情况，由于大量饮水有造成水中毒的危险，须配制平衡盐溶液便于做检查前的准备。结肠、直肠应经肛门充气，达到充盈管腔，观察肠壁的目的。对于怀疑消化道穿孔的被检者可用肺窗观察，肺窗对于气体尤为敏感，可以较好地发现较小的腹腔游离气体，避免漏诊。

6. 图像满足影像诊断的需要

（1）能够清晰地显示肝、脾和胆囊形态和边界，并与周围脂肪组织有清晰分界。

（2）平扫图像对正常肝内血管结构（包括门静脉及肝静脉主干和分支）可明确分辨；增强图像对肝动脉期、门静脉期和实质期图像均可准确、清晰显示各期相中肝内应强化的血管结构及正常脾的各期相强化特征。

（3）图像可清晰显示盆腔结构（膀胱、肠道，男性的前列腺和女性的子宫）及大血管的形态、边缘和密度，这些结构与周围脂肪组织有明显对比，盆壁肌肉可明确识别。增强各期图像均可清楚地显示盆腔结构的强化，盆腔内大血管在不同期相的强化特征。无影响诊断的伪影，包括金属异物伪影、呼吸运动伪影及设备引起的伪影。

7. 图像上的信息准确 ①图像上文字信息：应包括医院名称、被检者姓名、性别、年龄、检查号、层厚、层间距、扫描时间、扫描野、当前层面位置、扫描方位、管电压、管电流量和左右标识；字母、数字显示清晰；图中文字不能超出图片以外，也不能遮挡图像中影像。②图像上影像信息：图像必须足够大，可以用来评价正常肝、脾和胆囊、膀胱、子宫等的形态、结构及病灶；

图像对比度良好，最优化地显示组织间的不同层次；图像按解剖顺序排列，无层面遗漏及错位；图像对比度良好，无影响诊断的伪影。

8. 图像质量等级评价

（1）0 级：各组织结构间缺乏对比，肝、脾、胆囊、盆腔内诸结构等感兴趣器官与周围组织结构缺乏分界，显示不清，运动伪影严重，无法诊断。

（2）1 级：各组织结构间对比较差，肝、脾、胆囊、膀胱、盆腔内诸结构等感兴趣器官结构显示模糊，运动伪影较重，不能达到诊断要求。

（3）2 级：各组织结构间对比较好，肝、脾、胆囊、盆腔内诸结构等感兴趣器官结构显示较清，有少许运动伪影，但不影响诊断。

（4）3 级：腹部、盆腔各结构组织间对比良好，无运动伪影，可明确诊断。

图像质量必须达到 2 级或 3 级方可允许打印图片，签发报告。

六、临床应用进展

1. 低剂量 CT 检查技术进展　目前，CT 检查已成为诊断腹部和盆腔疾病的重要手段。然而，由于腹部各器官的密度差异较小，组织对比不明显，常规扫描需要较大的辐射剂量才能满足临床诊断需求。而行盆腔 CT 检查时，尽可能降低辐射剂量对保护被检者生殖腺具有重要意义。

自适应统计迭代重建（ASIR）算法能处理电子噪声及其他物理因素而导致的图像伪影，可以在保证图像质量的同时有效降低辐射剂量。马宇等研究发现采用 ASIR 结合自动管电流调制技术，可以在保证图像质量的同时大幅度降低腹部 CT 检查被检者所受辐射剂量。辛格（Singh）等研究发现，对于体重＜90kg 的被检者，采用 ASIR 70%，可在保证诊断可信度的同时将辐射剂量降到 4.2mGy。

2. 能谱 CT 检查技术进展　相关研究证实能谱 CT 可有效提高诊断胰腺癌的敏感性，并对胃癌进行 TNM 分期。此外，陈丽芳等研究发现能谱 CT 容积碘含量（VIU）对晚期胃癌化疗疗效评估具有一定的可行性，可能比依靠病灶最大径或 CT 值变化来评估的标准更灵敏。能谱 CT 以其特有的优势，也广泛应用于结直肠癌诊断与鉴别诊断中。然而，能谱 CT 后处理工作流程仍较为烦琐，给常规临床应用带来一定不便。

3. CT 灌注成像技术进展　腹部 CT 灌注成像技术要点如下。①体位及扫描前准备：被检者一般取仰卧位，双手举过头顶。由于腹部 CT 灌注扫描的扫描时间较长，呼吸运动伪影会影响图像质量和参数的可靠度，因此扫描前应认真训练被检者屏气，屏气时间最好达到 60～70s 以上，如不能长时间屏气可扫描前训练被检者平静而浅慢地呼吸，扫描过程中需增加腹带，其目的是固定被检者腹部，限制被检者的腹式呼吸幅度。②对比剂注射方案：经肘前静脉穿刺使用 18～21G 的穿刺针。注射前对比剂最好加热至 37℃，以减少对被检者的刺激及不适感。不同的品牌 CT 设备灌注成像使用的数学模型不同，其使用的灌注成像的后处理软件也不同，从而影响注射流率的选择。数学模型主要有两种：最大斜率法和去卷积法。最大斜率法原理简单，使用也较为广泛。但它要求团注对比剂的流率越快越好，越接近真实灌注情况。国外研究显示对比剂注射最高流率可达 20ml/s，国内 CT 灌注研究的注射流率多为 8～10ml/s，但临床应用中很难达到这个注射流率，因为注射流率提高会增加一些血管质量较差的被检者注药血管破裂的可能，即使是血管健康的被检者应用如此高的注射流率也会增加其不适感。因此现在常用流率一般为 4～6ml/s，这使得用最大斜率法计算出的灌注参数较文献报道的会有所差异。去卷积法原理较最大斜率法复杂，但其对比剂注射流率要求慢，可降低到 4ml/s，该算法不对组织器官的血流动力学状态做人为假定，而是根据实际情况综合考虑了动脉的流入和静脉的流出，因此更能真实反映组织器官的实际情况，更适合临床实际应用。③对比剂剂量：对肾、脾的 CT 灌注研究发现，注射对比剂量越小，计算的 BF 值越准确，但增强后图像的信噪比会下降，为了保证图像质量，对比剂的剂量不应少于 50ml。

④扫描延迟时间一般为 5～15s。标准管电压一般选用 120kV，管电流 150～250mA（或自动毫安秒）。⑤图像后处理：使用 CT 灌注成像软件对扫描获得的数据包进行后处理。可进行定义阈值去除骨质、脂肪、空气等组织对伪彩图的影响。自动或手动选择输入动脉和输入静脉。后处理软件可自动获得扫描层面内每一像素的密度随时间而渐变形成的曲线，称为时间密度曲线，横坐标轴为时间，纵坐标轴为注药后 ROI 随时间而变化的 CT 值，曲线所展现的是对比剂在该器官或组织中浓度随时间的变化。

　　肝脏的灌注成像较为特殊，由于肝脏是由肝动脉和门静脉两套系统供血，因此肝脏的 CT 灌注情况较为复杂，其所研究的参数也与其他器官略不同，肝动脉灌注量（hepatic arterial perfusion，HAP）单位为 ml/(min·100g)，指单位时间内流经肝动脉组织的血容量；门静脉灌注量（portal vein perfusion，PVP），单位 ml/(min·100g)，指单位时间内流经门静脉组织的血容量；总肝灌注量（total liver perfusion，TLP）单位 ml/(min·100g)，是肝动脉灌注量与门静脉灌注量之和，即 TLP=HAP+PVP；肝动脉灌注指数（hepatic perfusion index，HPI）或肝动脉灌注分数（hepatic arterial fraction，HAF），为肝动脉灌注量在总肝灌注量中所占的百分比，即 HPI=HAP/TLP 或 HAF=HAP/TLP；门静脉灌注指数 PPI=PVP/(HAP+PVP)。由于 CT 设备数学算法不同、人种不同、被测试者所处的环境及被测试者适应测试环境能力的不同，导致灌注参数值有差异，至今未能有权威统一的标准值。腹部 CT 灌注成像在腹部疾病诊断、肿瘤性质鉴别、分级与疗效评估中发挥着重要的作用。

（吕发金）

第四节　脊柱 CT 常规临床应用

　　脊柱由脊椎（vertebra）和椎间盘（intervertebral disc）组成。除第 1 颈椎外，每个脊椎均由椎体和椎弓两部分组成。椎弓由椎弓根、椎弓板、脊突、横突和关节突组成。同侧的上下两个关节突组成脊椎椎小关节，有关节软骨和关节囊（articular capsule）。脊柱疾病主要包括脊柱外伤、炎症、肿瘤和全身性疾病引起的脊椎改变。脊柱的影像学检查手段主要有 X 射线平片、CT 和 MRI 检查等。

　　脊柱 CT 检查具有一定的优势。脊柱 CT 具有空间分辨力、密度分辨力和时间分辨力高的特点，同时 CT 测量等对疾病的诊断有很大作用，脊柱 CT 成像既可以进行不同方位的重组，又可以进行三维立体成像，为脊椎的矫形手术、微创及精准治疗提供数据支持。

一、适　应　证

　　1. 各种原因引起的椎管狭窄及椎管内占位性病变。
　　2. 椎间盘变性或病变。
　　3. 椎骨外伤，如骨折、脱位等，特别是观察碎骨片的情况和金属异物的位置，以及脊髓的损伤情况。
　　4. 椎骨骨病，如结核、良恶性肿瘤及椎旁肿瘤对椎骨的侵犯情况。
　　5. 椎骨及脊髓的先天性变异。
　　6. 脊椎矫形手术的术前评估和术后复查。

二、检查前准备

　　1. 携带本人在外院检查的相关检查资料和其他临床资料。
　　2. 若被检者病情比较重，必须有陪伴和临床医生陪同，以确保被检者在去 CT 室的路上或检查过程中如果出现病情变化、出现生命危险的体征时及时进行抢救，确保被检者的生命安全。扫描同时做好被检者的辐射防护。被检者病情比较稳定、意识清醒，陪护不要停留在扫描间，对于被检者病情比较重、烦躁和意识不清的情况下，必须有陪护，协助检查，并做好必要的辐射防护。

3. 被检者在检查前，应去除需要检查的脊柱相关部位的所有影响图像质量的异物，如所贴的膏药、支具（能取掉的尽可能去掉）、戒指等，防止产生伪影，影响图像质量。

4. 脊柱检查，尽可能将需要检查的脊椎椎体置于扫描野中心，并做相应的固定。扫描脊柱时，床的水平线必须平行并且置于脊柱长轴中心。

5. 做好检查的解释工作。嘱被检者在平扫扫描过程中，平静呼吸，保持体位不动。不合作的被检者必要时嘱咐陪伴协助制动，或用绷带固定。

6. 脊柱 CT 扫描时若为急诊外伤被检者，进行移位时一定注意平抬平放，避免二次损伤。

三、检 查 技 术

（一）平扫检查技术

1. 扫描体位　仰卧位，头先进。脊柱置于 CT 检查床中间。检查床的水平线平行并且置于脊椎中心。

（1）颈椎扫描：头部略垫高，使椎体尽可能与床面平行，双臂置于身体两侧并置于胸前，双肩尽量向下。

（2）胸椎扫描：被检者双手抱头。

（3）腰椎扫描：被检者双手抱头，最好用专用的腿垫将被检者的双腿抬高，使腰椎的生理弧度尽可能与床面平行。

2. 定位像扫描　脊柱 CT 检查定位像扫描正位定位像和侧位定位像。颈椎和腰骶椎定位像扫描范围只扫其相应的颈椎或腰骶椎，胸椎的定位像扫描，由于计数需要，定位像要么颈胸椎，要么胸腰椎，以便计数。

3. 扫描方向　头足位。扫描方向与椎体的排序方向保持一致，一般为头足方向。

4. 扫描范围　根据临床检查目的，扫描相应的脊柱部位。脊柱扫描应包括全部需观察的椎体和周围软组织。

5. 扫描方式　螺旋扫描或序列扫描。

脊柱 CT 根据临床检查目的，扫描模式略有不同。

（1）脊柱的椎体及周围软组织的扫描模式一般为螺旋扫描。

（2）脊柱的椎间盘的扫描模式有两种：一种是平行于椎间盘的序列扫描；一种是采用螺旋扫描后，进行椎间盘平面的 MPR，但层厚和层间距≤1mm（图 7-24）。

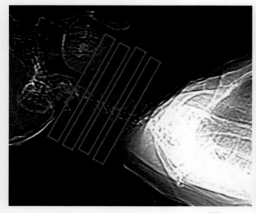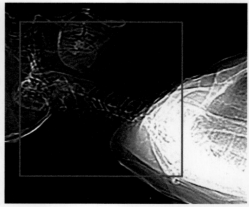

图 7-24　颈椎扫描

（二）增强检查技术

1. 脊柱 CT 增强扫描　扫描体位、定位像扫描、扫描方向、扫描模式、扫描参数等同平扫。

2. 对比剂注射方案　碘对比剂的注射参数见表 7-3。

表 7-3　脊柱增强扫描的碘对比剂注射参数

	注射参数
留置针型号	20G/22G 留置针
注射部位	肘静脉
注射方式	高压注射器团注法
对比剂类型	非离子型
对比剂渗透压	等渗或次高渗
浓度（mgI/ml）	270～400
流率（ml/s）	2～3
体积（ml）	50～80
延迟时间（s）	双期：动脉期 25～30；静脉期 60～70

四、扫 描 参 数

常规采用管电压 120kV，管电流 100～300mA，智能管电流调节技术，X 射线管旋转时间 0.5～1s/r，重建矩阵 512×512，螺距小于 1.0，探测器的组合 16×0.75、24×0.6、64×0.625、128×0.6、320×0.5，图像重建算法采用软组织算法和骨算法。扫描野（SFOV）120～200mm。层厚 1～5mm，层间距 1～5mm。窗宽与窗位：软组织的窗宽：200～400HU，窗位：35～50HU；骨窗的窗宽：1500～2000HU；窗位：300～400HU。其他扫描参数见表 7-4。

表 7-4　脊柱平扫及增强扫描的主要参数

	颈椎	胸椎	腰椎	骶尾椎
扫描范围	颅底～T_1	C_7～L_1	T_{12}～S_1	L_5～尾椎
管电压（kV）	120	120	120	120
管电流（mA）	100～150	100～150	100～200	100～200
层厚（mm）	1～3	3～5	3～5	1～3
层间距（mm）	1～3	3～5	3～5	1～3
SFOV（mm）	100～150	120～200	120～200	100～150

五、图 像 后 处 理

1. 薄层扫描　扫描层厚≤1mm，扫描后重建或重组轴位、矢状位和冠状位，以及斜矢状位和斜冠状位的 MPR，以便更好显示病变部位和组织，另外应用 VRT 和 SSD 重组技术来更好地显示骨骼。VRT 和 SSD 的重组必须使用层厚≤1mm 的软组织图像，层厚越小，重组的图像越柔和，效果越好。

2. 椎间盘图像重组　容积数据采集的检查，需要重组椎间盘图像，使用 MPR，层面平行椎间隙。VR 图像三维重组：颈椎、胸椎、腰椎可以重组三维立体骨结构图像（图 7-25）。MPR：矢状面、冠状面 MPR，显示骨质变化（图 7-26）。

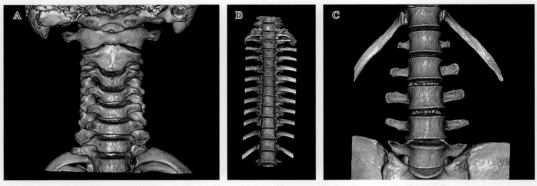

图 7-25　颈椎（A）、胸椎（B）、腰椎（C）矢状面 VR 三维重组图像

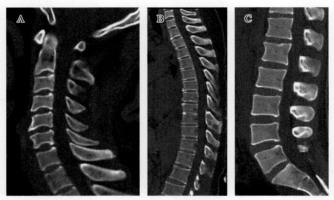

图 7-26　颈椎（A）、胸椎（B）、腰椎（C）矢状面 MPR 图像

六、图像质量控制

1. 图像质量

（1）扫描的椎体和椎间盘必须标明相应的名称。

（2）根据相应的椎体大小，采用小的 SFOV、薄层、骨算法等提高图像的空间分辨力，当椎旁软组织有问题时，SFOV 要包括相应的软组织。

（3）适当增加 X 射线曝光量、增大像素、采用滤过算法等可一定程度增加图像的密度分辨力。

（4）适当增加曝光量、增加层厚、增大像素、提高探测器的质量，采用标准算法和软组织算法，迭代重建，人工智能降噪技术等方法以降低图像噪声。

（5）减少部分容积效应，方法有：①脊柱摆位尽可能要正和标准；②根据病变大小，层厚一定要小。

2. 胶片打印　选 14×17 胶片打印轴位、冠状位和矢状位骨窗和软组织窗。VR 图像尽量用彩色打印。近几年云胶片发展迅速，将来趋势是无胶片化。

3. 辐射剂量控制　①尽量减少扫描范围；②采用合适的管电压；③合理使用迭代重建算法；④非照射区域辐射防护。

七、临床应用进展

1. 能谱 CT　能谱 CT 判断骨髓水肿或"骨挫伤"、脊髓或脊神经根受压、脊柱骨转移等有良好的效果。能谱 CT 扫描在脊柱的创伤治疗中，对金属固定装置，如髓内钉、外固定支架、钢板和螺钉等金属伪影的消除有重要作用。金属植入物的能谱 CT 成像效果与植入金属的大小、位置、形状，以及金属材料的金属成分含量有关。

2. 灌注成像　脊柱灌注研究都是基于正常椎体与肿瘤椎体的对比，以提示肿瘤的功能状态，以及肿瘤和周围组织的关系。

3. 人工智能技术　人工智能目前在脊柱研究中主要应用在以下方面：①脊柱结构的定位和标记；②图像的分割；③计算机辅助检测和诊断成像；④骨折检测；⑤骨质疏松的监测；⑥工作流程的优化。这些处理都需要先进行脊柱 CT 扫描后，再使用专用的人工智能软件进行分析。

4. 3D 打印技术　3D 打印技术在脊柱外科可适用于疾病诊断、术中导航、内置物定制和支具制作、医患沟通及临床教学。

（李　健）

第五节　四肢 CT 常规临床应用

四肢包括骨、骨关节及其邻近软组织。发生在四肢的疾病主要包括外伤、炎症和肿瘤及全身性疾病引起的骨骼的改变，如营养代谢和内分泌等疾病引起的骨骼的改变。影像学检查手段主要有 X 射线平片、超声、CT 和 MRI 检查等。

四肢 CT 检查具有一定的优势：① CT 密度分辨力高、无影像重叠，能够清晰地显示细微的松质骨和皮质骨；CT 对解剖结构复杂或者相互重叠的区域及软组织的显示明显优于 X 射线平片。② CT 能够清楚显示骨、关节和周围软组织的解剖关系，比如骨质破坏区域的死骨、钙化、瘤骨、骨质增生、软组织病变等。③ CT 测量对疾病的诊断有很大作用。扫描结束后可以对病变的大小、CT 值进行测量，其测量对于识别病变区域内的脂肪组织、气体、钙化或骨化都是临床诊断疾病的重要依据。④ CT 对四肢疾病治疗后的复查。比如，CT 对骨折后被石膏覆盖的骨及软组织等的显示比较好，近几年随着能谱 CT 的临床应用，对于体内的金属植入物产生的硬化束伪影也有一定的抑制作用。

CT 在四肢的临床应用也有它的不足之处：① CT 检查有辐射。②与 X 射线平片相比，X 射线平片的骨与周围软组织间有良好的自然密度对比，显示清楚，而且检查简便、费用低，目前还是四肢病变检查的首选方法。③与 MRI 相比，CT 对软组织的分辨力，对骨髓、软骨、韧带、肌腱，甚至关节囊和滑膜的显示不如 MRI。

一、适 应 证

1. 四肢骨创伤性疾病　①骨折；②关节、软组织损伤和肌腱韧带损伤；③创伤引起的血管的损伤。

2. 四肢骨感染性疾病　①急性化脓性骨髓炎；②慢性化脓性骨髓炎；③骨结核。

3. 四肢骨肿瘤及瘤样病变　①骨肿瘤及瘤样病变；②原发性恶性肿瘤；③转移性骨肿瘤。

4. 全身性疾病的骨改变　比如腺垂体功能亢进，引起肢端肥大症和巨人症；腺垂体功能低下，引起侏儒症等。

5. 术后复查　四肢骨、关节及软组织术后 CT 复查。

二、检 查 前 准 备

四肢骨、骨关节及软组织的 CT 检查前，被检者需按照以下几项准备。

1. 做 CT 检查前，被检者须携带本人在外院检查的相关检查资料和其他临床资料。

2. 若被检者病情比较重，必须有临床医生或家属陪同，以便被检者在去 CT 室的路上或检查过程中如果出现病情变化、出现生命危险的体征时及时得到抢救，确保被检者的生命安全。扫描时做好被检者的辐射防护。被检者病情比较稳定、意识清醒，陪护不要停留在扫描间，对于被检者病情比较重、烦躁和意识不清的情况下，必须有陪护，协助检查，并做必要的辐射防护。

3. 被检者在检查前，应去除四肢相关检查部位的所有影响图像质量的异物。比如所贴的膏药、支具、戒指等，防止伪影产生，影响图像质量。

4. 四肢检查，尽可能将需要检查的肢体置于扫描野中心，上肢检查，一般将需要检查的一侧放置机架孔径的中心，下肢检查一般采取两侧同时扫描。扫描四肢时，检查床的水平线必须平行于肢体长轴。

5. 做好检查的解释工作：①平扫前的解释工作。嘱被检者在平扫扫描过程中保持体位不动。不合作的被检者必要时嘱咐陪护按压、或用绷带固定，或可采用药物镇静，比如婴幼儿、烦躁、意识不清的被检者。②增强扫描前的解释工作。四肢 CT 检查需要做增强扫描的被检者，增强扫描前必须与被检者及其家属签署碘对比剂使用知情同意书；在检查前告知被检者在注射对比剂时身体会发热，不用紧张，做好检查配合工作，比如呼吸屏气、保持身体不动等。

三、检查技术

1. 检查体位

（1）上肢扫描体位：一般情况下被检者首选仰卧位，头先进。床的定位水平线平行于被检上肢肢体长轴或关节中心，被检侧尽可能置于检查床的中心并手掌掌心朝上，手背紧贴检查床。需要检查肘关节以下部位，比如前臂、手部时，被检者亦可以采取俯卧位，双手上举，放置于头的两侧，亦可将被检侧上举，并尽可能置于检查床中心。亦可以将双上肢紧贴于身体两侧，手掌朝上，健侧可上举抱头，对于被检者仰卧还是俯卧位，在选择扫描序列时，一定要注意体位一致，否则，就会出现错误。

（2）下肢扫描体位：①膝关节及以上骨、骨关节及软组织。被检者取仰卧位，头先进。如果有些被检者不能取仰卧位，亦可取俯卧位。双下肢并拢、伸直，放在检查床的中心，被检者的双手放在胸前或双手上举抱头。床的定位水平线位于下肢肢体长轴或关节中心。②扫描膝关节及以下骨、骨关节和软组织。被检者取仰卧位，足先进。双下肢并拢、伸直，放在检查床的中心，被检者的双手放在胸前或双手上举抱头。床的定位水平线位于下肢肢体长轴或关节中心。

2. 定位像扫描 四肢 CT 检查定位像扫描以正位定位像为主，必要时加扫侧位定位像。

3. 扫描方向 头足位，或从四肢的近端到远端。

4. 扫描范围 四肢长骨和软组织扫描范围应包含邻近关节；四肢关节扫描应包含相邻长骨近、远端骨骼。

5. 扫描模式 常规扫描采用螺旋扫描。对于比较小的关节和骨，比如足部或手部骨及关节，如果设备允许时，可采用较小螺距的螺旋扫描。

四、扫描参数

常规采用管电压 80～120kV，管电流 100～300mA，智能管电流调节技术，X 射线管旋转时间 0.5～0.75s/r，重建矩阵 512×512，螺距小于 1.0，探测器的组合 16×0.75、24×1.2、64×0.625、128×0.6、320×0.5 等，重建算法采用软组织算法和骨算法。SFOV100～200mm。层厚 1～5mm，层间距 1～5mm。窗宽和窗位：软组织的窗宽：200～400HU，窗位：35～50HU；骨窗的窗宽：1500～2000HU；窗位：300～400HU。四肢其他扫描参数见表 7-5～表 7-8。

表 7-5 上肢骨的扫描参数

	锁骨	肩胛骨	肱骨	尺骨	桡骨	手骨
扫描范围	胸锁关节上 2cm 和肩锁关节下 2cm	肩峰上 2cm 到肩胛下角 2cm	肩峰至肱骨远端	尺骨鹰嘴上缘至桡骨茎突下缘	尺骨鹰嘴上缘至桡骨茎突下缘	桡骨茎突至远节指骨
管电压（kV）	120	120	120	120	100～120	80～100
管电流（mA）	150～250	150～200	150～200	100～150	80～150	80～100
SFOV（mm）	100～200	100～200	100～200	100～150	100～150	100～150
层厚（mm）	1～3	3～5	3～5	3～5	3～5	1～3
层间距（mm）	1～3	3～5	3～5	3～5	3～5	1～3

表 7-6 上肢骨关节的扫描参数

	肩关节	肘关节	腕关节
扫描范围	肩峰至肩胛下缘	包括整个肱骨远端至尺桡骨近端	桡骨远端至掌骨体
管电压（kV）	120	120	80～100
管电流（mA）	200～300	100～200	80～100
SFOV（mm）	100～200	100～150	100～150
层厚（mm）	1～3	1～3	1～3
层间距（mm）	1～3	1～3	1～3

表 7-7 下肢骨及软组织扫描参数

	髋骨	股骨	髌骨	胫骨	腓骨	足骨
扫描范围	髂前上棘上 2cm 到耻骨联合下 2cm	髋关节上缘至膝关节下缘	髌骨上缘上 2cm 到髌骨下缘下 2cm	膝关节上缘至踝关节下缘	膝关节上缘至踝关节下缘	足距骨远端至跟骨
管电压（kV）	120	120	120	120	120	120
管电流（mA）	200～300	200～300	200～300	200～300	200～250	150～300
SFOV（mm）	100～200	100～200	100～200	100～200	100～150	100～150
层厚（mm）	3～5	3～5	1～3	3～5	3～5	1～3
层间距（mm）	3～5	3～5	1～3	3～5	3～5	1～3

表 7-8 下肢骨关节的扫描参数

	髋关节	骶髂关节	膝关节	踝关节
扫描范围	髋臼上 2cm 到小转子平面	骶髂关节上缘 1cm 至骶髂关节下缘 1cm	髌骨上缘 5cm 至胫骨平台下 5cm	胫腓骨远端至距骨中端
管电压（kV）	120	120	120	100～120
管电流（mA）	300～400	300～400	200～300	150～200
SFOV（mm）	200～300	200～300	150～200	100～200
层厚（mm）	1～3	1～3	3～5	1～3
层间距（mm）	1～3	1～3	3～5	1～3

五、图像后处理

常用图像后处理方法有 MPR、CPR、VR、MIP 或 CTVE。

薄层扫描，扫描层厚≤1mm，扫描结束后取轴位、矢状位和冠状位，以及斜矢状位和斜冠状位的 MPR，以便更好地显示病变部位和组织，另外应用 VRT 和 SSD 等重组技术来更好地显示骨骼。VRT 和 SSD 的重组必须使用层厚≤1mm 的软组织图像，层厚越小，重建的图像越柔和，效果越好。

对于临床怀疑有骨折的被检者，尤其是对于髋、肩、膝、踝、腕等关节的外伤，CT 的三维重组技术，有利于显示这些复杂结构的骨折、有无骨碎片及关节错位情况。常见的骨折有：长骨骨干骨折、科利斯（Colles）骨折（图 7-27）、髌骨骨折（图 7-28）、胫/腓骨骨折（图 7-29）、股骨颈骨折。

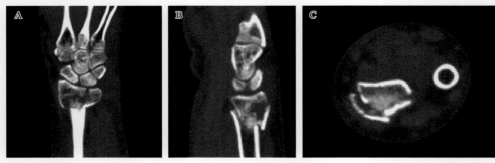

图 7-27 Colles 骨折

A. 冠状位；B. 矢状位；C. 轴位

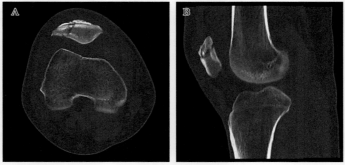

图 7-28 髌骨骨折

A. 轴位；B. 矢状位

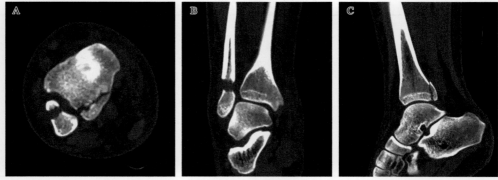

图 7-29 胫、腓骨远端骨折伴腓关节半脱位

A. 轴位；B. 冠状位；C. 矢状位

　　四肢骨的感染性疾病、肿瘤或肿瘤样病变也是 CT 三维重组技术的优势，如胫骨近端化脓性骨髓炎（图 7-30）、股骨头转移性肿瘤（图 7-31）、股骨下端骨软骨瘤（图 7-32）、骶髂部骨肉瘤（图 7-33）、胫骨远端骨软骨肉瘤（图 7-34）。

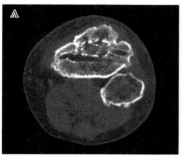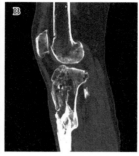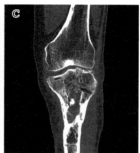

图 7-30　胫骨近端化脓性骨髓炎
A. 轴位；B. 矢状位；C. 冠状位

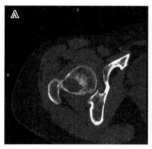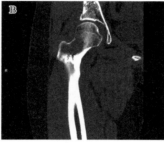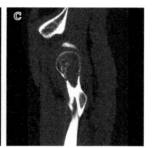

图 7-31　股骨头转移性肿瘤
A. 轴位；B. 冠状位；C. 矢状位

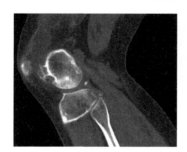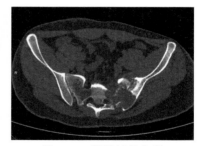

图 7-32　股骨下端骨软骨瘤　　　　　图 7-33　骶髂部骨肉瘤

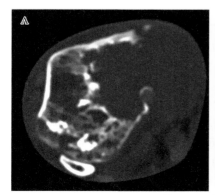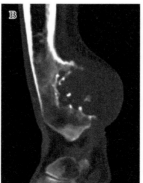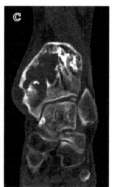

图 7-34　胫骨远端骨软骨肉瘤
A. 轴位；B. 矢状位；C. 冠状位

六、临床应用进展

（一）能谱成像技术

自 1972 年宣告 CT 机诞生以来，能谱 CT 亦随之出现，但受当时计算机的发展和 CT 的空间分辨力不足等因素的限制，使得能谱 CT 的发展停滞不前。近几年，随着 CT 的空间分辨力和新技术的开发及计算机的快速发展，能谱 CT 得到快速发展，已经广泛应用于临床。在骨骼、肌肉系统的肌腱、韧带的能谱 CT 的去金属线束硬化伪影技术、骨骼挫伤诊断技术和痛风石的诊断技术等应用得到长足发展。

肌腱、韧带、软骨等软组织主要由原子序数较小的成分组成，其 X 射线衰减数相似，常规单能谱 CT 的分辨力不足以显示。研究表明，肌腱、韧带中胶原分子侧链中的密实羟基赖氨酸和羟脯氨酸对不同能量的 X 射线有明显的衰减差异。因此，可以利用能谱 CT 鉴别胶原成分，显示韧带和肌腱，评价外伤引起的韧带、肌腱的连续性和完整性。同时，利用 CT 的三维重组技术，多方位、多层次显示韧带和肌腱与周围组织的解剖关系，为临床治疗、术后评估提供重要的影像学信息。目前，对于肌腱、韧带的显示主要有 MRI、超声和 CT。MRI 是最有效的影像学检查手段。

肌腱及韧带的能谱 CT 成像检查的适应证，主要应用于肌腱断裂、肌腱缝合术后、肌腱慢性炎症、骨骼发育异常或肌腱周围软组织肿物及先天或术后痉挛畸形。肌腱、韧带的能谱 CT 仅需要平扫检查，不需要做增强扫描检查（图 7-35）。

彩图 7-35

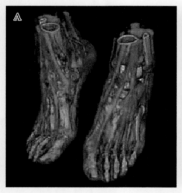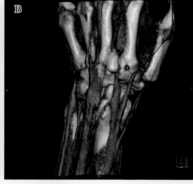

图 7-35　足部（A）和手部（B）肌腱

1. 金属植入物能谱 CT 成像技术　在骨骼的创伤治疗中，金属固定装置，如髓内钉、外固定支架、钢板和螺钉等应用越来越多，加之具有金属内固定的被检者术后复查，都需要进行 CT 检查，常规 CT 检查时，在金属周围产生大量线束硬化伪影，严重影响到金属物周围组织的观察。能谱 CT 扫描为减少这种伪影带来了希望，目前，已经广泛应用于临床。能谱 CT 虚拟单能谱成像技术通过计算机处理后，得到不同能量水平（即千电子伏特，keV）下的虚拟单能谱图，随着管电压增加，在一定范围内提高组织的空间分辨力和密度分辨力，降低图像的噪声，消除由金属植入器产生的硬化伪影。金属植入物的能谱 CT 成像效果与金属植入物的大小、位置、形状及金属材料的金属成分含量有关。

2. 骨挫伤能谱 CT 成像技术　骨挫伤临床比较常见，主要是外伤引起的骨髓水肿、出血和骨小梁的细微骨折。临床诊断骨挫伤主要依据影像学检查手段。MRI 是诊断骨挫伤的首选检查方法，常规单能谱 CT 可以显示骨折，尤其是细微的骨折亦可显示，但对于骨髓的损伤无法显示，能谱 CT 可以通过 3 种物质分离算法鉴别组织成分，从而评估骨髓的损伤。

3. 痛风的能谱 CT 成像技术　痛风是因为嘌呤代谢障碍致其终产物尿酸以钠盐的形式沉积在关节、软组织、软骨和肾脏而引起组织的异物炎性反应，严重者可出现关节破坏、肾功能受损等。

诊断痛风的金标准是在受累关节滑液或痛风石中找到单水尿酸钠结晶，这种方法创伤大、容易感染。常用影像学检查方法有 X 射线平片、CT、MRI、超声等，但对痛风诊断的特异性和敏感性有限。近几年，随着能谱 CT 基于物质分离原理，同时尿酸盐结晶对 X 射线衰减特性不同，能够检出体内沉积的尿酸盐结晶，为痛风的临床诊断提供一种新的无创性检查方法。痛风能谱 CT 检查的适应证为：①痛风石的检测（图 7-36）；②关节炎性质的检测；③痛风石治疗疗效评估。

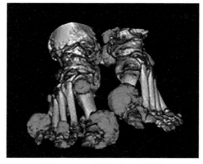

图 7-36　足部痛风结晶

彩图 7-36

（二）灌注成像技术

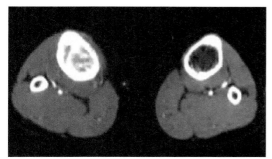

图 7-37　右胫骨近段骨肉瘤

灌注原始图像骨髓腔呈不均匀性强化，骨皮质不规则破坏，邻近的软组织肿胀

灌注（perfusion）是血流通过毛细血管网，将携带的氧和营养物质输送给组织细胞的重要功能。利用影像学技术进行灌注成像可测量局部组织血液灌注，了解其血流动力学及功能变化，对临床诊断及治疗均有重要的参考价值。CT 灌注通过量化的方式反映骨肿瘤内部的血供多少及微血管分布特征，从而提高了对骨肿瘤的鉴别能力。CT 灌注成像检查，获得肿瘤的时间密度曲线（TDC）和血流量（BF）、血容量（BV）、达峰时间（TTP）、表面通透性（PS）等灌注参数，CT 灌注检查主要应用于骨肿瘤（图 7-37、图 7-38）。

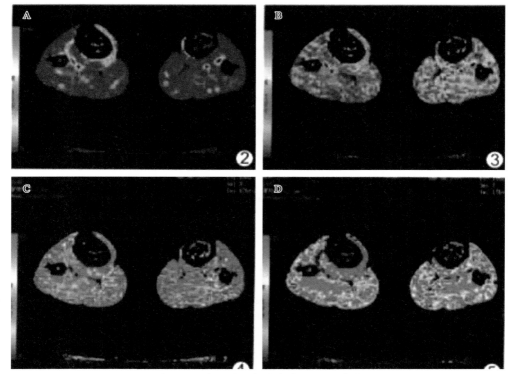

彩图 7-38

图 7-38　右胫骨近段骨肉瘤 MSCT 灌注

BV 图像（A）、BF 图像（B）、MTT 图像（C）及 PS 图像（D）

（三）3D 打印技术

近年来，伴随科技进步，3D 打印技术在制造领域和医疗领域迅速发展。3D 打印技术在骨科关节手术前，可以根据被检者的骨密度和植入的解剖部位来制造个性化的植入物和支架。此外，3D 打印技术所打印出来的支架模型，将在未来的关节置换和关节骨软骨修复的发展中影响深远。

作为一种创新的快速成型和增材制作技术，3D 打印技术是一种将 3D 数字技术和分层打印技术相联合的新兴技术，通过分层添加各种可黏合材料而打印出 3D 实体模型。3D 打印技术主要有陶瓷膏体固化成型（stereolithography apparatus，SLA）、激光选区烧结（selective laser sintering，SLS）、熔丝沉积成型（fused deposition modeling，FDM）、喷墨打印技术等，主要应用在：①骨科关节的解剖学教学；②骨科关节医生和被检者及其家属的术前沟通；③骨科关节术前的临床治疗方案。

（李　健）

参 考 文 献

陈康，熊力，郑砚文，2017. 3D 打印技术在肝脏外科应用现状及展望. 中国普通外科杂志, 26(1): 90-95.

陈丽芳，傅钢泽，黄定品，等，2019. 能谱 CT 容积碘含量在晚期胃癌化疗疗效评价中的价值. 中华胃肠外科杂志, 22(10): 977-983.

陈绍军，叶旋，钟燕辉，2018. 3D 打印技术在生物医用高分子材料制备领域的应用进展. 广东化工, 45(4): 123-124.

邓滨，欧阳汉斌，黄文华，2016. 3D 打印在医学领域的应用进展. 中国医学物理学杂志, 33(4): 389-392.

刘思伟，董硕，白玫，等，2014. CT 图像金属伪影的处理方法. 中国医学装备, 11(11): 77-82.

马宇，周智鹏，邱维加，2014. 自适应迭代重算法结合自动管电流调制技术在腹部 CT 低剂量应用. 中国医学影像学杂志, 22(2): 145-148.

孙鸿飞，高留刚，倪昕晔，2017. 计算机断层扫描图像金属伪影校正方法研究现状. 中国医学影像技术, 33(4): 616-619.

夏虹，刘景发，尹庆水，等，2002. 上颈椎手术的早期并发症. 中华骨科杂志, 22(5): 296-299.

薛华丹，刘炜，孙昊，等，2010. 第二代双源 CT 双能扫描模式对胰腺癌的影像诊断价值初探. 中国医学科学院学报, 32(6): 640-644.

尹满香，周泉，俞千，等，2015. 焦磷酸钙结晶沉积病 13 例. 武警医学, 26(12): 1253-1255.

中华医学会风湿病学分会，2016. 2016 中国痛风诊疗指南. 中华内科杂志, 55(11): 892-899.

Al-Najami I, Mahmoud Sheta H, Baatrup G, 2019. Differentiation between malignant and benign rectal tumors by dual-energy computed tomography-a feasibility study. Acta Oncologica, 58(S1): S55-S59.

Binaghi S, Gudinchet F, Rilliet B, 2000. Three-dimensional spiral CT of craniofacial malformations in children. Pediatric Radiology, 30(12): 856-860.

George M, Ghobrial, Thana, et al, 2015. Unintendeddurotomy in lumbar degenerative spinal surgery: a 10-year systematic review of the literature. Neurosurgical Focus, 39(4): E8.

Lu S, Xu YQ, Zhang YZ, et al, 2009. A novel computer-assisted drill guide template for lumbar pedicle screw placement: a cadaveric and clinical study. Int J Med Robot, 5(2): 184-191.

Michalski MH, Ross JS, 2014. The shape of things to come: 3D printing in medicine. JAMA: the Journal of the American Medical Association, 312(21): 2213-2214.

Singh S, Kalra MK, Hsieh J, et al, 2010. Abdominal CT: comparison of adaptive statistical iterative and filtered back projection reconstruction techniques. Radiology, 257(2): 373-383.

Ventola CL, 2014. Medical applications for 3D printing: current and projected uses. P&T: A Peer-reviewed Journal for Formulary Management, 39(10): 704-711.

Xie ZY, Chai RM, Ding GC, et al, 2018. T and N Staging of Gastric Cancer Using Dual-Source Computed Tomography. Gastroenterology Research and Practice, 2018(Pt. II): 5015202.

Yang Y, Zhou ZY, Liu R, et al, 2018. Application of 3D visualization and 3D printing technology on ERCP for patients with hilar cholangiocarcinoma. Experimental and Therapeutic Medicine, 15(4): 3259-3264.

第八章　心血管 CT 临床应用

第一节　头颈部血管 CTA 临床应用

头颈部 CTA 是目前诊断头颈部血管病变、观察血管解剖和血管病变以外疾病血供来源的重要影像方法。随着多层螺旋 CT 特别是 64 层 CT 的全面普及，头颈部 CTA 技术已经成为头颈部血管病变诊断及长期随访的首选无创影像学检查方法。

（一）适应证

1. 先天性头颈部动脉变异和畸形。

2. 头颈部动脉狭窄、闭塞及动脉瘤、假性动脉瘤等病变。

3. 颈动脉内支架术后对支架通畅情况的评价。

4. 头颈部外科术前血管情况评估及术后的复查。

5. 颌面部及颅内肿瘤的供血来源。

6. 血管介入手术的评估及随访。

（二）禁忌证

1. 碘对比剂过敏史。

2. 哮喘病史。

3. 肾功能不全。

4. 严重心血管疾病，包括症状性心绞痛、充血性心力衰竭，严重的大动脉狭窄、肺动脉高压及心肌病。

5. 恶病质被检者。

（三）检查前准备

1. 认真核对 CT 检查申请单，了解病情，明确检查目的和要求，对检查目的、要求不清的申请单，应与临床医生核准确认。

2. 做好解释工作，消除被检者紧张心理，用压束带固定好头部和下颌，保持头颈部静止不动及平静呼吸，避免运动伪影影响成像质量。

3. 检查前 4h 禁食。

4. 去除被检者耳环、发夹、义齿等物品，避免伪影干扰。

5. 外周静脉（肘正中静脉）建立静脉通道并连接高压注射器，按含碘对比剂使用要求准备，签署碘对比剂使用知情同意书。

6. 对婴幼儿、外伤、意识不清及躁动不安的被检者，根据情况给予适当的镇静剂。

7. 对被检者扫描区域外的性腺等 X 射线敏感部位遮挡保护。

（四）扫描方法

1. 检查体位　被检者仰卧位，头稍后仰，使下颌支与检查床台面垂直，两外耳孔与台面等距，固定头颅。头颅和身体正中矢状面与台面中线纵向激光定位线重合，眉间线与横向定位线平行。

2. 扫描范围　从主动脉弓下 1cm 开始，沿血流方向扫描至颅顶。

3. 扫描方式　螺旋扫描模式或双能量/能谱扫描模式。

能谱 CTA 扫描模式仅通过一次增强扫描，利用特殊的能谱 CT 后处理软件即可获得去骨的 CTA 和能满足诊断要求的头颅虚拟平扫图像、虚拟单能谱图像，不仅可减少被检者接受的辐射剂量、降低运动伪影的干扰，也可降低对比剂的用量、减少线束硬化伪影。在 CT 设备性能允许的前提下，头颈部 CTA 尽可能选择此扫描模式。

4. 扫描延迟 确定 CTA 启动扫描时间常用的方法有经验法、对比剂团注示踪法和小剂量团注测试法。头颈部 CTA 通常采用对比剂团注示踪法，ROI 设置于扫描起始位置（尽量减少移床时间）的降主动脉内，阈值 80～100HU，自动触发扫描。

（五）扫描参数

头颈部血管 CTA 扫描要求及扫描参数见表 8-1。

表 8-1　头颈部血管 CTA 扫描要求及扫描参数

	扫描要求及扫描参数
扫描模式	螺旋扫描（普通螺旋扫描或双能量/能谱螺旋扫描）
管电压（kV）	100～120
管电流（mA）	250～350
旋转时间（s）	0.25～0.5
层数×准直（mm）	0.64×0.625 及以上
螺距	1～1.5
SFOV（mm）	250～300
层厚（mm）	0.5～1.0
层间距（mm）	0.5～1.0
重建算法（卷积核）	标准
窗宽、窗位（HU）	窗宽（W）300～400，窗位（C）35～50
图像后处理	MPR、CPR、MIP、VR

（六）对比剂注射方案

1. 注射方式 建议采用 20G/22G 留置针在检查前穿刺右上肢肘正中静脉血管，并固定好针头位置，采用双筒高压注射器经右上肢静脉注入。

2. 注射参数

（1）普通螺旋 CTA 扫描模式：对比剂浓度 320～370mgI/ml，成人一般用量 50～60ml，生理盐水团注 30～40ml，注射流率 4～5ml/s。儿童使用对比剂剂量应根据体重（1.5～2ml/kg）测算，注射流率也应根据体重调整。

（2）能谱 CTA 扫描模式：可在普通扫描的基础上降低对比剂浓度、注射总量，以及注射流率。

（七）图像后处理

常用图像后处理方法有 MPR、CPR、VR、MIP 或 CTVE 成像。

1. MPR 在二维横断面图像基础上，可以重组出冠状面、矢状面或任意层面图像，可从多角度、多方位显示靶血管的结构和形态，对病灶定位和空间关系判断有重要意义，也是目前临床上应用最广泛的后处理技术，尤其适用于观察动脉瘤的形态与载瘤动脉的关系，挑选最佳显示动脉瘤的位置图，测量瘤颈、瘤的长径和短径，指导临床手术夹闭动脉瘤。

2. CPR 图像和血管拉直图像将弯曲血管全程展现在一个平面上，通过 360° 旋转，可以观察头颈部血管管腔情况、血管的形态和变异、斑块性质及相应血管狭窄长度和程度，还可以进行斑块分析，测量血管狭窄率等。主要重建右颈内动脉、右椎动脉、左颈内动脉、左椎动脉的 CPR 图像，操作时注意调整重建路径使其始终位于血管中心，避免中心线偏移造成假阳性征象，每支动脉需拍摄冠状位、矢状位及斜位，斜位选择病变的最佳显示角度（图 8-1）。

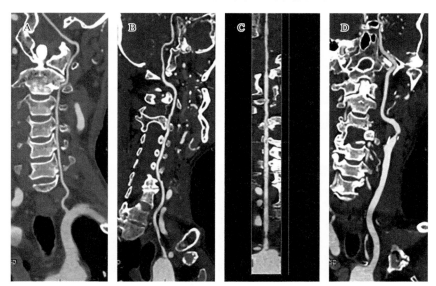

图 8-1　椎动脉、颈内动脉 CPR 及拉直血管显示血管斑块、钙化及走行状态

3. VR　可三维立体观察头颈部血管情况，多角度、多方位旋转显示瘤体的大小、瘤颈的位置以及动脉瘤与周围血管的关系，但有可能会遗漏细小钙化及软斑块，通常需摄取冠状面、左右矢状面图像（图 8-2）。

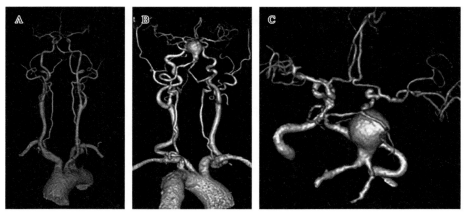

图 8-2　正常 VR 图像及颅内动脉瘤显示情况

4. MIP　包括整体 MIP 与薄层 MIP（层厚可选择）两种方式：整体 MIP 显示扫描范围内所有密度较高的血管，但同时也显示了相应范围内密度很高的骨骼、钙化及增强后的软组织结构。薄层 MIP 可选择性地显示其中的一部分（图 8-3）。

5. 仿真内镜（VE）　使用比较少，可以从各个角度和层面观察动脉腔内或血管内支架内的形态。头颈部血管支架术后 CTA 复查需要明确支架的位置和数量。颈动脉支架通常宽度较宽（≥3mm），比较容易显示；如果为了更好地显示支架，可以增加 1 个锐利算法的薄层图像，这可以观察支架内的再狭窄。人工血管术后的被检者需要明确人工血管的起始位置和连接位置，确保图像范围包括整个人工血管（图 8-4）。

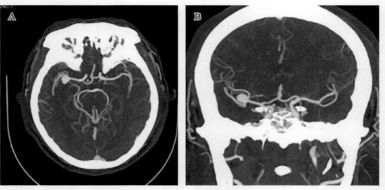

图 8-3　MIP 图像及颅内动脉瘤显示情况

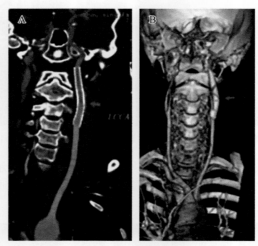

图 8-4　颈动脉人工血管置入术后复查

（八）质量控制

1. 图像质量

（1）双侧颈内动脉及椎动脉及其分支清晰显示，无层内伪影，图像各层面无层间伪影。

（2）各支动脉血管 CT 值 350～450HU，CT 值过低不利于血管的显示，过高会造成对比剂硬化伪影。

2. 胶片打印　选 14×17 胶片，照片分格推荐 20 幅，最多不超过 24 幅，VR 图像尽量用彩色打印。近几年云胶片发展迅速，将来趋势是无胶片化。

3. 辐射剂量控制　①尽量减少扫描范围；②常规采用低管电压；③合理使用迭代重建算法；④使用双能量或能谱虚拟平扫。

（赵英明　任福欣　梅习龙）

第二节　冠状动脉 CTA 临床应用

一、检查技术

（一）冠状动脉解剖特点及成像需求

心的形状如一倒置的、前后略扁的圆锥体，如将其视为头部，则位于头顶部、几乎环绕心脏一周的冠状动脉恰似一项王冠，这就是其名称的由来。冠状动脉和静脉形成冠状动脉循环，供给心脏营养。

正常情况下，冠状动脉起自主动脉根部的冠状窦，发出左冠状动脉和右冠状动脉；左冠状动脉经左主干发出前降支和左回旋支两条主要分支，以及中间支、对角支、钝缘支等分支；而右冠状动脉发出锐缘支、左室后支、后降支等主要分支。冠状动脉主要分支见表 8-2。

表 8-2　冠状动脉主要分支

中文名称	英文全称
左冠状动脉	left coronary artery
左主干	left main artery
左前降支	left anterior descending branch
对角支	diagonal branch
中间支	intermediate branch
左旋支	left circumflex
钝缘支	obtuse marginal branch
右冠状动脉	right coronary artery
圆锥支	conus branch
窦房结支	branch of sinuatrial node
右室支	right ventricular branch
锐缘支	acute marginal branch
后降支	posterior descending artery
左室后支	posterio lateral branch
房室结支	atrioventricular nodal branch

心脏是一个快速运动的器官，对 CT 的时间分辨力要求很高。冠状动脉又是相对纤细的血管，对 CT 的空间分辨力要求很高。得益于近十几年 CT 设备的飞速发展，其时间分辨力和空间分辨力都得到了大幅提升，已可以满足心脏冠状动脉成像的高要求，冠状动脉 CTA 的图像已有了质的飞跃，已在很多方面接近 DSA，成为"准金标准"。且 CTA 以无创、经济、便捷、直观、准确等优点，逐渐普及。

（二）冠状动脉 CTA 检查禁忌证

1. CT 增强扫描通用禁忌证

（1）绝对禁忌证：严重甲状腺功能亢进未治愈。

（2）相对禁忌证：肾肝功能不全、严重心功能不全（NYHA 能级 Ⅲ～Ⅳ 级）、肺功能不全、妊娠期、药物过敏史、哮喘史等过敏体质、身体虚弱及高龄被检者。

2. 心脏专科禁忌证　①急性心肌梗死，不稳定型心绞痛者，应直接行 DSA 诊治；②频发期前收缩、心房颤动及其他严重心律失常，易导致检查失败；③心率过快但 β 受体阻滞剂禁用者：如病态窦房结综合征，二、三度房室传导阻滞，失代偿性心力衰竭者，心动过缓，低血压，对 β 受体阻滞剂过敏者等。

（三）检查前的准备

1. 一般准备

（1）检查前应禁食 3～4h，以避免发生对比剂不良反应时呕吐物造成窒息。

（2）糖尿病被检者应临时停用二甲双胍。糖尿病被检者本身肾功能基础不好，导致对比剂肾病的发生率较高。很多被检者使用二甲双胍治疗糖尿病，而二甲双胍在体内主要以原形由肾脏排泄，当发生对比剂肾病时二甲双胍可在体内大量蓄积，可能引起高乳酸血症或乳酸酸中毒。所以建议进行 CT 增强扫描的前 48h 停用二甲双胍，扫描后 48h 严格停用二甲双胍。有条件的，应查血清肌酐，待肾功能稳定再恢复用药。

2. 静脉通道建立　CTA 检查需使用高压注射器，所以在进入扫描间之前，被检者需先在护士站进行静脉通道的建立，即预埋静脉留置针，以备扫描时接到高压注射器上。

（1）留置针的位置选择：首选右腕或右肘静脉较粗大处。

（2）留置针的标号选择：CTA 检查时，注射流率较快，应选择满足流率要求的标号，数字越大，针头越小。一般选 18G（绿色）或 20G（橙红色）。静脉血管较细者，可选用 20G；体重较大的被检者，或做灌注检查（注射流率可达 7~8ml/s），应选用 18G。

3. 检查床上的准备

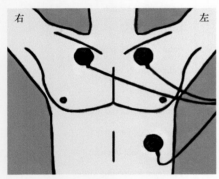

图 8-5　冠状动脉 CTA 检查时 ECG 电极片连接示意图

（1）ECG 接入：首先被检者需要仰卧于 CT 检查床上。将被检者的手臂上举到头部上方，双肘部可用柔软的枕头抬垫，以减轻被检者的不适。在双侧锁骨中点及左锁骨中线与左侧肋弓交点处用干棉签擦拭干净，避免因汗渍等因素影响电极的导电性，并连接 ECG 电极片（图 8-5），监护仪上会出现被检者当前心电图和心率，直至出现较好的 QRS 波形方可检查。

（2）呼吸训练：冠状动脉的运动快速而复杂，超出现阶段多数 CT 的时间分辨能力，故难以直接一次性采集成像。但因冠状动脉的运动呈规律性、周期性，我们可以通过多个心动周期分段采集不同层面的冠状动脉图像，然后进行拼合。所以在整个扫描过程中，如果被检者未能配合屏气，则心脏的整体位置会有一些变动，拼合就会出问题，导致图像错层的出现。

呼吸训练可让被检者提前熟悉呼吸指令，更好地配合检查。注意观察被检者屏气的质量（胸腹部均处于静止状态）、屏气时间 10s 以上、屏气时的心率变化等，以便做相应处置。若被检者因紧张等无法很好地配合呼吸时，可让其尝试用自己捏住鼻子的方式辅助屏气。若因听力障碍、言语障碍、高龄的因素而无法听懂呼吸指令时，可尝试由其家属协助捏鼻子，注意不能让其张嘴。确实无法配合屏气者，跟家属交代清楚后劝退。

（3）心理安抚：当被检者躺在 CT 检查床上，难免会有紧张，更甚者因心率的增高而导致无法进行检查。我们应用和善的语气，在被检者正确配合屏气后给予肯定和鼓励，并耐心地介绍检查目的及注意事项，告知被检者注射对比剂时全身的凉热感及持续时间，取得被检者的信任，以缓解被检者紧张不安情绪，以顺利完成检查。确难平稳情绪者，可考虑口服镇定类药物后再行检查。

4. 心率要求及药物控制　目前多数 CT 在心脏及冠状动脉成像时，其绝对时间分辨力仍然不足以冻结其运动。虽然心脏成像时多采用心电门控和多层面图像拼接重建技术，但仍受心率的影响。在每个心动周期内，有两个相对静止的时期：舒张末期、收缩末期，其持续时间主要受心率影响。心率越快，相对静止的时间就越短，当其静止时间小于 CT 时间分辨力时，图像就会模糊。

对于 64 排/128 层 CT 来讲，为了获得较好的冠状动脉图像，要求心率小于 60~70 次/min，心律整齐（变化<5 次）。随着双源 CT、更多层数 CT、宽探测器 CT、迭代算法等新技术的开发和应用，冠状动脉 CTA 成像质量越来越好，如最新一代双源 CT 在心率为 90 次/min 以下都可获得良好的图像。

如果被检者心率确实不能满足所使用 CT 设备的要求，我们就需要进行人为干预。除了之前所述的对被检者进行心理辅导可起到一定作用外，还可以进行药物控制，一般使用 β 受体阻滞剂，如 25～75mg 美托洛尔（倍他乐克）舌下含服 1h 左右便可明显降低心率。注意：并非每位被检者都适合使用 β 受体阻滞剂，其也有很多禁忌证：如病态窦房结综合征、二度及三度房室传导阻滞、失代偿性心力衰竭、心动过缓、低血压、对 β 受体阻滞剂过敏等。

5. 心律不齐及处置   当 CT 采用多层面图像拼接重建技术时，螺距恒定（进床速度恒定）但心律不齐（R—R 间期不等）时，CT 设备将难以采集到稳定的收缩期及舒张期图像。

当接入 ECG 电极片后发现被检者心律不齐的，分情况处理：①偶发期前收缩等轻度心律不齐且心率较慢的，可提前与被检者家属商议，告知会有一定失败的概率，获取理解和许可后，可尝试进行扫描。②轻度心律不齐且心率较快的，可待其调整心理状态，服用降心率药物后再查看 ECG，改善者可尝试扫描。③严重心律不齐的，应果断劝其放弃本次检查，待在临床医生指导下控制好心律后再行检查。

若做检查时突发心律不齐，而影响了图像常规重建效果，可以尝试使用心电编辑技术进行后处理，大部分病例图像质量可得到显著提高。

6. 硝酸甘油的应用   在进行冠状动脉 CTA 检查时，服用硝酸甘油能够使冠状动脉血管扩张 4.0%～13.5%，弥补 CT 设备对细小分支血管显示不足的缺陷（主要是对角支、钝缘支和后降支等），提高狭窄段的检出率。可在 CT 扫描前 5min 舌下含服硝酸甘油片剂 0.5mg，或扫描前 1min 舌下使用硝酸甘油喷剂。但是，硝酸甘油的使用，改变了被检者冠状动脉正常生理状态，对诊断的准确性影响有多大，目前尚有争议，有待大样本的循证医学证据。

（四）注射方案的制订与实施

1. 注射方案的制订   良好的注射方案应该可以使血管腔内得到较高的 CT 值，以便提高诊断的特异性和敏感性。一般 CT 值应＞250HU，CT 值＞300HU 可取得更佳效果。

提高注射流率和注射时间都可以增加血管 CT 值峰值，增加注射流率的效果优于增加注射时间，也要平衡两者的关系：过高的流率注射容易引起穿刺血管破裂，造成对比剂外渗，且增加心脏负荷，增加被检者疼痛，可能会导致心律变化等。而过长的注药时间需推迟扫描时间，会导致冠状静脉显影，影响冠状动脉显示；还可能会导致右心室对比剂残留，影响紧贴心肌走行的冠状动脉的显示。

相同注射流率下，强化程度与体重呈负相关，与对比剂浓度呈正相关。故体重大者可提高注射流率，而使用高浓度对比剂可相应减小注射流率。

在了解各种影响因素的基础上，可结合所使用 CT 设备的特点，根据被检者体重做出相应调整，制定个性化对比剂注射方案。以后门控为例的冠状动脉 CTA 对比剂注射推荐方案见表 8-3。

表 8-3   冠状动脉 CTA 对比剂注射推荐方案

体重（kg）	注射流率（ml/s）	成人对比剂用量（ml）
＜55	4	44
55～65	4.5	49
65～75	5	55
75～85	5.5	60
＞85	6	66

以对比剂浓度 350mgI/ml 为例，对比剂用量（成人）计算公式为：注射流率×注射时间（注射时间固定为 11s；当扫描时间超过 7s 时，注射时间=11s+扫描时间–7s）；续注生理盐水用量计算公式：注射流率×8s，或固定为 50ml

2. 注射的分步实施

（1）试注射：在正式注射对比剂之前，需试注射 20ml 左右生理盐水，观察有无肿胀，被检者有无疼痛等。若有肿胀，应立即停止注射，暂停检查，寻找合适血管建立新的静脉通道。

（2）对比剂注射：高压注射器与团注跟踪扫描序列一起开始，10s 后 CT 机器开始检测 ROI 内 CT 值增幅，触发扫描。

（3）生理盐水冲洗：对比剂注射完毕后，高压注射器会继续注入 50ml 左右的生理盐水，冲洗上腔静脉和右心室，避免对比剂浓度过高产生的线束硬化伪影，有利于右冠等邻近结构的显示，还有利于继续维持兴趣血管的高 CT 值。

（五）扫描方案与门控选择

1. 检查体位、扫描范围、扫描基线及扫描方向

（1）检查体位：被检者仰卧，身体置于床面中间，双手上举。体轴中心线略偏右侧，使心脏尽量位于扫描区域的中心。

（2）扫描范围：从气管隆突下 1cm 至心脏膈面以上（一般为左膈下 1～2cm）。

（3）扫描基线：气管隆突下。

（4）扫描方向：头→尾。

2. 钙化积分及扫描方法

（1）钙化积分：动脉管壁钙化是影响判断冠状动脉狭窄准确性的重要因素之一。若冠状动脉钙化积分＞400，可建议中止 CTA 检查，改行 DSA 等。

（2）扫描方法：利用心电门控技术，管电压 120kV，管电流量 80～150mAs。

3. 监测 ROI，触发增强扫描

一般采用团注跟踪法：ROI 设于扫描基线附近（气管隆突下）升动脉或降主动脉内，按照个性化方案（流率、剂量）开始注射对比剂后，延迟 10s 左右开始监测，阈值设为+100HU 自动触发，延迟 5s 左右给予呼吸指令后开始扫描。

4. 选用心电门控，完成数据采集

根据心率/心律特点，选择合适的心电门控，如前瞻性心电门控（前门控）、回顾性心电门控（后门控），配合相应的扫描采集方式，实现在心脏相对静止的短暂静息期来完成数据的采集。

心脏的 CT 扫描及图像重建与常规 CT 检查有很大不同：心脏是一个周期性快速运动的器官，需要在心脏相对静止的短暂静息期来采集数据。方法是使用 ECG 心电门控，使得 CT 数据采集与 ECG 信号记录对应，然后根据 ECG 的时相重建相应图像。

（1）前瞻性心电门控：俗称前门控。是在心电信号控制下，每个心动周期进行一次序列扫描（X 射线发射间断式、检查床步进式）。通常以心电信号的 R 波为参考点，确定扫描的开始时间。当检测到 R 波峰时，开始计数延迟时间，延迟时间到达触发一定时间的曝光扫描及数据采集，扫描结束后再移床，移床距离为准直器宽度，重复上述过程完成整个心脏的扫描。

（2）回顾性心电门控：俗称后门控。图像重建采用螺旋连续扫描，同步记录被检者心电信号，心电信号对应着相应的扫描数据，被检者一次屏气完成整个心脏容积的数据采集，然后根据心电信号选择 R—R 间期特定时相的扫描数据重建相应图像。伴随扫描同步记录心电信号，不干涉扫描，丢失心电不影响扫描，但不能重建出对应时相的图像，导致扫描失败。

（3）Flash 模式：为一种自适应前瞻性大螺距螺旋扫描，采用双源、大螺距，在一个心动周期内连续进床采集整个心脏数据，一般在 R—R 间期的 60% 开始采集数据。

以上 3 种心电门控采集时相示意图见图 8-6。

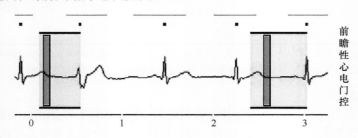

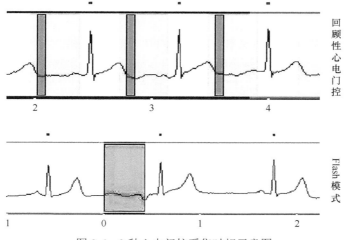

图 8-6　3 种心电门控采集时相示意图

（六）时相与选取

1. 心脏运动的时相　在一个 R—R 间期中，心脏因运动而表现出不同形态，在心脏相对运动缓慢时，冠状动脉相对较清晰。两种时相表达方式：R—R 间期的百分比（相对值法）和 R—R 间期的毫秒值（绝对值法）。一般来说，舒张刚开始时到收缩开始之前，即 T 波与 P 波之间，心脏相对运动缓慢，故一般全剂量采集这个区间。区间内的时相均可用于图像重建。

2. 时相的选取　在采集区间内，系统会计算各时相的冠状动脉运动速率，判断出相对静止的时相，再自动将该时相下多次采集的数据进行拼接重建，生成两个"最佳"时相：最佳收缩期（收缩末期）、最佳舒张期（舒张末期），如图 8-7 所示。

系统自动计算的"最佳"时相兼顾了各支冠状动脉，对大多数病例适用，可以很方便地对冠状动脉病变做出诊断。但是，冠状动脉不同分支或不同节段并不是同时运动的，其相对最静止的时相往往并不相同。如左冠状动脉前降支及心底部血管一般在舒张期显影较佳，少数没有规律。这提

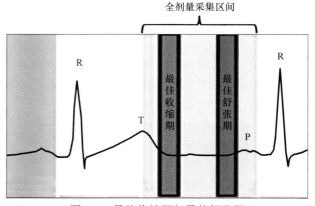

图 8-7　最佳收缩期与最佳舒张期

示我们必要时，冠状动脉各分支，甚至其不同节段，可以分别利用不同的时相来重建，以获得各自的满意图像。另外，心率与其也有较大关系，一般来说，心率较慢时，最佳舒张期较好，而心率较快时，可能最佳收缩期更佳。当自动重建的两个时相均存在一定伪影时，可以考虑手动重建其他时相。

（七）心电编辑技术

1. 心电编辑技术的含义　螺旋 CT 采集时，每个层面均有覆盖整个心动周期的重叠采集的原始数据，扫描时有同步记录的 ECG 信号。一般情况下，CT 系统可以根据 ECG 心电信息有效选择最佳时相来重建清晰的冠状动脉图像，个别情况还可进行手动时相的选取以获得冠状动脉各分支的清晰图像。当心律不齐、心电信号较弱或受静电干扰而未被正确识别时，ECG 心电信息导引的数据重建会出现问题，CT 自动重建的数据会出现偏差、错误或缺失，通过选取其他时相也无法解

决问题。这时，就需要我们根据一般规律和经验对心电信息进行一定的人工调整，以期纠正因心律不齐所造成的心电信息导引错误，在一定程度上提高图像质量，这便是心电编辑技术。

2. 心电编辑技术的分类与应用场景　心电编辑技术的具体操作名称，各 CT 厂家略有不同，但其基本方法是一致的，可分为 4 种：删除、忽略、插入、移动。这 4 种方法能解决的问题各不相同，各有其应用场景。对于严重心律不齐者，往往需要联合使用多种心电编辑技术。

（1）删除（delete sync）：即删除识别错误的 R 波，去除错误识别的心动周期数据，避免错误数据对多层图像拼接所造成的干扰。

（2）忽略（disable sync）：又称弃用、禁用，即忽略过多被识别的 R 波，以减少相似节段数据的重叠利用，避免过多拼接所导致的图像紊乱。

删除和禁用的应用场景较为相似，都是为了去掉相应周期的数据，可用于房性期前收缩、室性期前收缩、心房颤动等心律不齐中。

（3）插入（insert sync）：当心率过缓、心电信号强度较弱或受静电干扰而未被正确识别时，需要手动插入 R 波，以弥补数据的缺失。常见应用场景：扫描时被检者心率突然下降，造成较大螺距与较慢心率之间的不匹配，导致出现部分图像数据缺失。

（4）移动（move sync）：又称 R 波偏移，为常用心电编辑手段。不一定是将 R 波识别点更精确地移动到 ECG 的 R 波峰上，更多的是从 R 波峰上移开，人为地调整调取数据的时间窗，以校正心电信号与心脏实际运动欠同步的情况，从而改善图像。常见应用场景：窦性心律不齐等偶发状况时修正其所造成的数据偏差；严重心律不齐时移动 R 波配合其他编辑手段可获得更好效果。

（八）质量控制与伪影抑制

1. 冠状动脉 CTA 图像质量评价　根据图像清晰度和伪影存在与否，可分为 3 个等级。

1 级：血管显示清晰，无阶梯状伪影或血管中断。

2 级：血管边界模糊，或有轻度阶梯状伪影。

3 级：血管显示不清，或有严重阶梯状伪影。

1～2 级图像可进一步用来评价冠状动脉的斑块及狭窄程度等，3 级图像对冠状动脉狭窄等估计误差较大，结果仅供参考（图 8-8）。

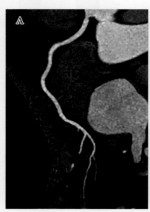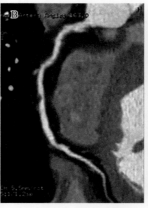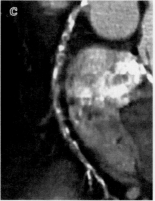

图 8-8　冠状动脉 CTA 图像质量评价

A～C 图分别为 1 级、2 级、3 级图像

2. 冠状动脉 CTA 常见伪影及其成因

（1）运动伪影：为最常见伪影，表现为图像模糊、血管等呈阶梯状错开等，其主要是心脏剧烈运动（未选择合适的时相，心率过快或心率变动较大）、呼吸运动（屏气不佳）、吞咽、膈肌痉挛，震颤等所致。

（2）线束硬化伪影：表现为放射状、开花状高密度影，其主要是扫描野内的金属（如人工心脏瓣膜、支架、心脏起搏器导线）上腔静脉或右心的高浓度对比剂、钙化等所致。

（3）低信噪比、低对比剂密度：表现为图像颗粒感、血管不清晰等，其主要是由于被检者过于肥胖（未相应提高管电流/管电压，未相应提高对比剂注射流率及总量，扫描时机不对）等所致。

3. 运动伪影的抑制

（1）合理时相地选取

1）自动时相的选择：系统根据各时相的冠状动脉运动速率，计算相对静止时相，自动生成最佳舒张期、最佳收缩期图像。

2）手动时相的选取：自动生成时相不满意的可人工辅助调整。

3）不同时相重建不同分支：冠状动脉各支运动不同步、不同幅，有时单一时相难以清晰显示每个分支的，必要时可分别用不同时相对各分支分别重建和分析。

（2）对高心率的抑制

1）心理安抚：检查前对被检者进行充分沟通，让被检者对检查有充分了解和信任，可缓解紧张情绪，有效降低心率。

2）应用 β 受体阻滞剂：对心率较高被检者，可使用美托洛尔（倍他洛克）等药物（低血压被检者慎用），待心率下降后再行检查。

3）调整螺距：变速扫描技术，可根据较高的心率适当增加螺距，提高床速，提高时间分辨力。

4）其他技术：使用半扫描重建技术、多扇区重建技术等，可进一步提高时间分辨力。

（3）对心律不齐的处理

1）使用自适应前瞻性心电门控：扫描时实时监测心率变化，自动做出相应调整，适用于较规律期前收缩。

2）使用绝对值法重建时相：R 波后紧邻收缩期，且受心律变化影响小，进行收缩末期重建可获得伪影较小图像。

3）使用心电编辑技术：此技术并非万能，仅为补救，严重心律不齐者失败率依然较高。

4）严重无规律心律不齐被检者：宜进行解释、劝退，等心律不齐情况改善后再决定是否行CTA 检查，必要时 DSA 检查。

（4）对呼吸运动伪影的预防：扫描前与被检者交代呼吸配合的重要性，并模拟发出呼吸指令，观察被检者配合情况，必要时多次重复，直至被检者能够较好地配合。

若被检者因紧张等无法很好地配合呼吸时，可让其尝试自己捏住鼻子的方式辅助屏气。若因听力障碍、言语障碍、高龄的因素而无法听懂呼吸指令时，可尝试由其家属协助捏鼻子，注意不能让其张嘴。确实无法配合屏气者，与家属耐心解释。

4. 线束硬化伪影的抑制

（1）金属所致伪影的抑制：去除一切可以移除的体外金属物，如衣服附件、饰物等。对于不能去除的金属物，可通过调节窗宽窗位，减轻线束硬化伪影。另外，提高卷积核（convolution kernel）值也是有效方法。

（2）高浓度对比剂所致伪影的预防：在对心脏进行扫描时，上腔静脉或右心内的对比剂浓度依然很高，产生伪影。应对方案：① 合适的对比剂浓度、注射流率、总剂量；② 对比剂注射完毕后，继续注入 50ml 左右生理盐水，冲洗上腔静脉和右心房室，且有利于维持冠状动脉的高 CT 值。

（3）严重钙化所致伪影的应对：当冠状动脉严重钙化时，会使钙化周围结构显示不佳，影响真实管腔狭窄程度的判断。应对方案：可适当调节窗宽、窗位，减少钙化周围的伪影。严重钙化者应与之解释并劝退，建议改做不受钙化影响的 DSA 造影检查。

（九）CT 后处理技术

1. CT 后处理的优势与局限性 CT 后处理可以更直观地显示冠状动脉本身结构及其与周围的关系，形态立体，色彩真实，利于全方位展示病变特征，利于医患沟通，是原始图像的重要补充。但是，后处理图像受主观因素的影响，可能存在假象或遗漏。诊断不能完全依赖三维 CT 后处理，要从二维原始图像（含 MPR 重组图像）找到诊断依据，避免误诊和漏诊。

2. 常用于冠状动脉的 CT 后处理技术

（1）VR：采用了"不透明度"的概念，即为光线不能穿透一个物体的程度。不同的"不透明度"由体素值决定，表示不同组织特性。冠状动脉的 VR 依据展示内容可分两种：心脏+冠状动脉及仅冠状动脉树。通过全方位无级旋转，可实现任意角度观察心脏及冠状动脉的三维空间解剖关系。另外，采用最新实时渲染技术的电影容积再现（cVRT）可以获得更逼真的三维图像（图 8-9）。

彩图 8-9

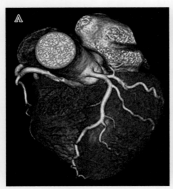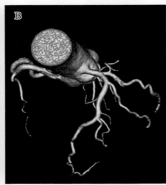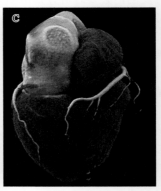

图 8-9 冠状动脉 VR 及 cVRT 图像
A. VR 图像；B. 去血池 VR 图像；C. cVRT 图像

（2）CPR：沿兴趣结构指定中心路径，然后将其延伸到整个采集到的数据系列，从而获得新的曲面重组平面。适用于展示人体曲面结构的全貌，是 MPR 的延伸和发展。在冠状动脉血管成像上，主要用于将迂曲的冠状动脉显示在一个平面（一幅图像）上，观察管腔狭窄等情况（配合截面），展示走行及与周围的关系，定位病变的位置等。

工作站在计算 CPR 时，还沿着血管走向重组出垂直于血管走行的多个连续横断面图像，用于弥补 CPR 仅能展示一个角度的缺陷，通过横断面观察，可以直接显示斑块及狭窄情况，通过比较近远段邻近管腔，可以更准确地评价管腔狭窄情况（图 8-10）。

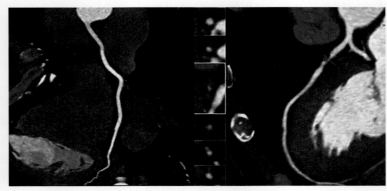

图 8-10 冠状动脉 CPR 图像

（3）MIP：利用容积数据中在视线方向上密度最大的全部像素融合在一起显示，并舍弃其他较低密度像素的投影技术。MIP 的应用非常广泛，它可以将不在一个平面的血管"压"至同一个平面，便于显示血管的整体形态和分支、与周围组织器官的关系、血管腔内的斑块及管腔的大致狭窄情况等。

MIP 分类：按照厚度，分为仅取一定层厚的薄层 MIP 和取全部容积数据的全体积 MIP。在 CTA 中应用 MIP 显示血管时，薄层 MIP 因避免了骨及血管的相互重叠，能更好地显示靶血管的情况。但需要手动操作，比较耗时。而全体积 MIP 在预先进行"去骨""剪辑"等操作后，便可显示某一区域中的血管及分支的更完整的形态。目前一般可以自动生成。

（4）MPR：在各图像上按需求任意方向划线，沿该线将二维体素元层面重组，即可获得该平面的二维重组图像，如冠状面、矢状面或任意角度斜位图像。MPR 常用于显示兴趣血管的各层断面，其中应用最多的是横断面，可以用于精确评估管腔内的斑块成分和管腔的狭窄程度等。

冠状动脉 MIP 及 MPR 图像见图 8-11。

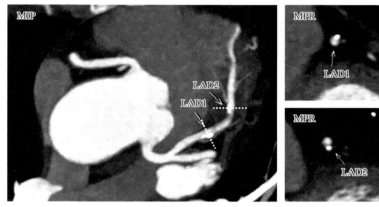

图 8-11　冠状动脉 MIP 及 MPR 图像
LAD. 左前降支

二、临床应用进展

（一）冠状动脉钙化积分

1. 冠状动脉钙化及影像学测评　冠状动脉钙化被认为是与年龄相关的必然被动过程，从二十几岁开始逐渐发生。在年轻人和粥样硬化早期脂纹的脂质颗粒中可有结晶钙的小聚集体。在老年人和更高阶段的粥样硬化病变中钙化沉积物含量更高。

在各类影像学检查方法中，对冠状动脉钙化最敏感的应该是血管内超声（IVUS）和光学相干断层成像（OCT）。但这两种方法都属于有创检查，且一般仅对可疑病变的靶血管进行，因此应用十分有限。而 CT 对钙化敏感，无须对比剂即可清晰显示钙化，并可进行基于 CT 值的定量测量，且可一次性评估冠状动脉的总体钙化情况，因此具有很大优势。

2. 冠状动脉钙化积分（coronary artery calcium score，CaS）及不同量化方法　CaS 是使用 CT 对冠状动脉整体的钙化情况进行量化评估。冠状动脉钙化的标准一般为 CT 值高于 130HU，钙化面积大于 3 个相邻像素（至少 1mm^2）。目前有多种钙化积分可以对冠状动脉钙化进行量化，常用的有 Agatston 积分（Agatston score，AS）、容积积分（volume score，VS）和质量积分（mass score，MS），质量积分也被称作密度积分（density score，DS）。

（1）Agatston 积分（AS）较早得到临床认可，目前大多数医院影像报告中的钙化积分都是 Agatston 积分。但是其扫描条件受不同医院、设备、序列影响有很大差别，可重复性较差，个体间的对照及个体随访数据的可信度不高。

（2）容积积分（VS）因只关注钙化体积，其重复性较 AS 有所改善，可用于随访，但因其没有考虑钙化斑块的 CT 值，不能反映钙化斑块的演变，可能存在一定的片面性。

（3）质量积分（MS）由于每次数据可限定在体模校准的基础上获得，不受设备、序列和个体差异的影响，具有良好的可重复性、准确性和可比性，成为国际心脏 CT 标准化协会物理工作组推荐的钙化定量分析方法。

无论哪种量化方法，冠状动脉钙化积分 CT 后处理的重点是识别出哪些是钙化。一般认为 CT 值超过 130HU 为可识别的钙化，但 CT 值超过 130HU 的不只有钙化，还有胸廓组成骨、金属植入物、伪影、图像噪声影响等，所以自动识别冠状动脉的钙化成分略显困难，现在为人工协助下的半自动识别钙化斑块，然后计算机根据 CT 值和面积等自动计算钙化积分。

3. 冠状动脉钙化积分的解读　冠状动脉钙化积分与冠状动脉狭窄间有密切关系，成为心血管事件的较为准确的独立预测因子，适合人群广泛，尤其是中高危人群的风险筛查，可指导其临床预防、治疗、进一步检查手段。冠状动脉钙化积分的解读见表 8-4。

表 8-4　冠状动脉钙化积分的解读

钙化积分	斑块提示	心血管事件风险提示	临床提示
0	基本除外斑块	风险非常低	尽管可能性很低，但无法除外非钙化斑块的存在，临床应综合其他危险因素做出是否进行心血管病一级预防的决策
1～10	微量斑块	风险低	临床应综合其他危险因素做出是否进行心血管病一级预防的决策，尤其是年轻被检者、重度吸烟者要引起警觉，必要时 CTA 检查
11～100	轻度斑块	可能有中度风险	临床应严格给予心血管病一级预防，若钙化出现在 2 根或更多血管上时，建议行 CTA 检查观察冠状动脉狭窄程度，评估斑块风险
101～400	中度斑块	中度风险	一般意味着有冠状动脉狭窄或冠心病存在，建议行 CTA 检查观察冠状动脉狭窄程度，评估斑块风险，有条件的可进行运动试验检查等
≥401	重度斑块	强有力的中度风险提示	钙化较重，伪影较大，不适合 CTA 检查，有条件的，可进行运动试验检查或核医学负荷检查等，必要时行介入诊治或手术治疗

临床也不能单独依据钙化积分做出防治决策，还应考虑各类其他因素，如被检者临床症状、心电图检查，冠心病危险因素如年龄、性别、遗传、血糖、血脂、血压、吸烟、酗酒等。临床应综合各种因素，决定是否进一步检查及检查手段，最后制订出个性化的预防和治疗方案。

（二）斑块与风险

1. 斑块的形成与破裂　脂肪沉积于冠状动脉内壁，形成斑块，使动脉狭窄，进入心脏的血流减少，导致心肌供血不足。若斑块破裂，将发生血管内出血并形成血栓堵塞管腔，使心脏失去供血，从而出现急性冠状动脉事件，危及生命。

预防急性冠状动脉事件是降低冠心病死亡率的有效策略。大多数急性冠状动脉事件都是由于斑块破裂而引起的突发管内血栓形成所导致的，所以，能否在事件发生前识别出易损斑块是关键。

2. 易损斑块　指不稳定和有血栓形成倾向的斑块。意义相近的概念包括高危斑块、危险斑块、不稳定斑块等。易损斑块的诊断标准如下。

（1）主要标准：①薄纤维帽，大脂核（＞40%）；②活动性炎症（单核细胞/巨噬细胞/T 淋巴细胞浸润）；③内皮脱落，表面血小板聚集；④斑块裂隙；⑤严重狭窄（＞90%）。

（2）次要标准：①表面钙化结节；②斑块呈亮黄色；③斑块内出血；④内皮功能异常；⑤血管正性重构。

3. 易损斑块的 CT 识别　易损斑块在 CT 上有四大特征：正性重构、低密度灶、点状钙化和餐巾环征。

（1）正性重构：是指在有冠状动脉粥样硬化的血管，当斑块持续增大，血管腔也会发生代偿性地增大，从而维持管腔内的有效面积。所以，有破裂倾向的斑块不一定导致严重的管腔狭窄。

病理学认为其与丰富的巨噬细胞和激增的坏死中心有关。重构程度可以用重构指数来反映，重构指数即血管最大狭窄部分的横截面积除以近端和远端参照段的横截面积的平均值。目前应用较普遍的正性重构指数的阈值为≥1.1。

（2）低密度灶：易损斑块内常含有富含脂质的巨大坏死中心，富含脂质的斑块与纤维成分为主的斑块在 CT 上有差别，低于 30HU 的相关区域一般认为是比较可靠的富脂核心区。但是，也要注意纤维斑块和富脂斑块之间存在重叠密度，另外，CT 值的测量可能受到管腔内的对比剂浓度、斑块大小、图像噪声、管电压、层厚、卷积核等影响，故测量结果仅供参考，而不是金标准。

（3）点状钙化：是指非钙化斑块组织包绕下的高密度（＞130HU）小成分。传统上，所谓"点状"的临界定义是 CT 视野下＜3mm 的小钙化物质。最新研究表明，小点状钙化（＜1mm）与斑块的易损性更密切相关。虽然严重钙化斑块是相对稳定的，但含有小点状钙化（＜1mm）的斑块与加速疾病进展有关，提示斑块易损。

（4）餐巾环征（napkin-ring sign）：在与腔内相接的中心低密度区周围被半环状稍高密度（但不大于 130HU）包绕。

（三）管腔狭窄的评估

1. 评估方法　血管腔的狭窄程度评估方法可分为面积法和直径法。理论上，分析管腔横截面斑块的面积占比要比直径占比来得准确，而且也是 CTA 的强项，但是，为了跟传统 DSA 结果一致，目前依然采用直径法。

面积法公式：狭窄程度（%）=(邻近正常管腔面积−狭窄处剩余管腔面积)/邻近正常管腔面积×100%

直径法公式：狭窄程度（%）=(邻近正常管腔直径−狭窄处剩余管腔直径)/邻近正常管腔直径×100%

如图 8-12，直径法中，管腔狭窄程度（%）=$(D-d)/D×100\%$，D 为应有的正常管腔直径，d 为狭窄后的剩余管腔直径。当狭窄处存在正、负性重构，或近、远心端管径差别较大时，可取近、远心端管径均值作为 D，即 $D=(D_1+D_2)/2$。

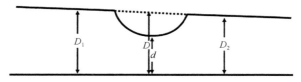

图 8-12　血管腔的狭窄程度评估方法（直径法）

2. 冠状动脉狭窄的分级　国际通用的冠状动脉管腔狭窄程度有 6 个级别（如 CAD-RADS 分类）。

正常：无可见斑块，0% 狭窄，CAD-RADS 0。

轻微：有斑块，1%～24% 狭窄，CAD-RADS 1。

轻度：有斑块，25%～49% 狭窄，CAD-RADS 2。

中度：有斑块，50%～69% 狭窄，CAD-RADS 3。

重度：有斑块，70%～99% 狭窄，CAD-RADS 4。

闭塞：有斑块，100% 狭窄，CAD-RADS 5。

3. 冠状动脉狭窄程度与临床　冠状动脉的供血供氧与心肌的需血需氧之间发生矛盾就会引起心肌缺血缺氧。急剧的、暂时的缺血缺氧会引起心绞痛。持续的、严重的心肌缺血可引起心肌梗死。

当冠状动脉狭窄＜50% 时（轻微、轻度狭窄），尚未超出冠状动脉供血供氧的代偿能力，一般不会引发症状。

当冠状动脉狭窄≥50% 时（中度、重度狭窄），可能造成某些情况下（如运动、情绪激动，甚至较平静时）的心肌需氧与供氧的不平衡，引起心绞痛的症状，严重者引发心肌梗死。

当然，影像学提示较重的冠状动脉狭窄也不一定都引起心肌缺血。心绞痛也不必然说明有冠状动脉狭窄，部分心绞痛与冠状动脉痉挛或者小血管病变等有关。

（四）冠状动脉支架置入术术后评价

1. 冠状动脉支架置入术简介　冠状动脉支架置入术（coronary artery intravascular stent，IVS），是通过介入的方法，在经皮腔内冠状动脉成形术（percutaneous transluminal coronary angioplasty，PTCA）的基础上（通常为球囊扩张术），再放入金属支架，将冠状动脉狭窄的部位支撑起来，使血管保持持续开放状态，以达到迅速开通狭窄或闭塞的血管，减少心肌缺血和坏死的目的。特别是在急性心肌梗死的情况下，是最有效的重建血运、挽救生命的手段。

2. 冠状动脉支架置入术的适应证

（1）急性心肌梗死：冠状动脉粥样硬化继发血栓，闭塞冠状动脉某分支，导致心肌血流严重减少或突然中断。冠状动脉支架置入术是非常有效的迅速开通堵塞部位血运的手段，以保护更多心肌，减少心肌缺血时间，改善预后，挽救生命。

（2）中重度稳定型心绞痛、不稳定型心绞痛：药物治疗效果不理想，支架置入可缓解心绞痛症状。

（3）大多数无症状心肌缺血：经平板运动试验或 24h 动态心电图监测证实有显著缺血的高危被检者，且冠状动脉造影或 CTA 等检查证实冠状动脉有重度狭窄的，为降低严重心脏事件风险，应考虑支架置入。

3. 冠状动脉 CTA 对冠状动脉支架置入术的评价内容

（1）对支架内部的评价：评价有无血栓形成和内膜增生、腔内是否通畅，有无再狭窄等。目前 CTA 对直径＞3.5mm 支架诊断准确率已接近 100%，其直接判断的内容有：①支架血管腔内有无充盈缺损（细长状/环形或新月形）；②支架两端 5mm 内血管有无再狭窄；③支架远侧血管充盈状况或对比剂的浓度。

目前国际上通用以 DSA 为金标准，CTA 可参考。靶病变部位管腔直径狭窄≥50% 定义为支架内再狭窄，达 100% 时诊断为支架内闭塞，＜50% 时为支架内膜增厚。支架边缘 5mm 范围内50% 以上的管腔狭窄称支架边缘型再狭窄，发生率亦较高。

CTA 联合迭代重建技术和锐利卷积核算法，被强烈建议用于冠状动脉支架置入术后评价，可获得更清晰的图像，如图 8-13。

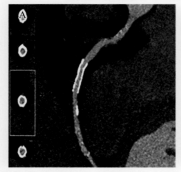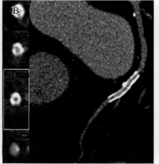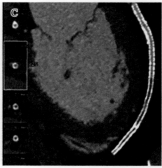

图 8-13　冠状动脉 CTA 对支架内部情况的评价

A～C 分别为通畅、再狭窄、闭塞

（2）对支架本身的评价：评价支架的位置、长度、形态，是否有变形、断裂等。CTA 上正常的支架呈平行轨道征或弹簧圈样，变形可见于局限性外压、非局限外压、叠加变形、打开不全等。支架断裂是冠状动脉支架术后一种少见且严重的并发症，另外需要观察是否合并动脉瘤。

（3）对其余血管的评价：观察冠状动脉其他血管粥样硬化较前进展情况，以便为医生制定后续治疗方案提供依据。

（4）CTA 冠状动脉功能评价：常规冠状动脉 CTA 对支架的评价是基于解剖层面的，无法显示更多的功能意义的血流动力学信息，这会影响临床决策。目前冠状动脉 CTA 的最新功能学技术，如校正冠状动脉管腔内密度（corrected coronary opacifcation，CCO）、反向衰减梯度（reverse attenuation gradient，RAG）、CT 心肌灌注显像（CT myocardial perfusion imaging，CT-MPI）及血流储备分数（fractional flow reserve，FFR）等，在支架置入术前后的评价中显示出重要的临床价值。

（五）冠状动脉搭桥术后评价

1. 冠状动脉搭桥术简介　又称冠状动脉旁路移植术（coronary artery bypass grafting，CABG）或心脏搭桥术，指当一条或多条冠状动脉由于动脉粥样硬化等发生狭窄、阻塞导致心肌供血不足时，取被检者自身血管在冠状动脉狭窄的近端和远端之间建立一条通道，使血液绕过狭窄部位而到达远端，从而改善心肌缺血缺氧状态。

2. 冠状动脉搭桥术的适应证　主要是心肌缺血症状内科治疗未能控制者。

（1）左主干病变：外科手术是治疗左主干病变的首选。

（2）三支或多支血管弥漫性病变。

（3）伴心功能不全者：需要完全性的血运重建以促进缺血心肌的恢复。

（4）伴糖尿病者：两支以上血管病变，尤其伴前降支近段狭窄。

（5）心脏急症：部分介入治疗失败或有急性并发症者，如严重冠状动脉损伤、心脏压塞、室间隔穿孔等或急性心肌梗死伴心源性休克。

（6）对抗血小板药物过敏者。

3. 桥血管的选择与吻合　桥血管可有多种选择，最常见的是乳内动脉（胸廓内动脉）、大隐静脉和桡动脉。目前，最被广泛接受的首选桥血管是左侧乳内动脉至前降支的桥血管。第二桥血管的最佳选择存在争论，较常见的有大隐静脉连接升主动脉与右冠状动脉等。但有研究表明，相比选用大隐静脉，取桡动脉作为第二支桥血管的被检者，其生存期更长，预后更好。

常规的桥血管近端与升主动脉吻合（乳内动脉天然起自锁骨下动脉），另一端与冠状动脉狭窄处的远端吻合。桥血管也可同时开几个侧孔分别与几支病变的冠状动脉分支序贯侧侧吻合，即序贯搭桥或蛇形桥。

4. CTA 与冠状动脉搭桥术后评价的应用　DSA 是传统桥血管通畅性的"金标准"，但有创、费用较高，且桥血管起始部位置不固定导致造影难度较高，尤其是起始段闭塞者常可导致造影失败。冠状动脉 CTA 因无创、便捷、费用低等优点，成为心脏搭桥术后随访的首选方法（图 8-14）。

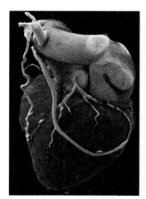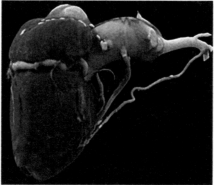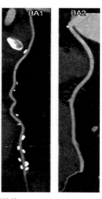

彩图 8-14

图 8-14　冠状动脉搭桥术后 CTA 评价 cVRT 及 CPR 图像

BA1. 左乳内动脉-左冠状动脉前降支中段（通畅）；BA2. 升主动脉前壁-左冠状动脉回旋支（通畅）；另外，升主动脉前壁-右冠状动脉后降支桥血管闭塞，仅见右心房表面的数个小金属夹影

CTA 扫描范围：CTA 扫描范围需要囊括全部桥血管的全程，多个血管桥者要以范围最大的桥血管为准。对于乳内动脉搭桥的被检者，扫描范围应上自左锁骨下动脉，下至膈部；大隐静脉或桡动脉搭桥的被检者，扫描范围应上至桥血管与升主动脉的吻合口，下至膈部；右胃网膜动脉与后降支搭桥的被检者，扫描范围应扩展至上腹部。

CTA 扫描时机：常规冠状动脉成像时，扫描延迟时间为团注试验中对比剂达到峰值的时间加 3s。如果是大隐静脉桥血管成像，扫描延迟时间就为峰值时间。如果是左乳内动脉成像，扫描延迟时间为峰值时间减 1s。

CTA 评价内容如下。

（1）对桥血管的评价：观察桥血管走行、通畅程度，一般分 3 部分。①原位桥血管起始部或桥血管近侧吻合口情况；②桥血管体部情况；③桥血管远端吻合口或序贯吻合情况。

（2）对其余冠状动脉的评价：观察冠状动脉其他血管粥样硬化的状态、侧支循环情况，以及较前进展情况（若可对比），以便为医生制定后续治疗方案提供依据。

（赵英明　任福欣　梅习龙）

第三节　左心房肺静脉 CTA 临床应用

左心房肺静脉 CTA 检查技术可以多方位、无创性地重建左心房与肺静脉的形态结构，能够全面了解左心房、肺静脉及周围毗邻组织结构的解剖情况，为心房颤动的射频消融治疗、左心耳封堵术的术前评估、左心耳血栓的诊断及心房肿瘤等提供有价值的信息。

（一）适应证及禁忌证

1. 适应证　①肺静脉及左心房发育异常；②房颤射频消融术前评估、术后复查及疗效评价；③心房占位性病变的诊断及鉴别诊断；④左心耳血栓的诊断及左心耳封堵术前评估。

2. 禁忌证　同冠状动脉 CTA 检查禁忌证。

（二）检查前准备

1. 去除胸部外衣和金属饰物。

2. 对被检者扫描区域外的甲状腺、性腺等 X 射线敏感部位遮挡保护。

3. 采用非心电门控或心电门控方式扫描，心电门控时按标准贴置心电电极并连接导线。

4. 外周静脉（肘正中静脉）建立静脉通道并连接高压注射器。

5. 进行屏气训练，平静吸气后屏气且不可用力屏气。

（三）扫描方法

1. 检查体位　仰卧位，双臂上举。

2. 扫描范围　主动脉弓至心脏膈面或根据具体情况设置。

3. 扫描方式　非心电门控或心电门控扫描，建议使用心电门控。

4. 扫描延迟　左心耳血栓或心房占位需要正常扫描完成后立马进行延时扫描。

（1）通常采用团注跟踪技术，ROI 设置于左心房中部，阈值 60～100HU，自动触发扫描（图 8-15）；或于假四腔心层面空气中监测，见左、右心房或左、右心室对比剂亮度接近即手动触发扫描。

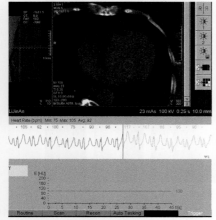

图 8-15　监测层面及阈值设置

（2）由于左心耳因血流湍流造成对比剂灌注不均，易出现局部充盈缺损的假阳性征象（图 8-16），为与左心耳血栓相鉴别，可于常规扫描完成后 30s 进行延时扫描，若仍灌注不均，可再重复延时扫描操作（图 8-17）。

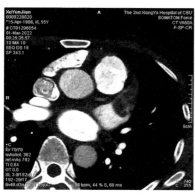

图 8-16　左心耳充盈缺损

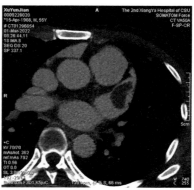

图 8-17　左心耳延时

（四）扫描参数

心电前门控和非心电门控扫描的扫描要求及重建参数见表 8-5。

表 8-5　心电前门控和非心电门控的扫描要求及重建参数

	心电前门控（同 CCTA）	非心电门控扫描
管电压（kV）	100～120	100～120
管电流（mA）	CareDose4D，参考 mAs/rot	CareDose4D，参考 mAs/rot
旋转时间（s）	0.25～0.5	0.25～0.5
准直宽度（mm）	128/192×0.6mm	128/192×0.6mm
螺距	轴扫	1.5～3.2
SFOV（mm）	300～380	300～380
层厚（mm）	0.75	0.75
层间距（mm）	0.70	0.70
重建算法（卷积核）	软组织/标准	软组织/标准
窗宽、窗位（HU）	300～400、35～50	300～400、35～50
图像后处理	MPR、MIP、VR、CTVE	MPR、MIP、VR、CTVE

（五）对比剂方案

1. 浓度　300～370mgI/ml。

2. 注射流率　3～5ml/s。

3. 成人用量　50～70ml。

4. 儿童　使用对比剂剂量应根据体重测算，按照 1.5～2ml/kg 计算，注射流率也应根据体重调整。

（六）图像后处理

1. MPR　利用 CT 扫描采集的容积数据重组出冠状面、矢状面或任意层面的图像，可以显示肺静脉开口、分支及左心房解剖结构（图 8-18）。

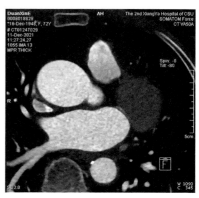

图 8-18　MPR 显示右下肺静脉共干

2. MIP 可以显示全层面（MIP）或有限层面（薄层 MIP）内的最高密度体素，能精确显示肺静脉干，可对肺静脉孔直径进行测量（图 8-19）。

3. VR 可以三维显示左心房、左心耳形态及肺静脉走行（图 8-20）。

4. CTVE 可以从各个角度和层面观察肺静脉开口。

彩图 8-20

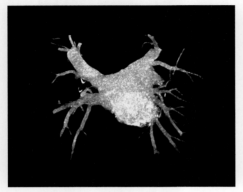

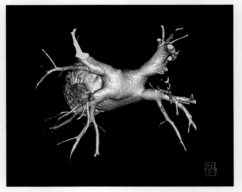

图 8-19　MIP 显示肺静脉干　　　　　图 8-20　VR 三维显示肺静脉走行

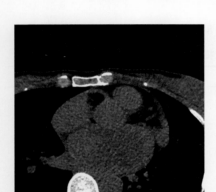

图 8-21　平扫图像

（七）质量控制

1. 图像扫描

（1）左心房、心耳、肺静脉清晰显示，无层内伪影，图像各层面无层间伪影。

（2）左心房及各支肺静脉 CT 值 300～450HU，CT 值过低不利于病变诊断，过高会造成对比剂不必要浪费。

（3）左心耳对比剂充盈均匀，如遇充盈缺损则延期扫描至 CT 值均一为止。

图 8-21～图 8-25 展示左心房占位病变图像平扫、增强和延时横断位及不同期相的四腔心位，以显示左心房占位病变随着心脏运动而产生的形变。

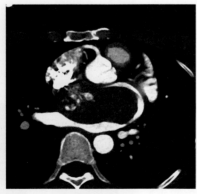

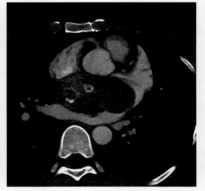

图 8-22　增强图像　　　　　图 8-23　延时图像

2. 三维后处理及胶片打印 后处理常规应用心脏长轴位、短轴位、VRT 和 MIP 或薄层 MIP，清晰地显示左心房及房耳形态、肺静脉回流走行、开口部位等。

3. 辐射剂量控制

（1）尽量小的扫描范围。

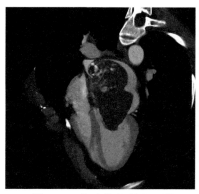
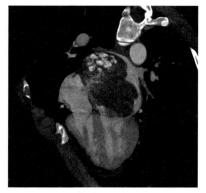

图 8-24 舒张期长轴位图像　　　　　图 8-25 收缩期长轴位图像

（2）"双低"技术（即低管电压、低对比剂用量）、合理应用迭代重建技术。

（3）心电门控扫描时，尽量使用合适的曝光时相，延期扫描合理选用大螺距，缩短扫描时间。

（4）应用低管电压时，可适当升高管电流代偿，降低辐射剂量的情况下可以确保图像质量不降低。

（赵英明　任福欣　梅习龙）

第四节　冠状静脉 CT 成像临床应用

一、检 查 技 术

（一）冠状静脉解剖及影像学检查概述

冠状静脉系统主要是由冠状窦、心大静脉、心中静脉、后静脉、侧静脉、斜静脉、心前静脉和心小静脉等构成。大部分心肌血液经过冠状静脉系统回流至右心房。

冠状静脉受关注的程度远低于冠状动脉，但冠状静脉是某些心脏疾病诊断、治疗的重要通道和标志。传统的影像学检查方式是选择性冠状静脉造影，但随着 CT 技术的发展，能更清晰和直观地展示冠状静脉，其应用受到重视。

（二）冠状静脉 CT 成像技术要点

冠状静脉 CT 成像在扫描技术上与第二节所述的冠状动脉 CTA 检查的禁忌证、检查准备、注射方案、门控选择、时相选取甚至后处理方面都大同小异。主要差别如下：

1. 扫描时机　常规冠状动脉成像时，扫描延迟时间为团注试验中对比剂达到峰值的时间加 3s，但冠状静脉成像，扫描延迟时间为峰值时间加 6s。这样可以让对比剂通过冠状动脉进入心脏静脉从而使其显影。这些时间可以稍加变动，以便获得理想的图像质量。

2. 管电压　因为冠状静脉的碘浓度偏低，为使图像更清晰，可以选择略低的管电压，如 80～100kV。

3. 后处理　在观察原始图像的基础上，后处理技术主要应用 VR，立体直观地显示冠状静脉的形态、走行及毗邻情况。

二、临床应用进展

（一）冠状静脉 CT 成像的临床应用

在冠状静脉系统里，最受关注的是冠状静脉窦，即冠状窦，其在临床电生理学领域内有着重大的作用，主要包括如下几个方面。

1. 心脏起搏器置入是治疗某些心脏疾病的有效方法。起搏器是通过冠状窦将导丝送入左心室侧方的侧静脉、心大静脉、心中静脉远端的。由于冠状窦变异较多，术前 CT 检查可以清晰地显示冠状静脉的走行、分布等情况，通过模拟，有利于起搏电极的有效置入。

2. 冠状窦为房性心律失常（房性期前收缩、房性心动过速、心房颤动、心房扑动等）的重要起源点之一，为重要的射频消融部位。术前对冠状静脉系统进行 CT 检查可以清晰显示冠状窦及其属支的形态特点，为射频消融提供准确信息，提高心律失常消融成功率，减少术后并发症。

3. 心脏再同步化治疗（cadiac resynchronization）是针对进展性心力衰竭和心室收缩不同步被检者的一种非药物治疗手段，可以帮助传导通路异常的心力衰竭被检者的心脏恢复 "正常同步" 的状态，有效改善心功能、降低死亡率、提高运动耐量及生活质量。左心室电极为心外膜电极，通过冠状窦固定于冠状静脉，而左心室电极的植入位置是双心室同步起搏治疗疗效的决定因素。心脏再同步化治疗的最佳靶静脉选择是侧静脉和后静脉。

4. 其他应用，如置入参考电极供标测用、进行电生理检查或做治疗等。

（二）冠状静脉 CT 成像的主要目的

1. 显示冠状窦及其属支静脉的解剖特点　于术前协助个体化选择左心室电极和静脉经路。主要包括冠状窦的解剖结构及变异情况；左心室靶静脉（侧静脉、后静脉或侧后静脉）的情况，是否较细或缺如；冠状窦与靶静脉成角异常或靶静脉狭窄及扭曲情况等。

2. 显示邻近的冠状动脉及与冠状静脉的位置关系　防止术中误伤。

3. 了解左膈神经血管束与侧静脉（左缘静脉）的关系　防止误伤导致膈麻痹。

4. 术后评估　判断冠状窦、冠状静脉及相邻结构是否有损伤。

（赵英明　任福欣　梅习龙）

第五节　先天性心脏病 CTA 临床应用

先天性心脏病（简称先心病）是指婴儿出生时就存在心血管结构和功能的异常，是胎儿时期心血管系统发育异常或发育障碍及出生后应当退化的组织未能退化所造成的心血管畸形，另外还有少见的心脏肿瘤。目前医学界研究认为先心病可能和母亲在妊娠早期患有病毒性感染性疾病、宫内缺氧、服用有致畸作用的药物或者母体患有糖尿病、红斑狼疮、饮酒、接受了放射线的辐射等相关。先天性心脏病有明显的遗传倾向，不少是单基因或多基因遗传性疾病。先天性心脏病根据是否存在体循环和肺循环之间的分流，分为无分流、左向右分流和右向左分流三大类。常见的先天性心脏病包括房间隔缺损、室间隔缺损、动脉导管未闭、法洛四联症、肺动脉瓣狭窄、大动脉转位、肺静脉异位引流及二叶式主动脉瓣畸形等，小儿心脏肿瘤较少见。随着高端 CT 的广泛临床使用，其高时间分辨力得以保证先心病患儿心脏及大血管 CTA 检查一次性成功。

高时间分辨力心电门控的心脏大血管 CTA 检查技术可以抑制心脏搏动伪影、多方位、多时相、无创性地重建和观察心脏内外的形态结构，全面了解心脏周围毗邻组织结构的解剖情况，为早期手术提供解剖学的有力保障。目前国外先心病外科治疗被检者中约半数手术年龄在 6 个月内。随着我国先心病诊断及手术水平的不断提高，"新生儿、婴儿期危重先心病急症外科手术的概念"已得到重视。除严重的低氧血症者外，反复呼吸道感染、重度肺动脉高压、呼吸衰竭或心力衰竭被检者列入急症、亚急症手术。建立了危重先心病治疗的 "绿色通道"：最快速度转运，尽早准确诊断，尽量完备、及时的术前准备，保持术中过程平稳，积极的围术期机体平衡调整是手术成功的有力保证。各医院完成的急症、亚急症危重先心病患儿数量逐年增长，死亡率明显下降。

（一）先心病 CTA 的检查目的

1. 明确心脏大血管的异常　心脏位置、整体形态、异常连接、异常开口、异常狭窄或闭合位置等。

2. 清楚显示冠状动脉起源　冠状动脉开口位置及其主干走行、是否共干、是否有瘘形成等。

3. 观察气管、肺的发育及病变　文献报告复杂性先天性心脏病被检者合并肺或气管发育异常比率超过 30%。

4. 测量　如左、右肺动脉主干和腹主动脉起始处的比值，或是异常缺损、狭窄、闭合部位的管径及长度等。

（二）检查前的准备

1. 告知家属禁忌证和 CT 增强检查风险　如碘过敏和碘外渗（图 8-26）风险。

2. 预置静脉留置针　增强对比剂注射通道及出现过敏症状时进行抢救用药的通道。

3. 镇静　不能配合者检查前口服 10% 水合氯醛溶液 0.3～0.5ml/kg 或苯巴比妥（鲁米那）10mg/kg 肌内注射镇静。

4. 去除扫描范围内的金属物及饰物。

5. 连接心电门控　电极片尽量避开检查扫描区域（图 8-27）。

6. 确定扫描范围　心脏范围根据 B 超结果及临床要求，肺部、气管范围则从声门上至膈肌下。

7. 扫描体位　取仰卧位，根据留置针位置选择是头先进还是足先进，摆好体位并连接好心电连接线后，使用安全固定带把患儿行保护性固定。

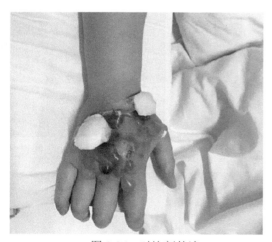

图 8-26　对比剂外渗

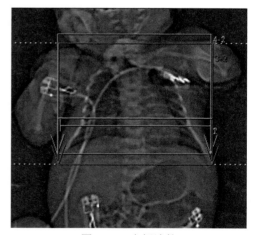

图 8-27　电极连接

（三）对比剂注射方法

使用双筒或类似类型的高压注射器，首选等渗对比剂，根据体重或年龄变换注射对比剂流率和总量的方法，总量不超过 2.5ml/kg（超低体重儿总量不少于 5ml）以保证全心得到良好对比剂充盈。在假四腔心层面空气中监测（为防止血液动力学紊乱导致过早触发扫描），见左、右心房或左、右心室对比剂亮度接近即手动触发扫描。

注射部位首选右上肢或头皮静脉，其次为腋静脉、颈静脉或足背静脉。采用对比剂总量控制、分段不同流率注射以减少上腔静脉和右心的对比剂线束硬化伪影（表 8-6）。

表 8-6　对比剂注射方案实例（体重 6kg 幼儿）

对比剂（ml）	生理盐水（ml）	流率（ml/s）
0	18	1
8	0	0.6
2	4	0.4

（四）扫描技术条件

1. 扫描设备　选择高时间分辨力的 CT 设备。

2. 扫描条件　ECG 触发扫描，CarekV（智能 kV）、Care Dose4D 智能 mA。

3. 扫描范围　参考临床诊断和彩超，为包含可能的侧支来源及气道测量要求，常规扫描范围为声门上至膈肌下（图 8-27）。

4. 图像重建　迭代重建，层厚 0.5mm、层距 0.4mm。

（五）后处理技术

后处理技术包括 VR、MPR（长、短轴位）和薄层 MIP 等。

图 8-28～图 8-33 为同一病例的 VR、薄层 VR 及薄层 MIP：肺动脉吊带、永存左上腔、气管发育异常等。

彩图 8-28

彩图 8-29

彩图 8-30

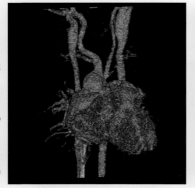
图 8-28　VR 前面观

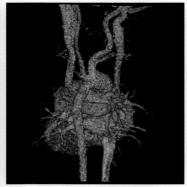
图 8-29　VR 后面观

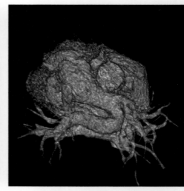
图 8-30　VR 头侧观

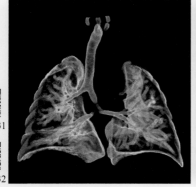
图 8-31　肺和气管 VR 前面观

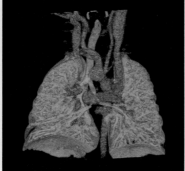
图 8-32　心脏、血管和气管融合 VR

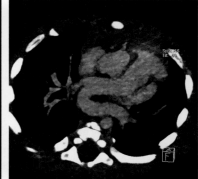
图 8-33　薄层 MIP 足侧观

彩图 8-31

彩图 8-32

图 8-34～图 8-35 为同一病例的舒张期和收缩期长轴位：房缺在不同期相的影像表现有差异。

图 8-36 为单心室长轴位：解剖右心室形态存在，但发育不好，且通过大的室间隔缺损和左心室融为一体。

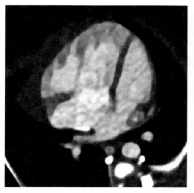

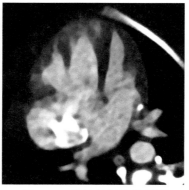

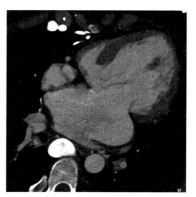

图 8-34　房缺长轴位舒张期　　　　图 8-35　房缺长轴位收缩期　　　　图 8-36　单心室长轴位

图 8-37-图 8-38 为同一病例的心脏血管与气管和肺的融合图：图 8-37 加挡板后视主动脉环并形成对相应部位气管的压迫；图 8-38 头端视角显示气管从主动脉环中穿过。

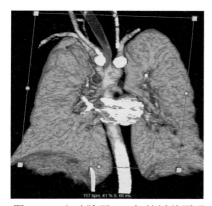

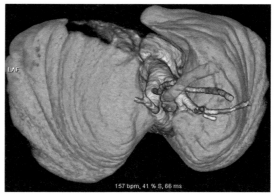

彩图 8-37

彩图 8-38

图 8-37　主动脉环 VR 加挡板前面观　　　　　　图 8-38　主动脉环头侧观

图 8-39 为右心室流出道狭窄 VR 结合挡板技术：显示完整的狭窄的右心室流出道及扩张的主肺动脉等。

图 8-40、图 8-41 为同一病例心脏 VR 加平面遮挡显示：左冠状动脉起源于肺动脉、心脏和肺融合 VR 图显示左主支气管受扩大的心房挤压等。

图 8-42 为完全性肺静脉异位引流（心下型）VR：显示在心房后完整的汇合并向下引流的肺静脉汇入门静脉、显示主动脉相对比较细小等。

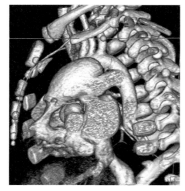

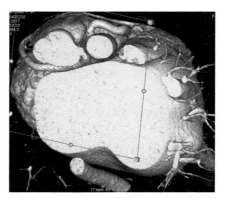

彩图 8-39

彩图 8-40

图 8-39　右心室流出道狭窄 VR　　　　图 8-40　左冠状动脉发自肺动脉

彩图 8-41

彩图 8-42

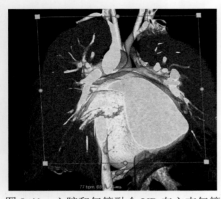

图 8-41　心脏和气管融合 VR 左主支气管
受增大左心房挤压而变细、变长

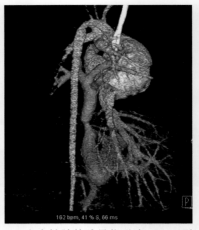

图 8-42　完全性肺静脉异位引流（心下型）VR
肺静脉于左心房后方汇合并向下形成垂直静脉，与门静脉相通、
门静脉扩张、主动脉细小

（六）先心病成像技术要点及质量控制

1. 大多数年龄小、发育相对滞后、对辐射和对比剂敏感　严格控制辐射剂量和对比剂用量——推荐扫描参数设定遵循"尽可能低的合理可行性"（as low as reasonably achievable，ALARA）原则。

2. 病情重、心脏血管异常连接复杂、血流动力学紊乱　保证一次性检查的成功率，避免重复注射对比剂和重复曝光辐射。

3. 冠状动脉细小、部分伴有气道起源或发育异常　小视野、收缩期和舒张期的亚毫米薄层多时相重建。

4. 心率快、心律不齐　高时间分辨力的设备且保证主动脉根部是一次扫描范围覆盖。

5. 不能配合屏气　高时间分辨力和宽体探测器保证覆盖范围和时间分辨力。

6. 体循环、肺循环同时对比剂充盈　充分的对比剂注射时间和准确的扫描时机。

7. MPR 观察心腔内结构，VR（包括薄层 VR）、MIP（包括薄层 MIP）、必要时结合挡板或层块技术等观察心脏和大血管的连接。

（赵英明　任福欣　梅习龙）

第六节　CT 心肌灌注显像临床应用

　　CT 作为一种重要的影像学检查手段，经历了从结构成像到功能成像的发展历程。目前 CCTA 已成为无创性评价冠状动脉解剖的最佳影像学方法。但 CCTA 仍存在一些限制和不足，例如高估管腔狭窄程度、钙化严重者评价受限等。此外，冠状动脉狭窄是否引起下游心肌的缺血，不仅取决于管腔狭窄程度，更与病变的位置、几何学形态、长度、微循环功能等相关，因此，仅凭冠状动脉解剖学信息不能准确反映血流动力学改变，CT 心肌灌注显像一般应用于不能或难以确定是否存在缺血的情况。

　　随着 CT 技术的发展，CT 设备的时间和空间分辨力不断提高，Z 轴覆盖范围的增加，成像软件不断完善，辐射剂量明显降低，图像质量明显提高，CT 灌注成像的操作流程变得相对简单，已经克服了很多以往 CT 灌注成像的局限。尤其是时间分辨力的大大提高以及超宽探测器 CT 在 Z 轴方向可以覆盖整个心脏，使得心肌灌注显像成为可能。CCTA 联合心肌灌注可进行"一站式"

成像，在获取冠状动脉血管解剖信息的同时也可得到心肌血流灌注的功能学信息。

心脏 CT 灌注成像主要应用于心肌缺血的评价，有 CT 静态心肌灌注显像（static CT myocardial perfusion imaging）和 CT 动态心肌灌注显像（dynamic CT myocardial perfusion imaging）两种方法。

（一）适应证

1. 阻塞性冠状动脉疾病患病风险高的被检者。

2. 既往行冠状动脉介入治疗。

3. 冠状动脉明显钙化者。

4. 不能明确功能学意义的冠状动脉狭窄病变。

（二）扫描前准备

1. 为被检者建立静脉双通道。

2. 去除胸部外衣和金属饰物。

3. 采用心电门控方式扫描，贴置心电电极并连接导线。

4. 静脉通道连接高压注射器（双筒）。

（三）检查方法与参数设置

1. 检查设备 宽体探测器 CT 或双源 CT（以 Revolution CT 为例）。

2. 检查体位 被检者仰卧，双臂上举。

3. 扫描基线 气管分叉下 1～2cm。

4. 扫描范围 气管分叉下 1～2cm 至膈肌水平，范围包括完整左心心肌（图 8-43）。

5. 扫描序列及采集方式

（1）静态 CT 心肌灌注显像：扫描方法及采集数据同冠状动脉 CTA，其方法是在注入碘对比剂期间采集单个图像，以便进行定性和（或）半定量的 CTP 评估。能谱 CTP 是另一种进行静态 CTP 的方法，应用较少，但使用不同能量光子能更好地显示心肌内的碘对比剂。

（2）动态 CT 心肌灌注显像：采用心电门控轴扫的扫描方式分 3 个期相连续采集图像：第一期，每个心动周期采集一次图像，共采集 13 个心动周期（最小采集间隔时间为 0.8s），延迟 1.1s 后进行第二期扫描；第二期：每两个心动周期采集一次图像，共 3 次（最小采集间隔约为 1.4s），延迟 1.8s 后进行第三期扫描；第三期：采集 2 次图像，最小采集间隔为 5s（表 8-7）。

表 8-7 CT 心肌灌注显像扫描参数设置

扫描模式	心电门控前瞻轴扫
管电压（kV）	70～100
管电流（mA）	固定 200
旋转时间（s）	0.28
准直宽度（mm）	120
螺距	轴扫
层厚（mm）	1.25
层间距（mm）	1.25
重建算法（卷积核）	软组织/标准
迭代重建算法	ASIR-V 100%
窗宽、窗位（HU）	1200/240

6. 对比剂注射方法 采用对比剂团注跟踪法，将 ROI 放置于气管分叉水平层面的上腔静脉内（图 8-44），触发阈值为 200HU。ROI 内的 CT 值达到该阈值后延迟 1.7s 自动或手动触发扫描。静息动态心肌灌注图像采集完毕后，等待 20～30min，待心肌内对比剂排空后，使用微泵机持续注射三磷酸腺苷 ATP［0.14/mg(kg·min)]，3～4min 后待心率较基线水平升高 15～20 次/min 重复扫描采集负荷状态动态心肌灌注图像。

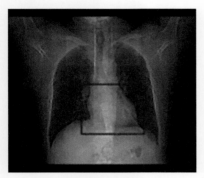
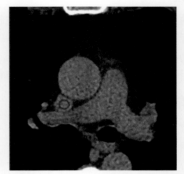

图 8-43　CTP 扫描范围　　　　　图 8-44　CTP 扫描对比剂跟踪监测位置

（四）对比剂注射方案

1. 注射方式 建议采用 20G 留置针在检查前穿刺右上肢肘正中静脉血管并固定好针头位置，采用双筒高压注射器经右上肢静脉注入。

2. 注射参数 对比剂浓度 320～370mgI/ml，成人一般用量 50～70ml，生理盐水团注 40～50ml，注射流率 4～5.5ml/s。如果用能谱扫描，对比剂浓度、注射总量以及注射流率都可以相应的降低。

（五）图像后处理

不同厂家、不同软件包对于 CT 心肌灌注后处理操作的细节有所不同，但其基本操作过程是相同的。

1. 图像配准 矫正图像心脏搏动及呼吸运动伪影。

2. 使用矫正运动伪影后的图像进行 CTP 后处理 图 8-45 为一例 CTP 病例。

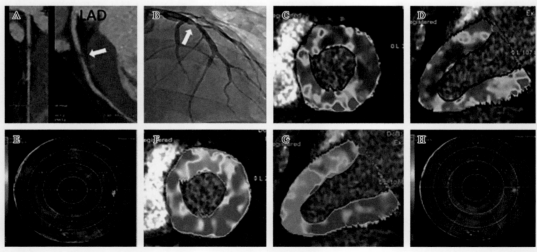

彩图 8-45

图 8-45　CTP 病例

男，29 岁，发作性胸闷 1 个月。A. CCTA 提示前降支近中段非钙化斑块，局部管腔狭窄＞90%；B. 冠状动脉造影提示前降支中段狭窄 90%。被检者行冠状动脉球囊扩张成形术；C～H. CTP 示左心室前壁基底段、前间隔中段、前侧壁基底段、下壁基底段心肌灌注量偏低，左心室前壁各段血容量偏低，提示心肌缺血

（六）图像后处理注意要点

1. 心脏重建　左心室短轴位、平行于室间隔的左心室长轴位、垂直于室间隔的左心室长轴位。

2. 左心室心肌分割　确认升主动脉根部及左心室流出道、心尖部、游离壁标记点，软件依据相应标记点自动识别左心室心肌，并对心肌节段进行分割，必要时可进行手动调整。

3. 功能学参数计算　在上述步骤完成后，软件自动计算 CTP 相关参数。

（赵英明　任福欣　梅习龙）

第七节　肺动脉 CTA 临床应用

一、检查技术

（一）肺动脉栓塞临床概述与影像检查

肺动脉栓塞（pulmonary embolism，PE）简称肺栓塞，是由于内源性或外源性栓子堵塞肺动脉而引起肺循环障碍的临床和病理生理综合征，部分可合并肺梗死。栓子大多数为来自下肢或盆腔等周围静脉系统和右心的血栓栓子，少数可能为脂肪栓子、羊水栓子及空气栓子等。肺栓塞的临床症状和体征缺乏特异性，临床上容易误诊、漏诊，如果不及时治疗，其死亡率高达 30%，比经过治疗的死亡率高 10 倍，其并发症右心衰竭、复发性肺栓塞、慢性肺动脉高压，是导致死亡的主要原因。

肺动脉 CTA 具有较高的时间和空间分辨力，可以看到肺动脉内的充盈缺损，明确栓子的形态、大小、位置及与淋巴结相鉴别，能更好地观察肺动脉的走行、管径及管腔内外的情况，还能同时观察是否合并其他心肺病变，为诊断及鉴别诊断提供较多的信息，成为可疑肺动脉栓塞的急诊检查首选。肺动脉 CTA 还可以用于肺动脉栓塞溶栓治疗后的复查，了解治疗效果，有无反复等。

（二）肺动脉 CTA 技术要点

1. 适应证：怀疑肺动脉栓塞的胸痛、胸闷、呼吸困难者。

2. 禁忌证：因肺动脉栓塞的凶险性和危害性，根据两害相权取其轻的原则，可适当放宽范围，除了严重甲亢未治愈为绝对禁忌证，其他均为相对禁忌证。

3. 上腔静脉高浓度对比剂所致线束硬化伪影对肺动脉干及右肺动脉的诊断准确性有一定影响，故应尽量避免，常见的应对措施如下。

（1）选择左上肢静脉建立通道。

（2）选择从足侧向头侧的扫描方向。

（3）选择较低浓度的对比剂，如 300mgI/ml 及以下浓度，尽量避免使用 370mgI/ml 或 350mgI/ml 浓度的对比剂。

4. SFOV 应包括全肺野，从而能进行足够的亚段血管分析，发现肺梗死等。

5. 因肺动脉受心脏搏动影响较小，无须心电门控，尤其是 Flash 模式扫描时，甚至无须屏气即可采集到清晰的肺动脉影像。

6. 对比剂注射通常采用团注跟踪技术，ROI 设于主动脉层面的上腔静脉或右主肺动脉末端内，延迟 5s 监测，阈值 100HU（肺动脉明显扩张增粗者应设置阈值为 200HU），触发后延迟 4s 扫描。如有明显肺动脉血流缓慢（监测时可发现）、血管畸形及观察支气管动脉者，应延迟 5s 扫描。推荐的对比剂注射方案见表 8-8。

表 8-8　肺动脉 CTA 对比剂注射推荐方案

体重（kg）	注射流率（ml/s）	成人对比剂用量（ml）
＜55	4	32
55～65	4.5	36
65～75	5	40
75～85	5.5	44
≥85	6	48

以对比剂浓度 300mgI/ml 为例，对比剂用量（成人）计算公式为：注射流率×注射时间（注射时间固定为 8s），续注生理盐水量固定为 40ml

二、临床应用进展

（一）肺动脉栓塞 CTA 征象

1. 直接征象（图 8-46）

（1）肺动脉 CTA 可以直接看到肺动脉内的血栓，表现为血管内的低密度充盈缺损（完全性或部分性充盈缺损），远端血管不显影。

（2）栓子在数天至数周内可发生机化，致密度较高，少数甚至出现钙化。

（3）常规横断面像纵隔窗观察非常重要，MPR 技术有助于显示沿血管长轴分布的栓子的长度和整体形态。

（4）VR 成像可更直观地显示肺动脉正常及异常分支的情况。

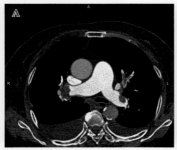
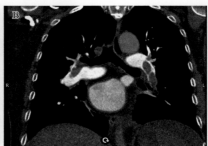

图 8-46　肺动脉栓塞的直接征象

2. 间接征象（图 8-47）

（1）肺组织密度不均，局部可呈"马赛克"样改变。

（2）肺梗死灶形成，表现为以胸膜为基底的楔形实变区，尖端与供血肺动脉相连，周围可有磨玻璃样渗出，有时可见支气管充气征。

（3）胸膜增厚、胸腔积液及肺动脉高压等征象。

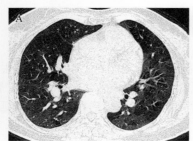
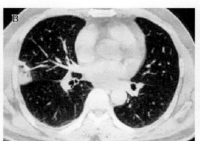

图 8-47　肺动脉栓塞的间接征象

（二）肺动脉栓塞肺灌注改变

使用双源双能量扫描，除了可显示和检出有无肺动脉栓塞外，还可以利用双能量减影进行肺灌注评价（肺灌注成像），病变区域因肺动脉栓塞而呈明显低灌注（见本章第六节）。

（赵英明 任福欣 梅习龙）

第八节 主动脉 CTA 临床应用

主动脉 CTA 可显示升主动脉、主动脉弓、胸主动脉、腹主动脉、髂总动脉和髂内外动脉、腹腔动脉、肠系膜上动脉、肾动脉等血管及其分支，清楚地显示血管的大体解剖形态，对血管畸形、狭窄、闭塞和动脉瘤可得到与 DSA 类似的图像，对主动脉夹层的显示优于 DSA。

（一）适应证

1. 主动脉病变。

2. 主动脉病变术后复查。

（二）禁忌证

1. 碘对比剂过敏史。

2. 哮喘病史。

3. 肾功能不全。

4. 严重心血管疾病，包括症状性心绞痛、充血性心力衰竭、肺动脉高压及心肌病。

（三）检查前准备

1. 认真核对 CT 检查申请单，了解病情，明确检查目的和要求，对检查目的、要求不清的申请单，应与临床医生核准确认。

2. 做好解释工作，消除被检者的紧张心理，保持静止不动及平静呼吸，避免运动伪影影响成像质量。

3. 检查前 4h 禁食。

4. 去除胸腹部金属物品；被检者呼吸训练，避免伪影干扰。

5. 外周静脉（肘正中静脉）建立静脉通道并连接高压注射器，按含碘对比剂使用要求准备，签署碘对比剂使用知情同意书。

6. 对婴幼儿、外伤、意识不清及躁动不安的被检者，根据情况给予适当的镇静剂。

7. 对被检者扫描区域外的性腺等 X 射线敏感部位遮挡保护。

（四）扫描方法

1. 检查体位 被检者仰卧，双手上举。

2. 扫描范围 主动脉全程扫描范围由胸腔入口至耻骨联合，腹主动脉检查从膈顶至耻骨联合。临床上检查分为胸主动脉和腹主动脉 CTA 检查。

3. 扫描方式 螺旋扫描模式。

4. 扫描延迟 确定 CTA 启动扫描时间常用的方法有经验法、对比剂团注示踪法和小剂量团注测试法。主动脉 CTA 通常采用对比剂团注示踪法，确定延迟扫描时间采用自动触发扫描方式，阈值为 100HU，ROI 置于降主动气管分叉下 1cm 水平（腹主动脉检查 ROI 在肝门水平，其他参数同主动脉 CTA 检查）。

（五）扫描参数

主动脉 CTA 扫描要求及重建参数见表 8-9。

表 8-9 主动脉 CTA 扫描要求及重建参数

	扫描要求及重建参数
扫描方式	螺旋扫描
管电压（kV）	100～120
管电流（mA）	180～400（自动管电流调制）
旋转时间（s）	0.25～0.35
探测器覆盖范围	40mm/圈及以上
层数×准直（mm）	64×0.625 及以上
螺距	0.984～1.735/ 0.16～0.24/智能螺距
SFOV（mm）	300～350
重建层厚（mm）	0.5～1.0
层间距（mm）	0.5～1.0
重建算法（卷积核）	软组织/标准
窗宽、窗位（HU）	软组织窗，窗宽（W）300～400、窗位（C）35～50
图像后处理	MPR、CPR、VRT、MIP、薄层 MIP、CTVE

（六）对比剂注射方案

1. 注射方式 建议采用 20G/22G 留置针在检查前穿刺右上肢肘正中静脉血管并固定好针头位置，采用双筒高压注射器经右上肢静脉注入。增强检查后留观 15～30min，以及时处理可能发生的对比剂过敏反应。

2. 注射参数 普通螺旋 CTA 扫描模式：对比剂浓度 300～370mgI/ml，注射流率 4～6ml/s，成人用量 90～100ml。儿童使用对比剂剂量应根据体重测算，按照 1.5～2ml/kg 计算。注射流率也应根据体重调整。

（七）图像后处理

常用图像后处理方法有 MPR、CPR、VRT、MIP、薄层 MIP、CTVE。

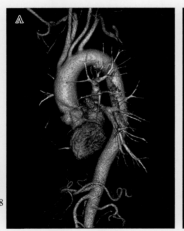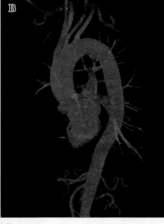

1. MPR 可以更清晰地显示主动脉的走行，特别是主动脉夹层、破口位置及动脉瘤情况的显示。

2. MIP 能够较真实地反映组织间的密度差异，显示血管壁的钙化及其分布范围，能更直观、立体地显示主动脉的解剖和走行。

3. VRT 能使观察者更直观、立体地观察血管结构，追踪血管的起源、走行。

胸主动脉、腹主动脉 CTA 图像见图 8-48、图 8-49。

彩图 8-48

图 8-48 胸主动脉 CTA 图像 VRT（A）、MIP（B）

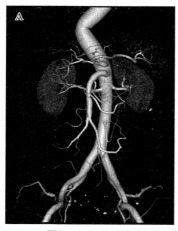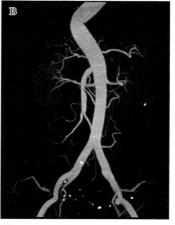

彩图 8-49

图 8-49 腹主动脉 CTA 图像 VRT（A）、MIP（B）

（八）质量控制

1. 清晰显示主动脉所属分支及走行。

2. 清晰显示主动脉夹层及破口位置及动脉瘤情况。

3. 能清晰显示主动脉与邻近器官的位置关系。

（九）临床应用进展

主动脉 CTA 能够精确地测量腹主动脉瘤的大小及与肾动脉开口间的距离，有利于制订手术计划。因为 CTA 检查时间短，即使是急性破裂或接近破裂的不稳定动脉瘤和急性动脉夹层的被检者也能检查。肾动脉 CTA 虽然不能显示肾动脉小分支和肾段动脉，但可以显示肾动脉小分支和肾段动脉供血区的肾实质，明确有无肾梗死。CTA 用于诊断肾动脉狭窄，微创、简便，较 DSA 价廉，敏感性较高，应作为首选检查方法，但应注意如使用的窗宽过窄，会造成夸大肾动脉狭窄的假象。

在能谱成像中，任何物质的 X 射线吸收系数可由任意两个基物质的 X 射线吸收系数来决定，因此可将一种物质的衰减转化为产生同样衰减的两种物质的密度，这样可以实现物质组成分析与物质的分离。以水、碘配对为例，在水基图所有含水成分会得到特异性显示，并可测得体素内水的密度，不显示含碘成分；同理，在碘基图含碘成分得到特异性显示，也可测得体素内碘的密度，不显示含水成分；因此基物质对的选择对于明确物质的特性以及物质密度的差异有一定的价值。主要临床应用：病灶强化识别、虚拟平扫、去除钙化的 CTA、痛风结石显示、疗效的评估等。常规 CT 大多是利用 CT 值的差别来进行斑块成分的鉴别分析，能谱 CT 利用其能谱曲线、物质分离图像、有效原子序数等为斑块成分的分析提供了更加直观、准确的方法。主动脉非钙化斑块中的脂肪成分、纤维成分、血栓样组织在能谱曲线斜率、有效原子序数及碘（脂肪）浓度等方面存在显著差异，说明能谱 CT 的多参数分析有助于量化区分非钙化斑块的成分，并帮助评估斑块的稳定性，可以早期发现含有易损性脂质及血栓样组织的不稳定斑块，从而降低脑血管意外的发生率。

（陈 晶 任 宏 戴丽娟）

第九节 四肢动静脉 CTA 临床应用

一、上肢与下肢动脉 CTA 检查技术

四肢动脉 CTA 可较好地显示上下肢动脉，判断动脉的钙化、狭窄、迂曲、阻塞、侧支循环、动脉瘤等情况，以及了解四肢肿瘤的血供情况。扫描一次可获得腹部至足部完整的 CTA 图像，也

可进行足和手的血管检查。

（一）适应证

上肢与下肢 CTA 用于显示肢体血管病变以及血管与软组织肿块间的关系等。

（二）禁忌证

1. 碘对比剂过敏史。

2. 哮喘病史。

3. 肾功能不全。

4. 严重心血管疾病，包括症状性心绞痛、充血性心力衰竭，肺动脉高压及心肌病。

（三）检查前准备

同本章第八节主动脉 CTA 检查前准备。

（四）扫描方法

1. 上肢动脉 CTA

（1）体位：首选仰卧位，上臂上举。无法上举双臂的被检者，需要将上臂自然放于身体两侧，双手手心向上，身体置于床正中。

（2）扫描参数：使用螺旋扫描，标准算法重建。重建层厚 1～1.5mm，层间距 0.7～1.2mm。扫描范围需包全病变组织和一个相邻关节。

（3）对比剂注射方案：选择健侧的肘正中静脉，以避免对比剂产生的伪影和静脉血管对动脉血管的影响；需要检查双上臂，可选择足部设置通道。对比剂碘浓度 300～370mgI/ml，注射流率 3～4ml/s，总量 60～80ml。先采用双筒高压注射器注射 20ml 生理盐水作为试注射，注射对比剂后再注射 30ml 生理盐水冲刷，使对比剂在目标血管内保持高浓度和较长时间，同时可避免静脉内高浓度碘对比剂的影响。扫描延迟时间的经验值为 23～25s。采用对比剂智能跟踪技术，监测层面选择主动脉弓层面，ROI 预置于主动脉弓，阈值设为 100～150HU，扫描时需要注意扫描方向，即沿目标血管的血流方向进行扫描。

2. 下肢动脉 CTA

（1）体位：取仰卧位，足先进，上臂上举或自然放到腹侧，身体置于床面正中。

（2）扫描参数：采用螺旋扫描，标准算法重建。重建层厚 1～1.5mm，层间距 0.7～1.2mm。扫描范围需从髂嵴到足背，通过设置 X 射线管的旋转时间和扫描螺距将扫描时间控制在 20～25s。

（3）对比剂注射方案：选择肘正中静脉团注对比剂，对比剂碘浓度 300～370mgI/ml，总量 80～100ml。采用双筒高压注射器以双流率方案注射，先注射 20ml 生理盐水作为试注射，然后以 3～4ml/s 流率注射对比剂 60ml，再以 2～3ml/s 流率注射对比剂 30～40ml。扫描延迟时间为 30～35s。

智能跟踪技术，选择腹主动脉髂动脉分叉以上层面，ROI 预置于腹主动脉，阈值为 100～150HU，诊断延迟时间为 7s。小剂量同层扫描时间曲线测定法，自肘静脉注射 20ml 对比剂，在腘动脉水平进行同层动态扫描，测量腘动脉的时间密度曲线。

（五）临床应用进展

四肢动脉 CTA 可较好地显示上下肢动脉，判断动脉的钙化、狭窄、迂曲、阻塞、侧支循环、动脉瘤等情况，以及了解四肢肿瘤的血供情况。临床上慢性肾衰竭被检者采用动静脉内瘘或血管移植术后，因为经常有狭窄与血栓、静脉盗血、静脉瘤样扩张、血栓、肢体肿胀、局部感染等并发症，当血透流量不佳时，需要通过内瘘 CTA 来确定内瘘血管是不是狭窄甚至闭塞，如左上肢内瘘 CTA（图 8-50）。下肢内瘘 CTA 扫描方法同下肢 CTA，范围为肾动脉至膝关节，具体扫描参数可参照上肢内瘘 CTA。下肢 CTA 扫描一次即可获得腹部至足部完整的 CTA 图像，也可进行足和手的血管检查（图 8-51）。

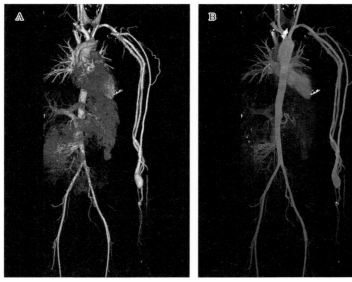

彩图 8-50

图 8-50　左上肢内瘘 CTA 图像 VRT（A）、MIP（B）显示左前臂区引流静脉粗细不均局部瘤样扩张

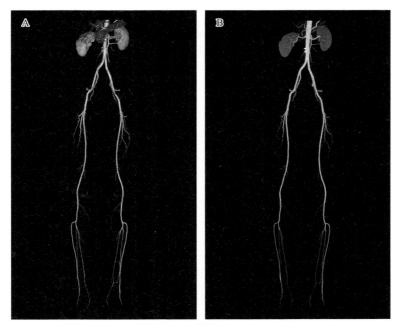

彩图 8-51

图 8-51　下肢动脉 CTA 图像 VRT（A）、MIP（B）

　　上下肢动脉 CTA 成像是目前临床上常用的一种检查方法，广泛应用于血管闭塞性脉管炎、动脉粥样硬化性闭塞症、糖尿病下肢血管病变、多发性大动脉炎等疾病的诊断。但在常规多排螺旋 CT 扫描中，由于部分被检者下肢血管常伴有严重狭窄和钙化，并受到射束硬化伪影的影响，使得血管的结构与远端分支难以清晰地显示。能谱 CT 利用其最佳单能量图像显示狭窄段血管及远端小血管的能力较常规多排螺旋 CT 明显提高，并可有效去除硬化伪影，有助于下肢动脉腔内成形术的显示及其术后评估。

二、上肢静脉 CTA 检查技术

（一）适应证

上肢静脉血栓、上肢静脉狭窄、上肢静脉瘤、上肢动静脉畸形及中心静脉导管置入前评估。

（二）禁忌证

碘对比剂过敏，甲状腺功能亢进（已控制到正常水平者除外），严重心、肝、肾功能不全。

（三）检查前准备

同本章第八节主动脉 CTA 检查前准备。

（四）扫描方法

采用直接法或间接法行平扫及增强扫描。取仰卧位，头先进，双上肢紧贴侧胸壁。直接法采用足头向，间接法头足向。扫描范围为下颌至手指近段。扫描矩阵为 512×512。软组织或标准算法重建，层厚 1.250mm，层间距 0.625mm，螺距 0.984，管电压 120kV，自动管电流。

（五）对比剂注射方案

1. 直接法　选取双上肢前臂静脉，以 3ml/s 流率注射 200ml 混合液（生理盐水与对比剂按体积比 1:4 配制，混合均匀），对比剂碘浓度 300mgI/ml，注射对比剂后注射 30ml 生理盐水冲管，延迟时间为 40s。

2. 间接法　选取健侧前臂静脉，以 3.5~4ml/s 流率注射对比剂 120~150ml，对比剂碘浓度 350~370mgI/ml，注射对比剂后注射 30ml 生理盐水冲管，延迟时间为 60~90s。

三、下肢静脉 CTA 检查技术

（一）适应证

下肢静脉血栓、下肢静脉曲张（图 8-52）、髂静脉压迫综合征、下肢静脉瘤、下肢动静脉畸形。

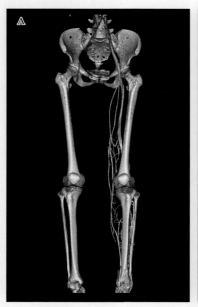
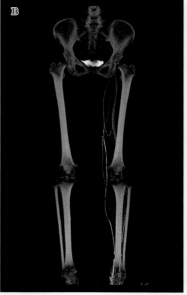

彩图 8-52

图 8-52　下肢静脉 CTA 图像 VRT、MIP 显示左下肢静脉曲张

（二）禁忌证

碘对比剂过敏，甲状腺功能亢进（已控制到正常水平者除外），严重心、肝、肾功能不全。

（三）检查前准备

同本章第八节主动脉 CTA 检查前准备。

（四）扫描方法

采用直接法或间接法行平扫及增强扫描。取仰卧位，足先进，双腿稍内旋，膝部并拢绑带固定，双上肢上举。直接法采用足头向，间接法头足向。扫描范围为髂总静脉至足背静脉。扫描矩阵为 512×512。软组织或标准算法重建，重建层厚 1.25mm，层间距 0.625mm，螺距 0.984，管电压 120kV，自动管电流。

（五）对比剂注射方案

1. 直接法　选取双侧足背静脉，以 3ml/s 流率注射 200ml 混合液（生理盐水与对比剂按体积比 1：4 配制，混合均匀），对比剂含碘 300mgI/ml，注射对比剂后注射 30ml 生理盐水冲管，延迟时间为 40s。用橡胶带绑扎双侧踝部阻断浅静脉直接回流，需在盆腔段行延迟增强扫描。

2. 间接法　选取单侧上肢前臂静脉，以 3.5～4ml/s 流率注射对比剂 120～150ml，对比剂碘浓度 350～370mgI/ml，注射对比剂后注射 30ml 生理盐水冲管，延迟时间为 150～180s。

（六）图像三维处理技术

1. 图像显示　根据扫描部位和病变的情况选择合适的窗宽、窗位。软组织窗窗宽 200～400HU，窗位 40～50HU；骨窗窗宽 1000～1500HU，窗位 300～400HU。

2. 常规三维图像重组　四肢骨关节的检查通常需要进行三维图像重组，有利于显示病变全貌，帮助诊断医生和临床医生建立良好的空间关系。

3. CTA 检查　需要进行 MPR、MIP、VRT 等二维和三维图像后处理。

（陈　晶　任　宏　戴丽娟）

第十节　门静脉及腔静脉 CTA 临床应用

一、肝门静脉 CTA

肝门静脉及下腔静脉最常见的疾病是门静脉血栓（portal vein thrombosis，PVT）。可能与全身或局部感染如化脓性门静脉炎、胆囊炎、邻近部位的淋巴结炎、胰腺炎和肝脓肿等有关。PVT 可发生于 10% 的肝硬化被检者，更常并发于肝细胞癌病例。发生于妊娠（特别是子痫）的被检者和引起门静脉系统淤血的被检者，如肝静脉阻塞、慢性心力衰竭、缩窄性心包炎等病例中常见；胰腺、胃或其他邻近肝脏部位的恶性肿瘤侵袭门静脉时也可引起 PVT。与巴德-基亚里（Budd-Chiari）综合征相似，有血栓形成倾向的血液学情况及肝胆或脾脏手术后也可导致 PVT。另外门静脉系统的疾病还见于先天性异常，如闭锁、结节状再生性增生等。

（一）适应证

门静脉血栓、海绵状转化、门静脉闭锁、结节状再生性增生、门静脉高压、动脉门静脉分流。

（二）禁忌证

同增强检查。

（三）检查前准备

常规准备同本章第八节主动脉 CTA 检查前准备。检查前 4h 禁食。行消化道钡剂造影者 1 周后再行检查或提前做腹部透视，明确腹部钡剂位置；急需检查者可清洁灌肠或口服缓泻药物处理；其他同上腹部增强检查。

（四）扫描方法

1. **检查体位** 被检者仰卧，双手上举。
2. **扫描范围** 自膈顶至耻骨联合；头足方向或相反方向。
3. **扫描方式** 螺旋扫描模式。
4. **扫描延迟** 经验法：60～65s，心功能不全被检者适当延迟 2～5s；阈值触发法：ROI 置肝门静脉，阈值 100HU 自动或手动启动扫描；测试性团注法：一次性注射对比剂 20ml，绘制门静脉强化的时间密度曲线。

（五）扫描参数

门静脉 CTA 扫描要求及重建参数见表 8-10。

表 8-10　门静脉 CTA 扫描要求及重建参数

	扫描要求及重建参数
扫描方式	非心电门控螺旋扫描
管电压（kV）	采用 CARE kV，80～120
管电流（mA）	采用 CARE Dose4D，180～270
旋转时间（s）	0.25～1.00
探测器覆盖范围	40mm/圈及以上
层数×准直（mm）	64×0.6 及以上
螺距	0.6～1.0
SFOV（mm）	300～380
重建层厚（mm）	0.5～1.0
层间距（mm）	50%～70% 层厚
重建算法（卷积核）	软组织/标准
窗宽、窗位（HU）	软组织窗，窗宽（W）300～400，窗位（C）35～50
图像后处理	MPR、CPR、VR、MIP

（六）对比剂注射方案

1. **注射方式** 建议采用 20G/22G 留置针在检查前穿刺右上肢肘正中静脉血管并固定好针头位置，采用双筒高压注射器经右上肢静脉注入。增强检查后留观 15～30min，以及时处理可能发生的对比剂过敏反应。
2. **注射参数** 注射对比剂浓度为 350～400mgI/ml；成人用量按 1～1.5ml/kg 计算；儿童用量按 1.5～2ml/kg 计算。

（七）图像后处理

　　VR 图可立体直观显示完整范围的血管形态、走行及病变的位置（图 8-53）；MIP 可以较为真实地反映血管与周围脏器之间的关系，血管内充盈缺损、异常改变等，是显示肝门静脉及腔静脉的主要方式（图 8-54）；CPR、MPR 重组能够清晰显示门静脉的走行、结构形态、病变累及范围及侧支循环的形成等（图 8-55、图 8-56）。

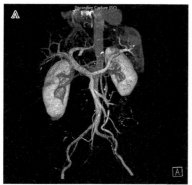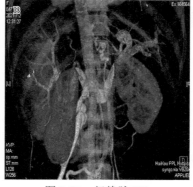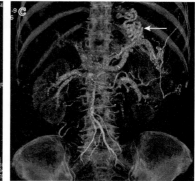

彩图 8-53

图 8-53　门静脉 VR

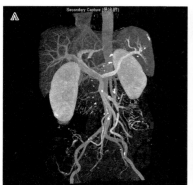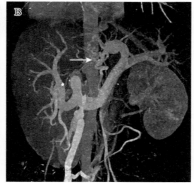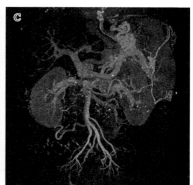

图 8-54　门静脉 MIP

A～C 显示门静脉及其分支迂曲扩张。B、C 示门静脉侧支循环建立，脾-胃分流

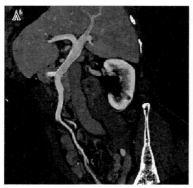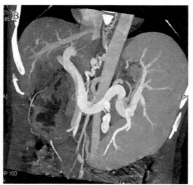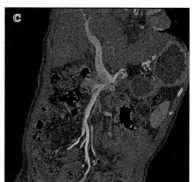

图 8-55　门静脉 CPR

门静脉及其分支内管腔充盈良好，无明显血栓形成

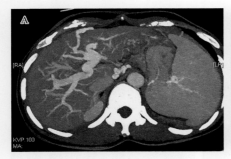
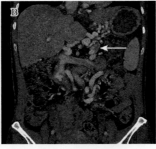
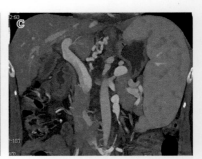

图 8-56　门静脉 MPR

二、上腔静脉 CTA

上腔静脉（superior vena cava，SVC）是一条短而粗的静脉干。由左、右头臂静脉，在右侧第 1 肋软骨与胸骨结合处的后方汇合而成，向下至第 3 胸骨关节的下缘处注入右心房；主要收集头颈部、上肢和胸壁的静脉血。当上腔静脉栓塞、受压时，可产生面部和上肢水肿，颈、上肢及胸壁静脉曲张（图 8-57～图 8-60）。

彩图 8-57

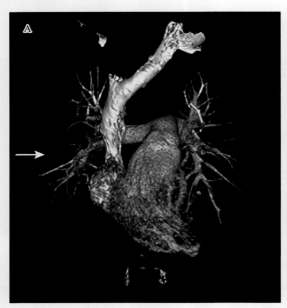
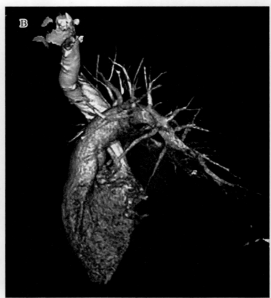

图 8-57　上腔静脉 VR

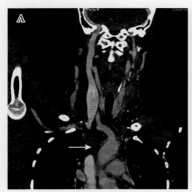
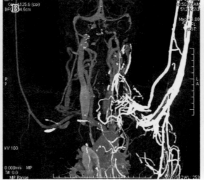
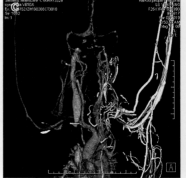

图 8-58　双侧锁骨下静脉、上腔静脉及左颈内静脉（C_6 水平以下段）管腔闭塞，周边见大量侧支循环血管影

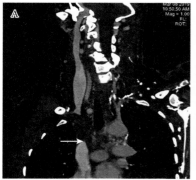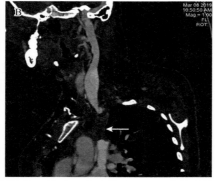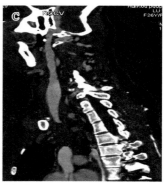

图 8-59 右侧锁骨下静脉、上腔静脉及右颈内静脉管腔闭塞

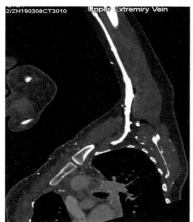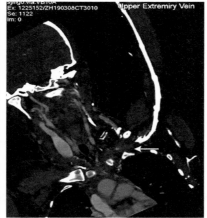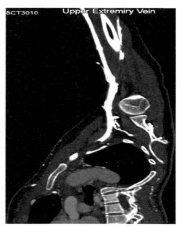

图 8-60 左侧锁骨下静脉及颈内静脉管腔闭塞

（一）适应证

SVC 综合征、部分异常肺静脉回流（PAPVR）、原发性 SVC 肉瘤或平滑肌肉瘤、SVC 脂肪瘤或房间隔脂肪瘤样肥大、SVC 血栓、持续性左侧 SVC、SVC 创伤性损伤（罕见）。

（二）禁忌证

同增强检查。

（三）检查前准备

单或双侧上肢（同下腔静脉 CTA）前臂穿刺建立静脉通路，注射对比剂浓度为 300～370mgI/ml；注射流率为 3～5ml/s。余同本章第八节主动脉 CTA 检查前准备。

（四）扫描方法

1. **检查体位** 被检者仰卧，双手上举。
2. **扫描范围** 自第 1 肋骨上缘至右心房下缘；头足方向或反方向。
3. **扫描方式** 螺旋扫描模式。
4. **扫描延迟** 直接法：单肢直接法经右肘静脉注射对比剂与生理盐水 1∶5 混合液 30～40ml，减少硬化线束伪影；注射对比剂前后注射 30ml 生理盐水；间接法：对比剂常规流率 4～5ml/s 注入，总量 1～1.2ml/kg，延迟 50～55s 扫描。对比剂经过体循环后的静脉回流期相，无硬化线束伪影（图 8-65）；测试性团注法：原理同门静脉及其他 CTA。

（五）扫描参数

上腔静脉 CTA 扫描要求及重建参数见表 8-11。

表 8-11　上腔静脉 CTA 扫描要求及重建参数

	扫描要求及重建参数
扫描方式	常规采用非心门控螺旋扫描
管电压（kV）	采用 CARE kV，80～120
管电流（mA）	采用 CARE Dose4D，180～270
旋转时间（s）	0.35～0.5
探测器覆盖范围	40mm/圈及以上
层数×准直（mm）	64×0.6 及以上
螺距	0.75～1.2
SFOV（mm）	300～380
重建层厚（mm）	0.5～5
层间距（mm）	50%～70% 层厚
重建算法（卷积核）	软组织/标准
窗宽、窗位（HU）	软组织窗，窗宽（W）300～400，窗位（C）35～50
图像后处理	MPR、CPR、VR、MIP

三、下腔静脉 CTA

下腔静脉（inferior vena cava，IVC）是下肢和腹部脏器静脉回流到右心房的主要管道。正常的下腔静脉分为 4 段：肝段、肾上段、肾段和肾下段。下腔静脉有复杂的连接，它汇集了卵黄静脉、成对的后主静脉、下主静脉和上主静脉。卵黄静脉形成肝段；成对的后主静脉形成肾上段；由右侧的下主和上主静脉连接形成肾段；由右下主静脉的一部分形成肾下段。胚胎期静脉也形成奇静脉、半奇静脉和髂总静脉。CT 血管成像可发现下腔静脉先天变异、缺如、畸形、左转位、异常延续及肿瘤累及下腔静脉等。

（一）适应证

肾母细胞瘤、平滑肌肉瘤、肾上腺皮质癌、睾丸癌、肝细胞癌、肾细胞癌等肿瘤的扩散累及先天性 IVC 变异、腹部创伤或腹主动脉瘤、中腔静脉分流术术后回访、IVC 过滤器放置、肝移植。

（二）禁忌证

同增强检查。

（三）检查前准备

1. 常规检查同本章第八节主动脉 CTA 检查前准备。

2. 同门静脉 CTA 穿刺建立静脉通道，350～400mgI/ml，经肘静脉注射（间接法）；直接法：双侧下肢静脉 18～20 号留置针 Y 形管连接高压注射器，建立静脉通道，双踝关节下方垫高 10～15cm，双膝关节下缘 10cm 处各用套带法绑扎以有效阻断浅静脉回流。

（四）扫描方法

1. 检查体位　被检者仰卧，双手上举。

2. 扫描范围　双膝关节下缘 10cm 至右心房，足至头或相反。

3. 扫描方式　螺旋扫描模式。

4. 扫描延迟　间接法（经验法）静脉注入对比剂 70～90ml，延迟 60～70s 后扫描，显示肾段和肾上段下腔静脉，肾下段下腔静脉常显示对比剂混杂伪影；70～90s 可使下腔静脉呈现均匀强化。直接法：370mgI/ml 对比剂原液同生理盐水按 1∶4 稀释成混合液 120～160ml；注射流率 2～3.5ml/s/侧；前后分别注射 40ml 生理盐水，流率与对比剂注射相同。直接法单点触发法：ROI 置于肺动脉主干，阈值 80～100HU 触发自动或手动延迟≤4s 扫描，方向头至足。测试性团注法：350～400mgI/ml，15～20ml，根据时间密度曲线计算下腔静脉肾门水平层面峰值时间，作为延迟时间的参考。

（五）扫描参数

下腔静脉 CTA 扫描要求及重建参数见表 8-12。

表 8-12　下腔静脉 CTA 扫描要求及重建参数

	扫描要求及重建参数
扫描方式	非心电门控螺旋扫描
管电压（kV）	采用 CARE kV，80～120kV
管电流（mA）	采用 CARE Dose4D，180～270mA
旋转时间（s）	0.25～1
探测器覆盖范围	40mm/圈及以上
层数×准直（mm）	64×0.6 及以上
螺距	0.984～1.735
SFOV（mm）	300～380
层厚（mm）	0.5～5
层间距（mm）	50%～70% 层厚
重建算法（卷积核）	软组织/标准
窗宽、窗位（HU）	软组织窗，窗宽（W）300～400，窗位（C）35～50
图像后处理	VR（图 8-61、图 8-64）、MPR（图 8-62）、CPR（图 8-63）、MIP

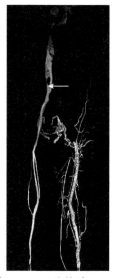

图 8-61　下腔静脉 VR（1）

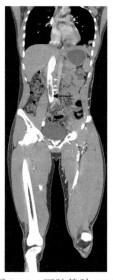

图 8-62　下腔静脉 MPR

彩图 8-61

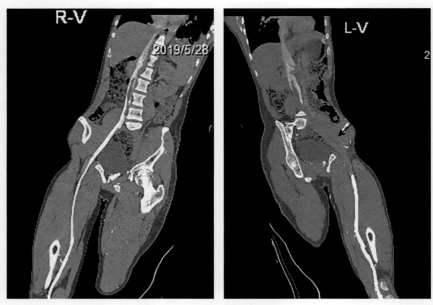

图 8-63　下腔静脉 CPR

下腔静脉下段、左侧髂总、髂外静脉见充盈缺损；左下肢中上段及盆腔内见侧支循环血管形成

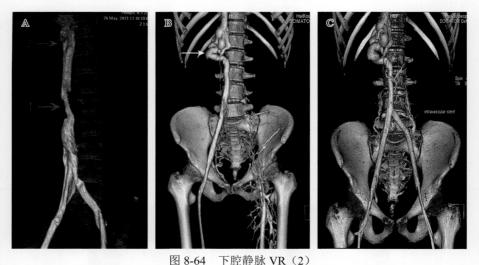

彩图 8-64

图 8-64　下腔静脉 VR（2）

A 中箭头 1、2 示下腔静脉刀刺伤修补术后改变；B、C 左侧髂静脉闭塞术前、术后改变；下腔静脉畸形

四、临床应用进展

（一）灌注成像

CT 灌注成像是基于核医学计算器官血流量的原理而发展的新技术，能反映组织、器官的血流动力学状态，属于功能成像的范畴。对肝脏的灌注参数进行定量分析，利于在形态学变化之前发现肝脏的病变，特别是高端 CT 的迅速发展，使肝脏全器官灌注在临床应用中得以实现。

肝脏为双重供血，在肝动脉和门静脉系统之间具有多途径的相互交通，除正常肝脏血管的解剖变异外，在各种病理情况下，肝动脉、门静脉及肝静脉系统之间的血流动力学可发生较复杂的变化。灌注成像，无须使用放射性核素，即可得以实现形态与功能影像诊断的有机结合。肝灌注扫描要求及重建参数见表 8-13。

表 8-13　肝灌注扫描要求及重建参数

	扫描要求及重建参数
扫描模式	非心电门控螺旋扫描
管电压（kV）	70～100
管电流（mA）	80～200
旋转时间（s）	0.25 及以上
探测器覆盖范围	38.4～150mm/圈及以上
螺距	0.75～1.2
层数×准直（mm）	128×0.6 及以上
扫描模式	不动床/摇篮床
SFOV（mm）	300～380
层厚（mm）	5
层间距（mm）	5
重建算法（卷积核）	标准软组织/标准
窗宽、窗位（HU）	软组织窗，窗宽（W）300～400，窗位（C）35～50
图像后处理	专用灌注软件处理，获得 CBV、CBF、MTT、TTD、TTS、TMAX/TTP 等功能学参数

（二）灌注技术

扫描前禁食 6～12h，选取主动脉、门静脉主干、肝实质、脾或目标病灶的层面进行同层动态扫描，方法视病变而定。肝脏灌注有别于常规增强扫描，扫描床不移动或移动，对感兴趣区动态扫描若干次，为通过第一肝门或病灶的最大层面，层厚 3～5mm。

灌注成像扫描体位：头先进，仰卧于检查床中心；扫描范围：自膈顶至肝脏下缘；头足方向或相反方向。呼吸方式：屏气 30～40s 可获得较好图像质量。

灌注成像扫描模式：①对比剂注射后开始扫描；②注射对比剂同时开始扫描；③对比剂注射 6～10s 开始扫描。

灌注成像静脉对比剂注射方案：对比剂浓度 300mgI/ml 以上 6～8ml/s；注射时间 6～10s；总量 40～45ml；对比剂注射前后追加生理盐水 40～50ml。

理论上讲，扫描次数越多，采样点越密集，所得到的时间密度曲线越准确，辐射量增加。灌注成像，灌注期特指对比剂首次经供血血管流过靶器官的时间。肝脏动脉灌注期注射对比剂后≤30s；门静脉灌注期 30～50s。肝脏灌注期的时间窗较窄。扫描前训练被检者深吸气后屏气，无法屏气 30～40s 者，可平静呼吸腹带加压法，上缘包括剑突下，采用胸式呼吸，扫描 30s，将薄层图像传入后处理工作站行后处理重建。

肝脏 CT 灌注评价：①对比剂注射流率影响灌注指标的测定。②较高的注射流率灌注效果好。③注射流率加快，对比剂使用的危险增加。肝脏疾病中老年人多发，随年龄增加血管弹性下降，尤其是肝癌化疗后血管条件差，难以耐受较高的注射流率。④流率视被检者情况定，权衡灌注效果和安全性，流率 5～6ml/s 较为合适。

其他灌注成像包括肾脏、膀胱等均在临床上应用（图 8-65～图 8-67），在肿瘤非肿瘤的鉴别诊断及功能评估方面为临床提供了重要的参考依据。

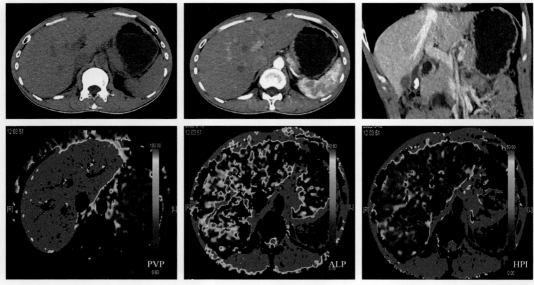

图 8-65　肝癌肝右叶部分切除术后，肝脏 CTP 未见确切异常

彩图 8-66

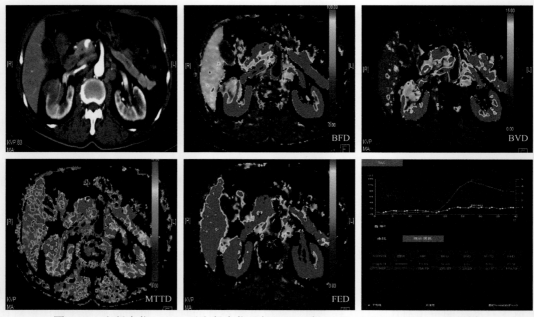

图 8-66　右肾占位，CTP 示右肾占位呈低 BFD、低 BVD、MTTD 延迟、FED 减低

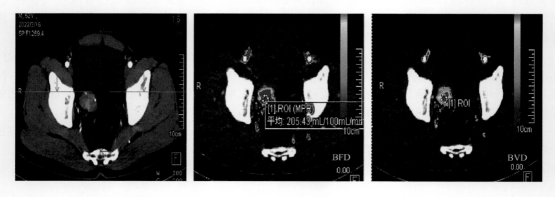

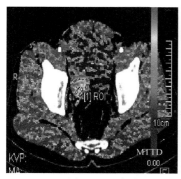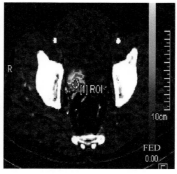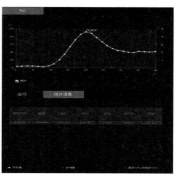

彩图 8-67

图 8-67　膀胱右后壁占位，病灶呈高 BFD、高 BVD、MTTD 提前、FED 增高

（三）诊断要点

主动脉、门静脉及肝实质尽量选择大 ROI 监测。选择肝实质 ROI 时应避开肝内大血管、病灶和其周围的异常强化。通过计算获得其 TDC 或用软件处理得出灌流值，用黑白灰阶或伪彩图显示得到灌注图。肝脏由肝动脉和门静脉两套系统供血，因此肝脏的灌注情况较复杂，需要分别评价其灌注状况。肝动脉灌注量（hepatic artery perfusion，HAP）和门静脉灌注量（portal vein perfusion，PVP），肝动脉灌注指数 HPI=HAP/(HAP+PVP)，门静脉灌注指数 PPI=PVP/(HAP+PVP)，一般 HAP/PVP=1/4～1/3。

肝灌注成像的应用：①肝硬化和肝肿瘤的鉴别诊断；②恶性肿瘤的分期分级；③隐匿性或微小肝转移灶；④肝移植和肝癌经导管栓塞治疗后肝的灌注情况的疗效评估和随访。

原发性肝癌和肝转移瘤均由肝动脉供血，恶性肝肿瘤的 HPI 增高，良性肿瘤多不由肝动脉供血，其 HPI 正常。肿瘤产生新生血管使微血管密度增高，虽然在影像上不能直接看到微血管，但可从组织的灌注图和灌注参数方面发现异常改变。

肝硬化和肝肿瘤的 HPI 均增高，肝硬化多伴有脾灌注的增加而恶性肿瘤多不伴脾灌注增加，可用于鉴别诊断。

（四）局限性

需在屏气或浅慢呼吸下扫描，对年老体弱及不合作被检者的检查受限，易产生图像"漂移"伪影，而不能得到真实的门静脉灌注曲线及增强峰值，使后面的曲线绘制和指标计算不能顺利进行，增加计算中的人为误差。灌注指标的测量受多种因素影响，如对比剂浓度、注射流率、剂量、呼吸、扫描时间、ROI 点及 ROI 大小的选择等。

（五）双能 CT

双能 CT 可在识别碘体素后，去除 CT 数的碘分量，创建虚拟的非对比图像，即没有对比材料增强的图像。仅行对比增强扫描并观察到衰减的轻微增加的检查中，进行非对比检查以确定增加的衰减是由于对比增强还是存在稍微更多的衰减将是有帮助的组织类型。混合图像不是特定于材料的图像，它包括来自软组织、骨骼和含碘对比剂的信号。"仅组织"虚拟非对比图像抑制碘信号，碘信息显示为彩色编码图，覆盖在混合或虚拟非对比图像之上。这些碘图有助于评估病变是恶性还是良性过程（图 8-68）。

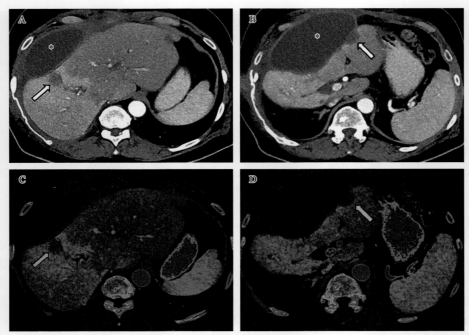

图 8-68　轴向对比增强双能扫描

该被检者为男性，67 岁。混合图像（A、B）显示肝脏包膜下血肿（＊）和两个相似的低衰减病变（箭头）。碘覆盖图像（C、D）
显示一个病灶（C）内含碘，表明为转移瘤（箭头），而另一幅图像（D）不含碘，表明其与楔形切除术后相关的血肿（箭头）

（陈　晶　任　宏　戴丽娟）

第十一节　急性胸痛三联征成像 CTA 临床应用

一、检 查 技 术

　　急性胸痛是临床上常见的急诊症状，常见的原因有急性冠状动脉综合征，肺栓塞，主动脉夹层等，急诊医学上将其统称为胸痛三联征。上述疾病发病凶险，起病原因复杂，症状程度不一，快速对疾病诊断及治疗可以有效降低被检者并发症和死亡率的发生风险。传统的 CT 扫描方式不仅扫描时间长，还需要检查一个部位后，间隔一定的时间后方能行下一个部位的检查，如此进行下去，不仅延误诊断和治疗，而且分次扫描增加辐射剂量和对比剂用量，可引发肾病综合征等副作用。随着科学技术的发展，不同机型的高端 CT 完全满足胸痛三联征一站式 CTA 的检查，可以快速、精准地为临床诊断及治疗提供有价值的帮助。

（一）适应证

　　1. 急性冠脉综合征。

　　2. 肺栓塞。

　　3. 主动脉夹层。

　　4. 急性胸痛。

（二）禁忌证

　　1. 有碘对比剂过敏史。

　　2. 有哮喘病史。

3. 有肾功能不全病史。

4. 恶病质被检者。

（三）检查前准备

同本章第八节主动脉 CTA 检查前准备。

（四）扫描方法

1. 检查体位　被检者取仰卧位，头先进；双上肢伸直置于头上或放置身体两旁（视被检者病情而定）；身体正中矢状面与台面中线纵向激光定位线重合。

2. 扫描范围　自胸骨上缘扫描至膈下 2cm；若怀疑主动脉夹层，扫描范围应该适量延长至股骨中下段；方向为头足方向。

3. 扫描模式

（1）心电门控一次扫描采集，两个 Flash 模式，肺动脉、冠状动脉及主动脉同时成像。对比剂用量大、注射时间长，肺动脉期至主动脉期均有对比剂充盈。

（2）两次扫描采集，首次用 Flash 模式，感兴趣区触发扫描肺动脉；再用回顾性或前瞻性心电门控在肺动脉结束 5～7s，采集冠状动脉和主动脉，在肺循环与体循环的时间差获得采集数据。或预先做小剂量团注测试，注射时间更精确。

（3）在两次扫描采集第二步改变扫描方式，回顾性或前瞻性心电门控完成冠状动脉扫描后，再用 Flash 大范围追扫胸腹主动脉期，行主动脉成像（根据扫描时间适量增加对比剂用量）。如主动脉夹层，确定内膜破裂口的部位、范围、大小及数目，破口与邻近血管分支的关系及距离等 3 个方案均需要，扫描结束再次复扫，明确真假腔血管。

三种方案均为一次注射对比剂，完成胸痛三联成像。

4. 扫描延迟　确定 CTA 启动扫描时间常用的方法有经验法、对比剂团注示踪法和小剂量团注测试法。头颈部 CTA 通常采用对比剂团注示踪法，ROI 设置于扫描起始位置（尽量减少移床时间）的降主动脉内，阈值 80～100HU，自动触发扫描。

（五）扫描参数

胸痛三联征联合成像 CTA 扫描要求及重建参数见表 8-14。

表 8-14　胸痛三联征联合成像 CTA 扫描要求及重建参数

	扫描要求及重建参数
扫描方式	心电门控螺旋扫描+Flash 或相反
管电压（kV）	采用 CARE kV 80～120
管电流（mA）	采用 CARE Dose4D 230mAs/rot
旋转时间（s）	0.25～0.33
探测器覆盖范围（mm/圈）	40～60
层数×准直（mm）	128×0.6
螺距	自动
SFOV（mm）	320～360
重建层厚（mm）	0.75～5
层间距（mm）	50%～70% 层厚
重建算法（卷积核）	Bv36/ADMIRE 3
窗宽、窗位（HU）	软组织窗，窗位（C）35～50，窗宽（W）300～400
图像后处理	MPR、CPR、VR、MIP

（六）对比剂注射方案

1. 注射方式　建议采用 20G/22G 留置针在检查前穿刺右上肢肘正中静脉血管并固定好针头位置，采用双筒高压注射器经右上肢静脉注入。

2. 注射参数　螺旋 CTA 扫描模式：对比剂浓度 320～400mgI/ml，成人一般用量 50～60ml+30ml 混合液（对比剂+生理盐水各 50%）后追加生理盐水 30ml，注射流率 4～5ml/s。儿童使用对比剂剂量应根据体重测算，按照 1.5～2ml/kg 计算，注射流率也应根据体重调整。

（七）图像后处理

胸痛三联征一站式 CTA 的图像信息较多，行后处理时应根据病变的大小、范围及与周围组织之间的关系进行针对性处理。如主动脉夹层，要确定内膜破裂口的部位、范围、大小及数目，破口与邻近血管分支的关系及距离，内膜片及真假腔的形态、走行，主动脉主要分支（主动脉弓上的三支大血管、腹腔干、肠系膜上动脉及肾动脉）起源于真腔或假腔（图 8-69），假腔内有无血栓等。如肺动脉栓塞，明确栓塞的部位，使用 MIP 重组能够直观呈现（图 8-70）；CPR 显示栓塞的数目、累及范围及狭窄程度（图 8-71）。疑似急性冠脉综合征，采用 VR、CPR 可立体直观显示冠状动脉狭窄的程度、位置等，为临床提供有效的参考信息（图 8-72、图 8-73）。

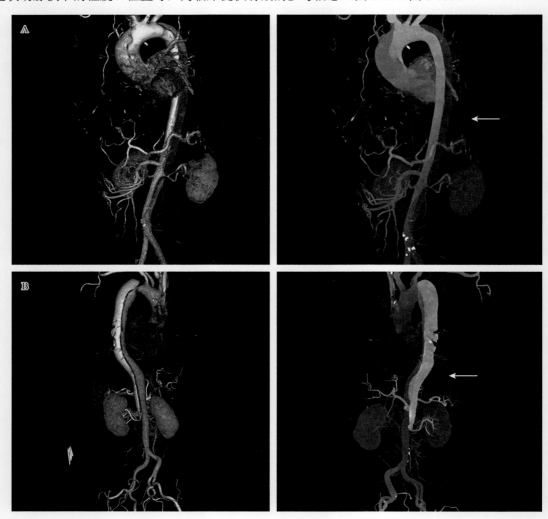

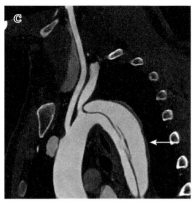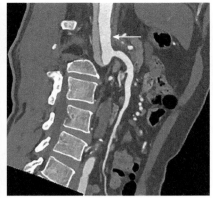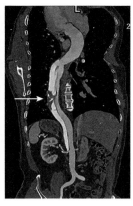

彩图 8-69

图 8-69 主动脉夹层 MIP、VR、CPR 图像

A. 主动脉夹层（Standford A 型），向下达髂动脉水平，破口位于主动脉弓远部，双侧髂总动脉及肠系膜上动脉受累，腹腔干及右肾动脉真腔供血，左肾动脉假腔供血；B. 主动脉夹层（Stanford B 型），累及升主动脉-腹主动脉肾动脉水平，腹腔干、左肾动脉由假腔供血，肠系膜上动脉起自真腔；C. 分别显示夹层动脉瘤破口的位置、主要动脉真假腔供血情况

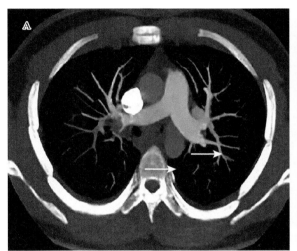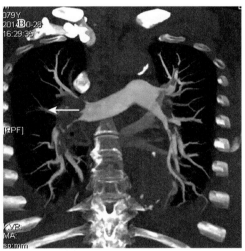

图 8-70 肺动脉栓塞 MIP 图像

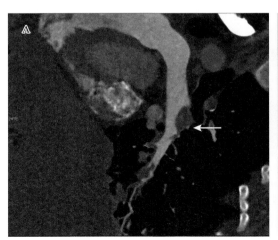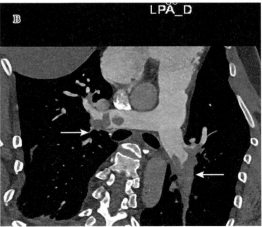

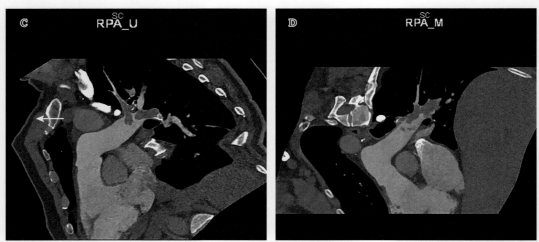

图 8-71 肺动脉栓塞 CPR 图像

双侧肺动脉干分叉处见低密度充盈缺损，以右肺上叶后段及下叶背段分支显影明显减少

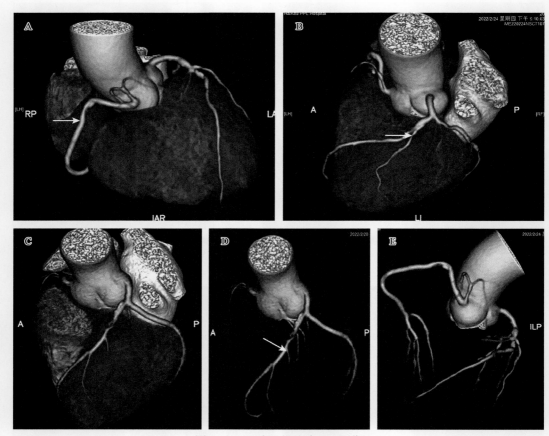

图 8-72 心脏冠状动脉 VR 图像

A. 冠状动脉 VR 显示右冠状动脉近段斑块（白色箭头）；B. 冠状动脉 VR 图显示左前降支斑块（白色箭头）；C. 冠状动脉 VR；
D. 去血池冠状动脉 VR 图显示左前降支斑块（白色箭头）；E. 去血池冠状动脉 VR 图显示右冠状动脉近段斑块

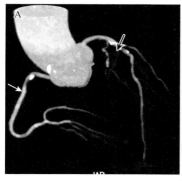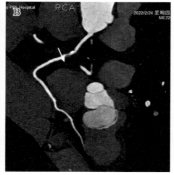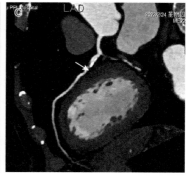

图 8-73　冠状动脉 MIP、CPR 图像

A. MIP 显示右冠状动脉和左前降支狭窄（白色箭头）；B. 右冠状动脉近段节段性混合斑块管腔重度狭窄；C. 左前降支近段段性混合斑块，局部管腔重度狭窄

（八）质量控制

1. 检查前准备　①检查前 12h 忌饮咖啡因，否则心率过快导致远端血管重影或锯齿伪影等；②呼吸屏气训练，同扫描期间同声一致。

2. 心电门控　①避免皮肤干燥；②避免静止性震颤；③避免肢体与电极之间接触不良；④避免外来信号干扰，如手机、无线电信号等。

3. 扫描方案设定　① BMI ≥28kg/m² 时，对比剂浓度应≥370mgI/ml，注射流率 3～5ml/s；②体型过大过重被检者，心脏置于 X 射线束聚焦的机架中心。提高信噪比，增加管电流和心动周期 X 射线能量，关闭剂量调控功能，使多时相均可用于分析。

4. 强化效果　①动脉血管近端和远端强化范围为 350～400HU；②静脉血管近端和远端强化范围为 280～350HU。

5. 图像重建　①血管扫描后，将原始数据重建图像，根据诊断，临床需要选择重建视野范围；② CPR 重建时，控制点放置血管腔中心，如靠近血管壁边缘易造成截断和栓塞的假象；③需正确标注血管；④带骨骼的 CTA 影像可明确病变与骨性结构之间的关系，便于外科或介入手术的定位；⑤去骨 CTA 影像利于观察细微的血管病变。

6. 心电编辑　①插入法（insert sync）：识别心电图异常中漏识别期相或在调整期相值时与 R 波偏移法联合使用；②忽略法（disable sync）：识别异常心电图中多识别的期相；③删除法（delete sync）；④ R 波偏移法（shift R-peak）：识别心电图异常中识别的 R 波假象；⑤基线调整法（adapt curve scaling）。

7. 滤波卷积核的选择，提高 X 和 Y 轴的图像质量　分为 3 种类型。

（1）正常滤波核（normal kernel）：对中央和周围的体素为同样的滤波加权。

（2）柔和滤波核（soft kernel）：对周围体素更多的滤波加权，得到较柔和、噪声更少的图像，但牺牲了更多的边缘细节。

（3）锐化滤波核（sharp kernel）：对周围体素的滤波加权很少，是噪声最大的滤波，可获得更好的细节，适用于支架和带有银夹的桥血管或明显钙化。

8. 冠状动脉重建时间窗

（1）回顾性门控针对每支冠脉选择最佳重建时间窗。

（2）扫描后快速浏览右冠状动脉中段代表了心脏运动的最大幅度，如未见运动伪影，为最佳时相。

（3）各支冠状动脉方向运动不一，心动周期中 R—R 时相在不同的时相处于相对静止期，寻找此期重建。

9. 特殊情况

（1）怀疑夹层被检者，小心移动搬运，平静呼吸，防止夹层破裂。

（2）后处理显示夹层的部位、范围、真假腔、是否累及其他血管等。

（3）完整显示术后支架、桥血管及吻合口，VR 显示直观，MIP 清晰显示细节。

（4）主动脉瘤要显示瘤体的部位、大小、形状、范围、有无血肿和破溃口。

（5）主动脉壁内血肿采用 MIP 和 MPR，VR 显示不佳。

（6）主动脉狭窄显示狭窄的部位及程度，VR 显示直观。

（7）TAVI 术前三维常规行冠脉和主动脉成像，显示主动脉根窦部的病变和钙化，为临床测量及术后支架的位置、形态均提供参考。

二、心血管 CT 检查方法评价

心血管 CT 成像最大的特点是成像的主要靶器官——心脏，一直处于运动状态。不同疾病的心血管系统有不同的血流动力学改变。心脏的跳动易产生搏动伪影，胸腹部的呼吸易产生运动伪影，而不同疾病不同的血流动力学状态使对比剂使用方案的精确制定难度增加。CT 设备软硬件技术的进步如时间、空间、密度分辨力的提高，扫描速度提高、机架旋转的加快，宽体、高清探测器的临床应用，使心血管 CT 成像获得质的飞越，在减少运动伪影、缩短扫描时间、提高扫描速度、减少对比剂用量及辐射剂量等方面发挥了重要作用。

完成规范标准及急诊绿色通道的心血管 CTA 检查，检查前需要做到：①规范检查流程及被检者在放射科的质量与安全的全过程管理；②各专业之间的有效衔接；③人性化的关怀；④扫描方案的制定；⑤突发事件的处理；⑥满足诊断临床和被检者需求的影像信息。

心血管 CT 成像的优点如下：

（1）容积成像技术使 CT 可实现 X、Y、Z 轴各向同性成像，亚毫米层厚的重建图像使后处理工作站可任意层面重组图像，行多角度、多方位地观察，为容积再现等提供了丰富的高质量数据。

（2）薄层图像使心腔容积计算更精确，为临床和科研提供了更多影像数据，对微小病灶的显示更加清晰，减少了漏误诊率。

（3）相比 MR 和超声，CTA 成像速度快。几秒时间可完成大范围的扫描，所提供的被检者信息丰富，使 CTA 的应用越来越广。

心血管 CT 成像的不足如下：

（1）电离辐射：是 CT 检查成像原理固有缺点，不可避免。随着硬件技术的进步，电离辐射已经得到了很大的改善。扫描速度快，扫描时间减少，低管电压与高清探测器的应用，曝光条件优化（自动管电压、管电流调节），迭代重建及 AI 等技术的应用，使电离辐射得到合理管控。

（2）对比剂使用：使用对比剂有过敏风险，对肾脏有一定潜在损害的可能。对比剂种类由离子型进展为非离子型，由高渗向等渗发展。高端 CT 的应用为减少对比剂的使用提供了基础。

（3）功能学参数有限：与有创造影比较，CT 的时间分辨力有限，对心率过快、心律不齐的冠状动脉成像尚有限度；与超声比较，对心腔内结构如瓣膜等观察有限，缺乏血流动力学信息；尤其是与腔内超声、OCT 比较，CT 的空间分辨力仍显不足。但技术的发展，也在进一步提供功能学参数。电离辐射的降低能够使全时相心功能成像、动态心肌灌注成为现实；能谱 CT 的成像模式，使静态心肌灌注和心肌延迟成像为临床提供了更多的信息。

三、临床应用进展

CT 心肌灌注是一种动态评估冠状动脉疾病（coronary artery disease，CAD）的新技术（图 8-74），通过对心肌进行功能评估，与 CTA 结合，从而对冠状动脉疾病进行全面评判。

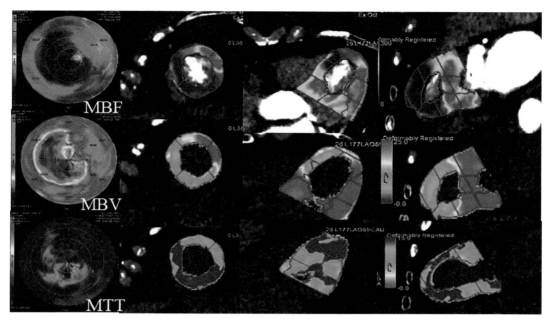

彩图 8-74

图 8-74　S14、15 段，MBF < 50，LAD 斑块与狭窄导致左室前段心肌显著灌注减低

　　CT 心肌灌注显像（CT-MPI）研究对比剂在最初通过心肌期间的分布。由于心肌血液供应决定了对比剂的分布，心肌对比剂含量减少时，呈低密度区域，可能存在心肌灌注缺陷。为获取心肌灌注的有效信息，舒张期和收缩期均需采集。

　　与基于早期动脉衰减期间心肌中对比剂分布的静态评估的静态 CT-MPI 相比，动态 CT-MPI 在整个心动周期的心肌连续采集来跟踪对比剂分布的血流动力学。初始通道、动脉期和微循环，注射对比剂后 32s 之内，正常和异常心肌之间的差异会显现。各种类型超高端 CT 的临床应用，使扩张的心脏也可行全心脏灌注成像。

　　动态 CT-MPI 中图像采集的最佳时期是收缩期结束（R 峰值后 250ms）。两个主要优点：①此时心肌壁厚度最大，心尖-基底长度较短，可以对整个心脏进行成像；②收缩期具有约 200ms 的恒定持续时间，与心率无关。因此，该阶段所需对比剂量较少，从而减少硬化线束伪影。固定性灌注缺损的诊断通常是在压力下低衰减持续超过 6 次心跳，并且出现在延迟增强时。

　　近年来技术进步为现代心脏 CT 扫描仪配备了更多的探测器，高速机架旋转、双 X 射线源和宽的心脏纵向覆盖范围，可提高时间和空间分辨力，缩短扫描和屏气时间，减少辐射而利于灌注成像的应用。

　　传统的窄距 CT（64 排）扫描仪，通常提供 3～4cm 的纵向覆盖范围，对整个心肌体积的评估需要 3～4 次心跳完成。图像采集跨越多个心动周期，缺乏时间均匀性，心肌对比度衰减在心脏的上下侧之间变化。宽距 CT（256、320 排等）具有 12～16cm 纵向覆盖范围，可在一次机架旋转中对整个心脏进行成像。缩短扫描采集时间，无须移动检查床。扫描速度快是心肌灌注显像的优势，因首过循环的早期只有很短的时间段，此时碘对比剂主要在血管内，当血管外碘浓度超过血管内碘浓度时，可进行整个体积成像，心肌体积存在时间对比度分布峰值，获得理想的心肌灌注结果。

　　心率 ≥ 100 次/min 时，通常使用血管扩张剂，使心率减慢，时间分辨力的提高在负荷 CT 灌注成像效果好，使快心率被检者在图像采集中减少运动伪影。单 X 射线源 CT 扫描仪提供 135～175ms 的时间分辨力，低于 65～70bpm，图像质量佳。DSCT 具有两个呈 90° 的 X 射线管和两个相应的 X 射线探测器，显著提高了时间分辨力（66～83ms），可更有效地冻结心脏运动。

最新一代 DSCT 还提供穿梭（摇篮床）和高螺距螺旋模式成像功能。穿梭模式期间，在两个交替的工作台位置上获取图像，工作台来回穿梭以覆盖 73mm 的解剖体积。或者，前瞻性 ECG 同步大螺距螺旋模式可采集整个心肌在舒张末期 0.25～0.27s 的超快扫描时间内，由于工作台的快速移动，使整个心肌的时间对比度增强。

DSCT 具有在双能量模式下运行的附加能力，其中一个 X 射线管在单次扫描期间发射高能光谱，另一个 X 射线管发射低能光谱。DECT 利用人体组织和血管内碘对比剂在不同能量水平的 X 射线照射下具有独特的光谱特性的原理。在处理高能和低能数据的单独图像重建时，心肌内的碘含量是根据不同管电压水平下碘的独特 X 射线吸收特性确定的。DECT 彩色编码的碘浓度心肌图，提供了超出通常衰减值的附加信息，有助于更具体的组织描绘，可用于检测心肌缺血。

第十二节　心脑血管联合成像 CTA 临床应用

一、检 查 技 术

（一）适应证

1. 心脑血管动脉硬化、狭窄、闭塞及扩张性病变的诊断评估。
2. 心脑血管变异或动静脉畸形、动脉瘤或瘤样扩张的诊断。
3. 颅内或心脏占位性病变，观察病变与周围血管的关系。
4. 心脑血管介入手术的评估及随访。

（二）禁忌证

同头颈 CTA 及冠状动脉 CTA 检查禁忌证。

（三）相关准备

1. 被检者准备　去除被检者头颈部及胸部金属物品；签署 CT 增强检查知情同意书；手背部或肘正中静脉预埋留置针，建立静脉通道。
2. 呼吸训练　让被检者做平静呼吸、屏气及呼气动作。
3. 心率控制　对心律不齐被检者给予一定药物控制心率，为被检者正确安装心电电极。

（四）扫描方法

1. 检查体位　取仰卧位，头先进，双手自然置于身体两侧；头稍后仰，使下颌支与检查床台面垂直，两外耳孔与台面等距，固定头颅。头颅和身体正中矢状面与台面中线纵向激光定位线重合，眉间线与横向定位线平行。
2. 扫描范围　自心脏膈面至颅顶，心脏左右范围各大于心缘两侧 10～20mm，头足方向或者相反方向。
3. 扫描方式
（1）"一站式"扫描，心底→头顶，心脏扫描采用前瞻性心电门控容积扫描，头颈血管扫描瞬时切换成大螺距螺旋扫描；监测 ROI 位于升主动脉，触发阈值设置为 80～100HU，自动或手动触发扫描；
（2）分步扫描：方向先足→头，头颈部血管采用螺旋扫描；再头→足，扫描心脏采用前瞻性心电门控容积扫描或前瞻性心电门控大螺距螺旋扫描。分步扫描需要两次静脉注射对比剂：①对比剂注射流率 3～5ml/s，总量 40～60ml，延时 4～6s 扫描心脏；②对比剂注射流率 3～5ml/s，总量 30～40ml，再以等量流率注射生理盐水 20ml。监测 ROI 位于主动脉弓，触发阈值设置为 100～120HU，自动或手动触发扫描。

4. 扫描延迟　确定 CTA 启动扫描时间常用的方法有经验法、对比剂团注示踪法和小剂量团注测试法。通常采用对比剂团注示踪法，ROI 设于主动脉弓，触发阈值 80～120HU，自动或手动触发扫描。

（五）扫描参数

心脑血管联合成像 CTA 扫描要求及重建参数见表 8-15。

表 8-15　心脑血管联合成像 CTA 扫描要求及重建参数

	扫描要求及重建参数
扫描模式	螺旋扫描或分步扫描
管电压（kV）	100～120
管电流（mA）	200～400，自动管电流调制
旋转时间（s）	0.27～0.35
探测器覆盖范围	40mm/圈及以上
层数×准直（mm）	64×0.625 及以上
螺距	0.984～1.735/0.16～0.24/智能螺距
SFOV（mm）	160～200
重建层厚（mm）	0.625～1.0
层间距（mm）	0.5～1.0
重建算法（卷积核）	软组织/标准
窗宽、窗位（HU）	软组织窗，窗宽（W）300～400，窗位（C）35～50
图像后处理	MPR、CPR、VRT、MIP、薄层 MIP、CTVE

心脑血管 CTA 扫描范围及正侧位定位片见图 8-75。

（六）对比剂注射方案

1. 注射方式　建议采用 20G/22G 留置针在检查前穿刺右上肢肘正中静脉血管并固定好针头位置，采用双筒高压注射器经右上肢静脉注入。

2. 注射参数　对比剂浓度 320～400mgI/ml，成人用量按 0.8～1.5ml/kg 计算；儿童用量按 1.5～2ml/kg 计算；注射流率也应根据体重调整，一般注射流率 3～5ml/s。

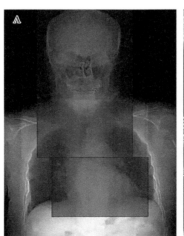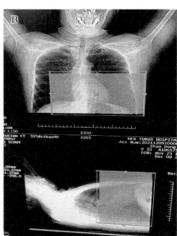

图 8-75　心脑血管 CTA 扫描范围（A）及正侧位定位片（B）

（七）图像后处理

MPR 技术可清晰显示心脑血管病变，如脑动脉瘤、动静脉畸形、动脉狭窄、闭塞等，可以多平面、多角度观察血管解剖及其与周围组织关系。

VR 技术可以更直观地显示头颈部血管走行或病灶与周围血管的三维空间关系，可立体观察心脏和冠状动脉外形或心外结构（图 8-76、图 8-78）。

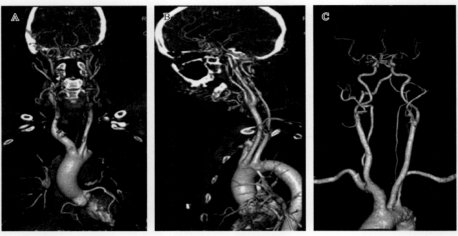

图 8-76　心脑血管 CTA

A. 正面观 VR 显示头颈部血管走行、心脏和冠状动脉走行；B. 侧面观 VR 显示头颈部血管走行；C. 去骨 VR 图像显示头颈部血管走行

　　CPR 技术可以在不同角度观察血管管腔，将原本迂曲走行的头颈血管或冠状动脉拉直展开，将血管全程展现在同一个层面上，也可测量分析头颈动脉及冠状动脉狭窄程度（图 8-77A、图 8-77B、图 8-79B）。

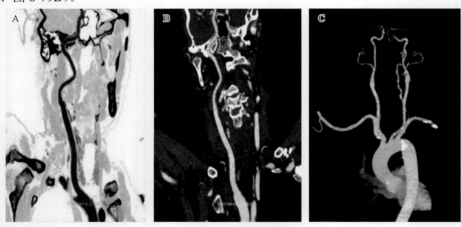

图 8-77　头颈血管 CTA 的 MIP 及 CPR 重建

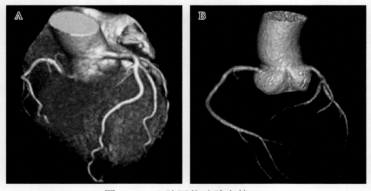

图 8-78　心脏冠状动脉血管 VR

A. 心脏冠状动脉 VR 图；B. 去血池冠状动脉 VR 图

　　MIP 技术能清晰显示头颈动脉、静脉的细小分支血管，能真实反映头部血管的密度变化，尤

其是对钙化及血管腔内病变部位、范围显示更加精准，对血管支架通畅程度的观察也有很好的效果（图 8-77C、图 8-79A）。

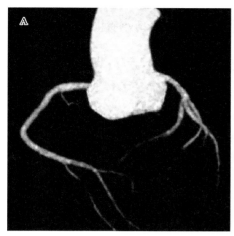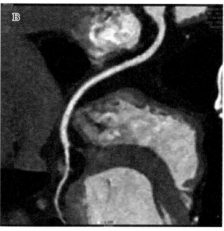

图 8-79　心脏冠状动脉血管束 MIP（A）及 CPR 重建（B）
A. 冠状动脉 MIP 图；B. 右冠状动脉主干 CPR 图

（八）图像质量控制

1. 图像能清晰显示头颈部血管走行及分支；清晰显示冠状动脉管壁有无钙化或非钙化斑块，管腔内有无充盈缺损征象。

2. 扫描区域内冠状动脉、头颈部动脉的横断面影像中 CT 值为 300～350HU；颅颈静脉的横断面影像中 CT 值不超过 150HU。

3. 颅内静脉高浓度对比剂伪影对 Willis 环不产生明显影响；右侧锁骨下静脉高浓度对比剂伪影对头臂干的显示不产生明显影响。头颈部无义齿等体外金属异物产生的线束硬化伪影；冠脉血管有支架植入的无支架造成的线束硬化伪影。颈部血管无呼吸、吞咽运动位移等造成的运动伪影。

二、临床应用进展

（一）双能量成像在心脑血管联合扫描中的应用

双能量成像在心脑血管成像应用有重要价值。头颈部的双能量应用基于碘成分与钙化或骨性成分的 X 射线衰减率的差异，可以直接分离出复杂结构中的血管、骨性结构及血管硬化斑块，得到头颅虚拟平扫图像、虚拟单能谱图像，这样不仅可以减少被检者接受的辐射剂量、降低运动伪影的干扰，也可以降低对比剂的用量、减少线束硬化伪影，也提高了心脑血管病变的诊断准确率。

（二）心脑血管 CTA 的低剂量扫描方案

心脑血管 CTA 低剂量扫描有多种方法，例如缩短扫描时间、降低管电压、降低管电流、使用新的迭代重建算法。随着设备不断更新，目前最新的西门子双源 Force CT 可以实现心电门控大螺距扫描，扫描时间更短，实现超快速、超低辐射剂量完成心脑血管 CTA 成像。

（三）灌注成像在心脑血管中的应用

灌注成像对诊断早期脑梗死或心肌梗死可提供有参考价值的灌注参数。脑 CT 灌注根据不同数学模型计算脑血流量（CBF）、脑血容量（CBV）、平均通过时间（MTT）、对比剂达峰时间（TTP）和表面渗透性（PS）等，可以定量评估脑组织的血流动力学变化。还可以进一步评估头颈动脉狭窄的程度。心肌灌注通过特定软件进行分析，可以计算出各个心肌节段的透壁灌注指数，进而对冠状动脉狭窄、心肌梗死及其左心功能进行全面、准确的评估。

第十三节　冠状动脉联合腹部增强成像临床应用

一、检查技术

（一）适应证

1. 腹部实质脏器炎性病变伴可疑冠心病评估及诊断。

2. 腹部实质脏器良、恶性肿瘤伴心前区不适术前常规检查。

3. 腹部实质脏器先天发育异常伴冠状动脉起源发育异常。

4. 冠状动脉介入术后评估及诊断。

（二）禁忌证

同冠状动脉 CTA 检查禁忌证。

（三）相关准备

1. 被检者准备　签署 CT 增强检查知情同意书；去除被检者胸腹部金属等物品；手背部或肘正中静脉预埋留置针，建立静脉通道。

2. 检查前 4h 禁食　行消化道钡剂造影者 1 周后再行检查或提前做腹部透视，明确腹部钡剂位置；急需检查者可清洁灌肠或口服缓泻药物处理；其他同上腹部增强检查。

3. 呼吸训练　让被检者做平静呼吸、屏气及呼气动作。

4. 心率控制　对心律不齐被检者给予一定药物控制心率，为被检者正确安装心电电极。

（四）扫描方法

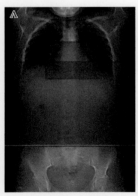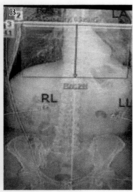

图 8-80　冠状动脉联合腹部增强扫描范围（A）及
心电电极片安装示意图（B）

1. 检查体位　取卧位，头先进，双臂上举；身体正中矢状面与台面中线纵向激光定位线重合。

2. 扫描范围　从气管分叉水平至髂前上棘或耻骨联合，腹部 SFOV 通常为 40～45cm。心脏左右范围各大于心缘两侧 10～20mm（图 8-80），头足方向。

3. 扫描方式

（1）心脏扫描模式：常规采用前瞻性心电门控轴扫描和回顾性心电门控螺旋扫描。

（2）腹部增强三期采用螺旋扫描，动脉期 25～30s、静脉期 50～60s 及延迟期 70～90s，还可以根据临床观察病变需要再延后扫描。延迟时间根据病变不同略有差异（图 8-81）。

1）肝脏、脾脏动脉期扫描：动脉期 25～30s，门静脉期延迟 50～60s，实质期延迟 120～180s，血管瘤及肝癌需延迟 3～10min。

2）胰腺双/三期扫描，胰腺动脉期 25s～30s，胰腺实质期 40s～50s，胰腺延迟期 70～90s。

3）肾脏行三期扫描，皮质期延迟 25～30s，髓质期延迟 90～110s，分泌期延迟 3～5min，CTU 延迟 10min。

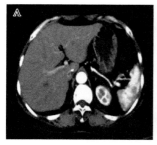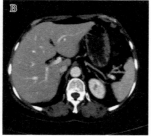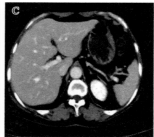

图 8-81 腹部三期增强（动脉期+静脉期+延迟期）

4. 扫描延迟 确定 CTA 启动扫描时间常用的方法有经验法、对比剂团注示踪法和小剂量团注测试法。通常采用对比剂团注示踪法，ROI 设于主动脉弓，阈值 80～120HU，自动或手动触发扫描。

（五）扫描参数

冠状动脉联合腹部增强成像 CTA 扫描要求及重建参数见表 8-16。

表 8-16 冠状动脉联合腹部增强成像 CTA 扫描要求及重建参数

	扫描要求及重建参数
扫描模式	心脏采用轴扫/螺旋扫描，腹部螺旋扫描
管电压（kV）	100～120
管电流（mA）	200～400，自动管电流调制
旋转时间（s）	0.25～0.35
探测器覆盖范围	40mm/圈及以上
层数×准直（mm）	64×0.625 及以上
螺距	0.984～1.735/0.16～0.24/智能螺距
SFOV（mm）	160～200
重建层厚（mm）	0.5～1.0
层间距（mm）	0.5～0.8
重建算法（卷积核）	软组织/标准
窗宽、窗位（HU）	软组织窗，窗宽（W）300～400，窗位（C）35～40
图像后处理	MPR、CPR、VRT、MIP

（六）对比剂注射方案

1. 注射方式 建议采用 20G/22G 留置针在检查前穿刺右上肢肘正中静脉血管并固定好针头位置，采用双筒高压注射器经右上肢静脉注入。

2. 注射参数 浓度 350～370mgI/ml，成人用量按 0.8～1.5ml/kg 计算，儿童用量按 1.5～2ml/kg 计算；注射流率也应根据体重调整，一般注射流率 3～5ml/s。

（七）图像后处理技术

1. 冠状动脉图像后处理 冠状动脉重建时相的选择、心电编辑及三维图像后处理，请参考冠状动脉 CTA 扫描技术（第八章第二节），重建图像如图（图 8-82～图 8-84）。

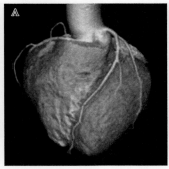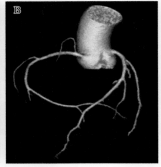

图 8-82　冠状动脉 CTAVR 图像（A）及冠状动脉 VR 血管束（B）

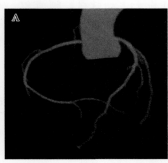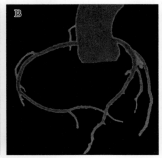

图 8-83　冠状动脉血管 MIP 图像

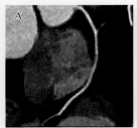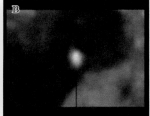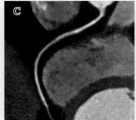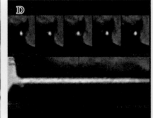

图 8-84　冠脉血管曲面重组及相应血管断面

2. 腹部增强图像后处理　MPR 能多方位、多角度地显示腹部解剖结构及形态，为临床提供更全面、直观的图像，对临床治疗方案具有重要指导作用；CPR 可以将迂曲的血管、有生理弯曲的脊柱、输尿管或胰腺等伸展拉直展示在同一平面上，有利于整体观察病变（图 8-85）。MIP 可以用不同层厚重组腹部大血管及各器官供血血管，能清晰显示病变与周围血管关系及判断病变的血供情况 [图 8-85（A～H）]。

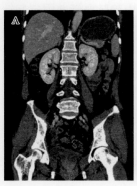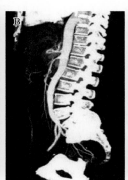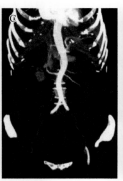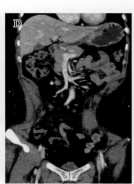

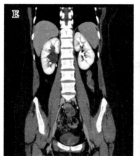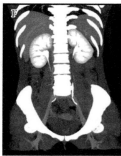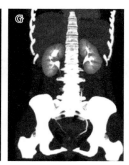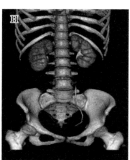

图 8-85　腹部实质器官及血管图像后处理 MRP、CPR、MIP、VRT 图像

（八）质量控制

1. 冠状动脉走行及分支应显示清晰，对比剂充盈良好，无呼吸运动伪影，无支架置入等金属硬化伪影。

2. 腹部胃肠道准备充分，无钡剂残留或其他影响图像观察的金属异物。胃部检查观察胃部充盈良好，无气液平面对周围实质器官产生的伪影。

3. 腹部增强图像清晰，无运动伪影及硬化伪影；清晰显示腹部脏器与血管，能清晰显示病变与周围组织结构关系；肝脏、胰腺及脾脏的增强三期时相合适；肾脏扫描动脉期显示肾皮质的高强化，实质期显示肾实质完全强化，延迟期显示肾盂内对比剂充盈。

二、临床应用进展

（一）双能量或能谱 CT 成像在冠状动脉联合腹部成像中的应用

双能量或能谱 CT 经过后处理软件可以得到体现各个部位的不同组织化学成分的 CT 图像，血管的 CNR 明显提高，能够减少冠状动脉钙化及心脏支架造成的硬化伪影，优化重建血管的图像质量，并对斑块的性质进行鉴别。腹部单能量图像和基物质图像等可以提供更多的参数和信息，通过这些参数，可以分析病灶的生理、病理和血流动力学等信息，在腹部肿瘤诊断、鉴别诊断、分期和术后随访中具有重要价值。腹部虚拟平扫可以适度代替腹部平扫进行图像观察，减少被检者辐射剂量。

（二）冠状动脉联合腹部增强灌注成像应用

既往腹部灌注成像可覆盖单部位局部器官，辐射剂量大，灌注指标的测量易受对比剂浓度、注射流率、ROI 点的选择等因素影响，易导致结果不准确等。目前宽体探测器（16cm）在 Z 轴上覆盖范围增大，灌注成像可以实现全心或者腹部多脏器全器官的覆盖，可以"一站式"提供形态学和功能学参数，也可以有针对性地选择病变、脏器或血管最佳强化图像重建用于诊断和后处理，同时降低辐射剂量。

（陈　晶　任　宏　戴丽娟）

参 考 文 献

陈晶，2020. CT/MR 特殊影像检查技术及其应用. 北京: 人民卫生出版社.

雷子乔, 李真林, 牛延涛, 2020. 实用 CT 血管成像技术. 北京: 人民卫生出版社.

余建明, 黄小华, 吕发金, 等, 2022. 医学影像检查技术学. 北京: 科学出版社.

第九章　CT 成像的科学研究

第一节　科研选题、立项与开题

一、课题来源

科研课题始于临床，目的是解决临床问题。确定研究工作的起点是要了解他人的研究情况，了解相关研究的历史、现状及今后的发展趋势，明确进行研究的主观和客观的条件。目前科研课题主要来自以下 3 个方面：从实践中提出研究问题、从文献中提出研究问题、从理论中提出研究问题。

二、选题的思路与基本要求

（一）选题的思路

1. 需求性　科研工作解决的是医学实践中所遇到的基本问题，从临床需求出发，不论是基础研究还是临床研究，都是医学实践中最根本的需求，要把有限的科研资金投入到最迫切需要解决的临床问题和医学课题中去，促进医学技术的发展，且具有实用价值、理论价值和社会价值。

2. 创新性　创新是开展前所未有的工作，是科研的特性。创新是在他人已有的基础上，结合临床实践，继续突破，不论是在方法、技术操作、理论，还是结果上，都有新发现、新观点或新规律。

3. 科学性　选题要以科学事实和科学理论作为依据，选取没有依据，或者违背已确证的理论作为课题，就失去了科学性原则。选题要有理有据、符合客观事实，以科学理论、科学研究结果为依据，用科学的研究方法、评价体系，符合伦理学，要选择正确的统计学方法，选择合理的各种因素。

4. 可行性　选题要从实际出发，要考虑是否具备完成选题的条件，是否有足够的样本（如被检者）、研究方法是否容易被被检者接受、研究对象具备的相应条件，以及设备、人员、信息、技术、经费等条件，投入与产出符合现实意义。申请资助费用要合理，根据课题研究的实际需求，提出资助费用。

（二）选题的范围

1. 基础研究　主要研究生命现象的本质和疾病发生发展的规律，以现代自然科学理论为基础。目的是以科学研究及实践来探索未知，增加知识，解决问题。这类研究未知因素较多，探索性强，研究周期长，研究手段要求较高，主要为疾病的预防、诊治和康复提供依据。

2. 应用研究　借鉴基础研究获得的科学理论解决临床实际问题，应用研究是研究疾病的病因流行规律，治疗及预防效果的机制研究，为实验研究建立新的动物模型及方法学的研究。应用研究是对某一问题的探讨，提出解决问题的方案、方法或预测出一定结果。其研究周期一般较基础研究短，成功率较大。

3. 技术开发　是利用应用研究的成果和现在的知识与技术，创造新技术、新方法和新产品，是一种以生产新产品或完成工程技术任务而进行的研究活动。

（三）研究设计

研究设计是从专业理论知识和实验技术角度来设想、安排相关的科研顺序和步骤，制定出科学而合理的课题研究技术方案和计划实施方案，体现课题研究人员的设想和构思。

1. 科研设计的要素

（1）研究对象：即实验对象或观察对象。

（2）研究因素：给研究对象的各种物理化学等条件。

（3）研究效果：研究因素作用于研究对象所显示出来的结果。

2. 医学研究的过程，分为 4 个阶段

（1）选题及可行性探讨：查阅文献和听取专家意见，根据条件讨论是否可行。

（2）研究方案的拟定及立项与开题。

（3）研究设计实施：按照研究方案和计划实施。

（4）研究分析和总结：形成研究报告及撰写学术论文。

3. 医学科研的基本原则

（1）对比与均衡原则：要做到正确鉴别，设定对照组必不可少，没有对照就没有鉴别，任何事物之间的差异都要通过对照而显示出来。对照组除了所观察的研究因素外，其他条件应该与实验组保持一致，称为均衡，其作用是研究对象受到非试验因素的影响一致，可以真实地观察到研究因素在不同条件下，对研究效果的影响，均衡一致性越好，可比性越强。没有对照组，就无法鉴别，没有均衡，就得不到正确结论。

（2）随机原则：从研究的总体中抽取样本时，要使每一个观察单位都有同样的机会分到对照组和观察组。随机研究经统计学处理后，可以得到可靠和真实的结果。

（3）重复原则：包括试验过程应该多次重复进行，同时也包括设计中的方法，其他人可以重复进行。重复可以降低试验误差，提高试验的准确性。

三、立项与开题

立项是正式开始课题研究的前提，对所确定的研究课题的研究内容、意义、条件、背景和成果等进行阐述交流评价的研究活动，概述准备研究的方向和基本设想。立项主要是阐述，为什么研究和要研究的内容。并说明立项依据，是否具有预实验结果，研究设想及研究策略。

开题是课题立项之后，在正式实施研究工作之前，课题组人员对课题研究方向、总体构想、设计等做进一步修改和完善的研究过程。为提高课题论证质量，课题组可以向专家咨询和邀请专家指导评议等，具体说明研究的问题，实施的步骤，预期的结论。其主要阐述怎样完成研究。开题是对课题研究方案的进一步说明和完善。

开题报告是开始进行课题研究的工作框架，也是如何进行研究的基本思路。开题报告主要回答"怎样完成研究"。具体包括以下方面：

1. 研究的目标、范围和内容：要进一步界定研究的范围与具体内容，从而使研究具有可行性和可操作性。

2. 研究方法：在开题报告中，尽可能详尽地写出具体的操作过程。

3. 研究步骤：准备阶段、实施阶段、总结阶段。

4. 研究预期成果。

5. 人员分工。

6. 研究日程安排。

7. 研究的经费支出情况。

第二节　CT 成像科学研究特点

1971 年 Hounsfield 发明了 CT，使 X 射线成像技术有了一个革命性突破，开创了断层成像与计算机图像重建的新阶段。随着 CT 软硬件的发展，尤其是多层螺旋 CT 的出现使 CT 在临床上得到了广泛应用，也推动了具有鲜明学科特点的 CT 成像技术科学研究的蓬勃发展。

一、CT 成像研究的设备依赖性

医学影像技术是承接医学基础与临床的重要桥梁性学科，CT 成像技术不仅在临床各学科疾病的诊断中占据无可替代的地位，而且也在基础与临床各个学科的科学研究中起着工具、平台与技术支撑等十分重要的作用。同时，CT 成像的研究领域也在向更深与更广的临床方向发展，对某些疾病的诊断和治疗产生了重要的影响。例如，随着 CT 时间分辨力和图像空间分辨力的不断提高，以及大量临床科研结果的积累和循证医学的验证，利用 64 层螺旋 CT 以上机型，心脏冠状动脉 CT 血管成像已经成为冠心病被检者在门诊就可以完成的影像学检查方法。

多层螺旋 CT 是目前发展最快和最具竞争力的影像设备之一，它具有高密度分辨力和时间分辨力的突出优势，在心血管 CT 成像与疾病诊断等方面发挥了重要作用。比如冠状动脉 CT 血管成像已经成为冠状动脉疾病筛查、治疗与随访的主要检查技术，与心血管 DSA 造影技术相比具有鲜明的技术特色及应用前景。但 CT 成像技术还是受制于成像方式，比较侧重于反映组织器官与疾病的解剖与病理形态学信息，而在功能成像方面，仅有 CT 灌注成像（CTPI）和 CT 能谱成像（spectral CT imaging）等技术具有功能性诊断价值，CT 能谱成像在组织成分的区分和疾病的鉴别诊断等方面具有较大的潜能。目前这两种 CT 成像技术在临床科学研究方面发表了较多的文章，但 CT 的软组织分辨力低和 X 射线辐射等将是影响其未来发展的瓶颈问题。

随着医学影像新技术的发展，出现了多学科融合与多学科交叉研究的新局面，不但衍生出诸如分子影像学（molecular imaging）等新的代表 21 世纪医学影像学发展方向的学科，而且产生了许多重大的科研成果，涉及医学影像学的学科性交叉研究还体现在影像与心理学研究、影像与犯罪及成瘾研究、影像新技术材料研究，以及生物医学工程、数字化信息挖掘、影像诊断与介入治疗、干细胞治疗的影像学示踪、可视化和人工智能技术的智能辅助诊断系统等，这些领域的集成化研究可能会对医学影像技术（包括 CT 成像技术）内涵与对现代医学的整体发展产生重大影响。

二、CT 成像技术的快速发展与面临的挑战

随着软、硬件技术的不断进步，尤其是探测器、X 射线管、计算机系统及伪影校准算法的不断进步，CT 成像设备得到了长足发展，尤其在探测器覆盖范围、机架旋转速度、能谱成像等 3 个方面得到了快速发展：①CT 在发展历程中，探测器排数不断增加，覆盖范围不断扩大。目前宽体探测器覆盖范围可达 16cm，通过一次旋转可实现单器官的 CT 成像，如全脑灌注等。②机架旋转速度直接决定着 CT 的时间分辨力，对于运动器官心脏的 CT 成像，就需要 CT 具有很快的机架旋转速度，这对 CT 的稳定性、安全性及图像质量带来很大的挑战。③CT 能谱成像技术使 CT 对宏观水平的结构性观察深入到微观水平的物质成分的定性识别和定量分析，能谱和多能谱 CT 是临床 CT 成像的新兴领域。

与此同时，CT 成像技术也得到了高速发展，包括扫描技术及图像重建技术，尤其是通过 3D 数据的获取和处理，多层 CT 的图像质量得以大力提升，这促使医学影像学快速发展，医学影像学从单纯影像解剖结构水平，发展到功能影像水平，这也对 CT 成像技术的研究提出了更大的挑战。

1. 低辐射剂量 CT 成像技术　随着 CT 软硬件技术的不断进步，降低辐射剂量、提高检查安全成为 CT 技术的重要发展趋势。CT 成像的诸多环节都存在降低辐射剂量可能。如降低管电压、管电流；采用智能管电压、智能管电流等方式；宽探测器的应用；探测器材质的更新换代；一次心跳过程中采集心脏图像，不需要行多扇区采集；基于 ECG 的剂量调控技术；大螺距加快扫描速度及迭代重建算法等。在众多降低剂量的方法中，迭代重建算法是目前 CT 降低辐射剂量的重要方法。

2. 肿瘤 CT 成像技术　随着技术的不断发展，CT 在肿瘤诊断中的应用也越来越多，不仅能很

好地鉴别和诊断肿瘤的血管生成情况，判断肿瘤的类型及是否转移，而且还能勾画肿瘤的边界，为肿瘤的预后及治疗提供价值参考。

3. 血管及心脏 CT 成像技术　近年来，在血管成像方面，CT 血管成像（CTA）逐步成熟，能帮助医生准确判断被检者是否存在动脉瘤、血管壁钙化、血管狭窄程度等问题。随后 CT 灌注成像应运而生，在诊断分析大脑缺血性病症方面效果突出，能够对颅脑疾病进行早期诊断，并对梗死区的脑细胞进行分析，对溶栓治疗提供指导。

随着无创性心血管成像技术的迅猛发展，冠状动脉 CT 血管成像（coronary computed tomography angiography，CCTA）已经发展成为心血管病被检者的首选检查方法。但是多项研究表明冠状动脉解剖学狭窄与生理功能性缺血存在不一致性。随着 CT 和计算机技术的迅速发展，CT 血流储备分数（CT fractional flow reserve，CT-FFR）成为了评价冠状动脉 FFR 的一种新型无创手段，它的主要工作原理是基于高质量的 CCTA 图像创建冠状动脉树，再与冠状动脉生理学参数和流体力学原则结合计算冠状动脉在最大充血状态下的血流量和血压，从而得出一个心动周期内冠状动脉树任一点的 CT-FFR 值。

目前关于 CT-FFR 的临床研究多为验证性研究，而随机对照研究较少，随访时间也相对较短，在未来还需要开展更多前瞻、随机对照性研究，探索其对远期临床结局的影响。

4. CT 能谱成像技术　是一种新的 CT 成像技术，在临床上有一些全新的应用。但目前能谱 CT 的价值仍需大量研究去证实，临床应用存在相对局限性：对肿瘤淋巴结的定性仍存在不确定性，还需要进一步扩大样本研究；对肥胖被检者应用价值相对受限、对软组织分辨力不及 MRI等。相信随着以后研发技术的进步，其临床应用还将有大量创新成果涌现，能谱或多能谱 CT 正在成为 CT 成像的主流检查方法。

5. 影像后处理技术　随着软件的开发及临床应用的不断拓展，影像后处理功能不断增强，诸如仿真内镜、最大密度投影、容积再现技术、多平面重组和曲面重组等，而强大的后处理功能使 CT 成像技术应用更加广泛。

6. 人工智能　近年来，随着人工智能技术的快速发展，人工智能在医学影像领域的应用应运而生，不仅可以优化影像工作流程，而且有助于提升医生阅片的效率和质量。目前，人工智能在 CT 成像技术尤其是图像采集、重建、后处理方面的研究应用都取得了较多的成果和进步。

尽管挑战重重，但也为医学影像学科的发展与研究带来了前所未有的机遇，对于现在与未来从事影像技术事业的人才来说，需要具备知识面广、动手能力强、科研思维活跃和善于团队合作的复合型人才。

第三节　CT 成像科学研究内容与方法

医学影像学的诞生、发展与基础医学、临床医学及其他交叉学科的研究成果与新技术转化有关。同时，医学影像新技术的研发与应用反过来又进一步引领和促进了相关学科的科学研究与技术进步。而 CT 成像技术是医学影像学新技术中非常重要的一部分，它的科学研究的内容主要包括以下几方面：① CT 成像技术的研究；② CT 辐射剂量的研究；③ CT 成像形态学的研究；④ CT 成像功能学的研究；⑤基于 CT 影像的影像组学研究；⑥基于 AI 技术的 CT 成像研究；⑦ CT 检查技术诊断质量评价和管理研究；⑧基于计算机技术的影像数据库信息平台。

一、CT 成像技术的研究

随着医学的发展与面临的挑战，未来医学影像技术必须更加开放，趋向与物理学、生物化学、生物医学工程和医学影像等学科融合发展。CT 成像技术作为医学影像技术重要组成部分，必须迎合临床学科发展的需要和疾病诊疗流程的变化。而对于影像技术专业人员来讲，CT 成像技术的研究要重在技术创新与软件研发，其中医工结合是非常必要的。

（一）CT 灌注成像

CT 灌注成像（CTPI）是在静脉快速团注对比剂的同时，对选定的 ROI 层面进行连续快速扫描，得到一组动态图像，然后利用 CT 后处理工作站 CTPI 软件分析每个像素对应的密度变化，从而获得像素内时间密度曲线的成像方法，根据时间密度曲线计算出反映组织血流灌注状态的参数（如血容量、血流量、峰值时间、平均通过时间等），最终得到以灰度或伪彩色显示的灌注图像。

CTPI 广泛应用于脑缺血的诊断和评价，它的定量参数能评估脑梗死后缺血半暗带范围及演变，评估脑缺血或梗死溶栓治疗后改变及缺血再灌注损伤。急性脑缺血时，CT 灌注最早 30min 就可以显示病灶，有助于提高发现病变的"时间窗"，早期诊断，改善被检者预后。CTPI 的局限性主要在于辐射剂量较高及在体部易受到呼吸运动伪影影响等。随着 CT 硬件设备和软件的更新迭代，例如高端 CT 采用宽体探测器，能提供 Z 轴方向 16cm 的扫描范围，可以实现一次 CT 灌注扫描覆盖整个器官；先进的螺旋或摇床式采集模式；匹配相应的运动校正算法，以及新的 CT 重建技术，如迭代重建算法等，极大地改善了 CTPI 在体部的应用。另外，低剂量 CT 灌注扫描技术降低了 CTPI 的辐射剂量。

CTPI 能直接、无创、客观地反映活体的肿瘤微血管密度。近年来，在肿瘤领域的诊断、评估和治疗方面的作用不断提高，特别是在评估肿瘤血管生成、鉴别肿瘤良恶性、早期量化评估肿瘤治疗效果等方面均显示出较高的临床应用价值。

心肌 CTPI 不仅能完整显示整个心脏和冠状动脉的解剖学形态，还能定量评估心肌缺血范围和程度，是一种能同时评价心脏形态和功能的方法，临床应用越来越成熟。

（二）CT 能谱成像

CT 能谱成像是利用物质在不同 X 射线能量下产生的不同吸收效果来提供影像信息，获得时空上完全匹配的双能量数据，在原始数据空间实现能谱分析，可以提供双能量减影、物质分离、物质定量分析、单能量成像和能谱曲线分析等功能。

目前，能谱 CT 已经广泛应用于全身各部位肿瘤的医学影像诊断。相较于常规 CT，能谱 CT 具有以下四大优势：①提供丰富的能谱信息，在病变的检出、周围血管情况的显示、肿瘤 T 分期方面具有较高的临床价值。②提供物质分析技术，可鉴别物质原子序数与成分，判断物质性质和来源，为疾病的诊断和鉴别诊断提供可靠信息。③通过后处理，获得靶器官或病灶的能谱曲线，进行疾病的定性诊断和鉴别诊断。④能谱 CT 能提供物质沉积图（material depositional map，MDM），从该图中可抽取碘-水基物质对，而碘基值是最常用的能谱 CT 定量参数，能定量、真实地反映器官组织中的真正的碘含量。目前碘基值已广泛应用于肿瘤的分期、良恶性及组织学类型鉴别诊断、疗效评估和预后等。

能谱纯化技术能够将碘、钙质、铁等成分从 CT 值中分离，达到物质分离的目的。分离碘将 CT 强化图像中的碘成分去除，创建 CT 强化图像中的碘成分来创建一个虚拟非增强（virtual non-contrast，VNC）图像，即虚拟平扫图像；去钙质目前更多是应用在骨关节及血管壁的评估中，可突出显示骨髓的水肿；去除动脉粥样硬化斑块，能更好地显示血管壁非钙化斑块；分离出铁质，可消除骨折外固定钢架的 CT 伪影。如果 VNC 图像具有良好的图像质量以替代真实非对比（true non-contrast，TNC）图像，则可省略多项检查的非对比扫描。

物质成分检测方面，能谱 CT 在临床上准确辨别尿酸和非尿酸石，同时双能量 CT 能够预测结石的易碎性；清楚区分硅胶与周围软组织的结构，对于检测乳房植入物是否有泄漏，具有重要的临床意义。

此外，能谱 CT 还具有间接减少辐射剂量和静脉注射对比剂用量的优势。能谱 CT 可进行减影后处理而获得虚拟平扫图像，减少扫描期相，低能级图像较常规 CT 具有较高的 CNR，提高图像质量，而不增加额外的辐射剂量；能谱 CT 通过重建获得 40～140keV 能级图像可减少 50% 的静脉注射用量，即达到和常规 CT 增强扫描相同的病灶检出率。

能谱和多能谱 CT 是临床 CT 成像的新兴领域，有着区分不同有效原子序数材料的能力，出现了几种新的临床应用。如 CTA 可自动去除骨斑块和金属伪影；从对比增强扫描中去除碘信号、灌注血容量的单相成像，以及识别具有特定元素组成的组织，在肿瘤的诊断及鉴别诊断方面有着一定的临床应用效应。

（三）CT 血管成像

CT 血管成像（CTA）是指静脉内注入对比剂后，在靶血管内的对比剂浓度快速达到峰值时，进行扫描，经工作站后处理，重组出靶血管的三维图像。

1. CTA 最佳扫描期　CTA 技术实施的关键环节是确定最佳扫描延迟时间。目前扫描延迟时间的确定方法有经验法、对比剂智能追踪法及小剂量团注测试法 3 种，实际操作中必须根据被检者的个人情况（包括年龄、体重、身高、血压等）、病变部位、病变性质及对比剂注射方案等因素综合考虑，以确定 CTA 的最佳扫描期。

2. 低对比剂量 CTA 成像　CTA 成像时含碘对比剂的使用存在对比剂肾损害的风险，因此，降低对比剂用量也是近年来研究的热点之一。随着 64 及以上排数 CT 在临床的广泛应用，扫描速度的提高使得减少碘对比剂用量成为可能。另外，由于降低管电压能够增加高原子序数物质如碘的光电效应，提高含碘对比剂的 CT 值，因此在降低管电压的同时使用低浓度对比剂，在保证靶血管的显示密度（CT 值）的基础上，可减少进入人体的总碘量。有研究表明，采用双源 CT 大螺距扫描技术，联合 70kV 低管电压和迭代重建技术，在冠状动脉 CTA 成像时可将对比剂用量降至40ml，且不降低诊断符合率。

（四）CT 心脏成像技术

1. 冠状动脉 CT 成像　心血管 CT 已成为心脏成像检查的重要组成部分。2004 年 64 层螺旋CT 逐渐应用于临床，使冠状动脉 CT 成像成为现实。尽管较高辐射剂量（＞15mSv）对冠状动脉CT 成像的推广造成了一些不利影响，但因为冠状动脉 CT 成像较高的准确性，临床需求仍不断增加。随着 CT 设备的快速发展，冠状动脉 CT 成像的临床检查例次飞速增长，该技术逐渐成为确定是否存在显著冠心病的一项重要的无创性检查方法。

2. CT 血流储备分数（CT-FFR）　有研究表明，CT-FFR 与有创性冠状动脉造影所测血流储备分数具有良好的一致性。CT-FFR 使得冠状动脉 CT 血管造影成为唯一一种可用于斑块解剖及功能评估的无创性影像学检查技术。

随着应用经验及相关技术的优化，基于冠状动脉 CTA 的 CT-FFR 技术很可能在未来的临床实践中得到更加广泛的应用。同时，这项技术可能会出现在新的应用领域，包括指导冠状动脉支架治疗，以及进一步通过室壁剪切应力、轴向斑块应力来识别出未来有破裂风险的斑块等。

3. 其他生物医学工程方面的应用　如何利用生物工程学原理及心血管 CT 来解决更多的临床常规问题引起了人们的广泛关注。对一些被检者可进行心脏 CT 检查来获得包括相对室壁厚度及心房纤维定向信息的复杂左心房图像，并可结合电生理图来指导心房颤动的治疗；可建立左心室心内膜应变模型，以观察不同心肌病状态下的局部心内膜形变；基于流体力学计算方法，可预测经导管二尖瓣置换术后左心室流出道梗阻及左心室功能恢复情况。有证据表明，图像后处理新技术的应用可有效改善被检者的临床结局。科学家与临床医生之间更深层次的协作有助于解决一些以往知之甚少的问题。

4. CT 心血管成像的拓展应用

（1）延迟强化成像可用于评价心肌瘢痕组织，能谱 CT 更佳。

（2）利用双能 CT 或能谱 CT 可更好地显示斑块形态学特征，特别是高危斑块的一些特征。

（3）可实现双低心脏 CT 成像（低对比剂用量及低管电压）和单能量成像。

（4）心血管 CT 可用于评估细胞外容积指数（ECV）及各种心肌病表型。

（5）心血管 CT 可实现静息态及动态心肌灌注 CT 成像、心肌血流定量分析及对病变局部缺血灶的检测。

5. 结构性心脏病介入治疗　早期进行经导管主动脉瓣置换术（transcatheter aortic valve replacement，TAVR）时，需要通过二维超声心动图及透视检查来指导导管及瓣膜尺寸的选择。而如今的检查方法已逐渐过渡到三维经食管超声心动图及心血管 CT 扫描。这在很大程度上促进了结构性心脏病成像成为心脏病学及放射学的一个分支学科，并突出了心血管 CT 的价值，使之成为"心脏诊疗团队"中的重要组成部分。

为了把 TAVR 的成功复制到其他心脏瓣膜手术上，心血管 CT 现已成为被检者筛查及指导瓣膜植入的基础性检查方法。由生物工程师通过 CT 数据将计算流体动力学与计算机模拟技术相结合来模拟瓣膜植入并预测植入后左心室及瓣膜血流动力学情况。心血管 CT 将与其他经导管心脏瓣膜相关诊疗技术共同发展进步，并成为被检者诊疗路径的基本组成部分。

6. 3D 打印技术　因其图像分辨力较高，心血管 CT 是用于生成精确心脏三维模型的理想检查方法。除在少数医疗中心以外，目前 3D 打印技术尚未得到广泛应用，但相信在未来几年 3D 打印技术将会不断发展。

受益于 3D 打印临床效益提升及设备、耗材成本下降，其应用领域不断拓展，目前已涉及的领域包括：①复杂先天性心脏病的临床治疗；②冠状动脉瘘及冠状动脉起源异常的治疗；③指导复杂结构性心脏病介入手术的器械选择，包括左心耳封堵、TAVR、经导管二尖瓣修复术及外科二尖瓣修复术等；④医学生、研究人员及被检者的医学宣教；⑤复杂心脏疾病的外科训练；⑥多学科小组讨论。

7. 图像融合及虚拟现实技术

（1）图像融合：在导管室内，将心血管 CT 数据与透视图像"融合"，可为实时介入手术提供丰富的三维解剖数据，缩短手术时间，改善被检者预后。

（2）虚拟现实：通过虚拟现实技术，可在外科医生及心脏介入医生进行手术时，向其实时提供心脏图像。医生可在任意特定平面上实时观察容积成像，在改善被检者预后方面具有重要价值。

虚拟现实技术在开发综合训练环境方面也有潜在的应用价值，这种环境可以让相关技师及医生在接触"真实世界"的扫描环境之前进行必要的学习和训练。

二、CT 辐射剂量的研究

随着 CT 的逐渐普及应用，CT 检查的诊疗辐射已成为重要的公共卫生问题。人们对 CT 辐射剂量存在的潜在危害更加关注，如何合理有效地使用辐射剂量已成为 CT 检查中应当遵循的首要原则。

1. 各部位 CT 检查辐射剂量诊断参考水平　为了平衡辐射剂量与图像质量间的关系，国际相关机构，如国际放射防护委员会（International Commission on Radiological Protection，ICRP）和国际原子能机构等建立并使用 CT 辐射剂量诊断参考水平（diagnostic reference level，DRL）以取得辐射剂量和图像质量间的最佳平衡。

建立 DRL 的目的不是最大限度地降低 CT 检查的辐射剂量，而是优化辐射剂量与图像质量的平衡，从而达到从人群层面降低 CT 辐射剂量的目的。目前，建立 DRL 已成为 CT 辐射防护的普遍性需求。

辐射防护是为了防止确定性效应发生，同时尽量减少随机性效应。随机性效应可以诱发肿瘤和遗传效应，虽然不存在发生随机效应的剂量阈值，但其发生概率与受照剂量大小有关。需要医生、技师和护士共同努力，在满足临床诊断的基础上通过技术改进或者参数优化，将 CT 检查的辐射剂量降低，减少随机性效应发生。而定期监测被检者各部位 CT 扫描的 $CTDI_{vol}$、DLP 的 DRL 值，并与我国各地区和其他国家 $CTDI_{vol}$、DLP 的 DRL 值进行比较，能够及时调整扫描参数（电压、有效电流或螺距等）达到扫描参数最优化，促进 CT 扫描技术的不断提升，以实现诊断基础上辐射剂量最优化。

2. 低辐射剂量 CT 成像技术的研究　降低 CT 检查的辐射剂量是临床研究的热点问题，低辐射剂量 CT 检查是大势所趋。低辐射剂量 CT 成像技术，是指在临床实践中改变传统的扫描模式，严格遵循低辐射剂量原则，针对不同被检者的实际情况，制订不同的 CT 扫描方案，实现规范化扫描下的个性化 CT 成像，目前已成为业界共识。尤其最近几年，低辐射剂量 CT 成像技术的研究和讨论已成为 CT 成像技术研究的热门技术之一。

如何综合考虑剂量和图像质量两者的关系，是正确使用和研究 CT 低辐射剂量技术的前提。目前在放射学界取得的共识是 CT 低辐射剂量技术的使用和研究要遵循合理可能尽量低（as low as reasonably achievable，ALARA）最优化原则，即在保证良好 CT 图像质量（满足临床诊断的需求）的同时，尽可能合理地降低被检者的辐射剂量。对此，一方面可以依赖于检查医生与技师的经验；另一方面则可以依据 CT 低辐射剂量技术的自动化选择。考虑到被检者个体差异较大，所以后者能够更加稳定和最大程度地实现低剂量检查。目前 CT 低辐射剂量技术覆盖了包括 CT 检查的成像扫描环节和图像重建环节的整个 CT 影像链，CT 低辐射剂量的技术种类多达几十种。在临床工作中要努力对低辐射剂量技术进行全面理解和掌握，实现辐射剂量的最优化。

与 CT 辐射剂量相关的参数包括管电流、管电压、螺距、扫描范围、迭代重建算法等，其中辐射剂量与管电压的平方成正比，因此降低管电压是降低辐射剂量最有效的方法。最近的研究甚至将管电压降低至 70kV，结合迭代重建技术，可显著降低 CTA 的辐射剂量，同时保持图像的信噪比和对比噪声比。降低管电流也是降低辐射剂量的有效方法之一，但幅度较降低管电压要小，可作为降低辐射剂量的微调方法。

增大螺距可有效降低螺旋 CT 扫描时的辐射剂量，大螺距采集技术是双源 CT 特有的技术，因是双 X 射线管扫描，增大螺距仍可做到连续数据采集。研究表明，大螺距采集技术可使 CT 肺动脉成像的辐射剂量降低约 47%。

迭代重建技术通常在降低管电压和管电流时联合使用，是一种间接降低辐射剂量的方法。当降低管电压或管电流时，虽然辐射剂量降低，但图像噪声明显增加，影响图像的观察及诊断。迭代重建技术可去除更多的图像噪声和伪影，同时改善图像的空间分辨力，从而间接大幅度降低管电压和管电流。

能谱 CT 虚拟平扫指在增强检查时通过能谱 CT 扫描，而后应用虚拟平扫图像处理软件可获得虚拟平扫的图像，通过不同能量下的图像衰减信息，不仅能够获得更有价值的临床诊断信息，同时还能减少一次平扫检查的辐射剂量。

此外，减少重复照射、限制扫描范围、附加滤过板及合理使用防护设备也能够起到一定的辐射防护作用。例如在上腹部扫描时应合理使用防护设备对敏感区域（甲状腺、乳腺、性腺等）进行适当的防护屏蔽。

3. 儿童 CT 检查中的剂量控制　婴幼儿 CT 检查的挑战存在于两个方面：一方面，体积较小，血管纤细，图像的空间分辨力要求较高；另一方面，婴幼儿对辐射剂量敏感，因此需要扫描时尽可能降低辐射剂量。美国科学院电离辐射生物效应委员会发布的电离辐射生物学效应报告书中指出，对于同一种医疗照射，在儿童时期接受照射而致癌的危险是 20～50 岁成年人的 3～4 倍。

由于儿童体积小，周径和前后径均较成人小，X 射线束衰减较少，与成人被检者相比，相同的管电流会有更多的 X 射线到达探测器，所以在相同的 CT 扫描条件下，儿童比成人的图像噪声要低。对儿童进行 CT 检查时，管电流降低引起的噪声增加可通过选择适当的扫描参数使图像质量得到保证。患儿体型较小，穿透人体需要的管电压较成人需要的管电压低，这就为在进行儿童 CT 扫描时降低管电压提供了可行性。对于体型较小至中等儿童（如婴幼儿），可将管电压降低至 70kV；对于体型较大者，可将管电压降低至 80kV。儿童被检者在相同的年龄、身高或体重的情况下，体型的可变性很大，应用自动管电流和管电压调节技术，结合迭代重建算法是降低儿童 CT

检查辐射剂量的有效方法。婴幼儿颅脑由于颅骨与脑组织的组织对比较好，适合采用低辐射剂量扫描方案。

对不配合的婴幼儿被检者进行镇静及固定制动等，可以减少运动伪影，获得较高的 CT 图像质量及避免不必要的重复扫描，也是减少被检者辐射剂量的重要手段。

4. 普通 CT 增强检查中的剂量控制　根据辐射剂量公式，降低管电压，辐射剂量呈指数下降；降低管电流，辐射剂量呈直线下降。但单纯降低管电压造成 X 射线穿透性降低，X 射线透过人体的康普顿效应比例减少，光电效应比例升高，X 射线光子衰减数量升高，透过人体成像的 X 射线光子数量减少，会造成图像噪声升高，图像质量下降，尤其对于体重较重者下降更明显；而通过单纯降低管电流降低辐射剂量，使得成像 X 射线光子数量下降，会引起图像噪声升高，密度分辨力下降，对于高对比分辨力组织如肺等影响较小，对于对比度差异较小的肝脏等腹部实质脏器会导致图像质量明显下降。降低管电压时，造成 X 射线光子衰减数量增加，成像光子数量减少，通过提高管电流，增加成像光子的绝对数量，可以弥补降低管电压带来图像噪声升高，改善图像的质量。

多期相增强 CT 检查是评价脏器病变的血供情况，更好地显示病灶特征及进行定性诊断的检查技术。头颈部及胸部病变多采用两期增强检查，根据经验时间或对比剂智能追踪技术触发扫描。腹盆部病变中，增强检查通常采用三期增强，尤其是肝脏。CT 增强检查效果取决于肝实质与病灶的强化情况，强化越明显，两者密度差越大，越有利于病灶的检出。如何能达到最佳强化效果是肝脏多期增强扫描中的关键，故需要我们了解各种肝脏病变自身的强化特点，根据可疑病变的类型制订个体化扫描方案。

CT 硬件特别是新型探测器的发展，扫描条件也可进一步得到控制，被检者的辐射剂量也得到改善。此外，宽排探测器的出现，使 X 射线管旋转 1 周（一次曝光）便可进行一个部位的检查（如头颅、心脏等），极大地降低被检者检查中的辐射剂量，减少射线潜在的危害及致病、致癌、致畸的风险。

5. CTA 的辐射剂量控制　CTA 是指在静脉注射对比剂后，在靶血管内对比剂浓度达到高峰时间时进行图像采集，经后期处理形成靶血管的二维或三维立体影像，对血管变异、血管疾病及显示病变和血管的关系具有重要价值，CT 血管成像的使用越来越广泛，辐射剂量控制也越来越重要。

CTA 检查时，需要保证 CT 血管成像的图像空间分辨力，可适当降低管电压，但是管电流不能太低。目前 CT 血管成像主要推荐的方法是低管电压联合自动管电流调制技术（automatic tube current modulation，ATCM），可以明显降低被检者的辐射剂量，而且图像噪声增加不明显。研究显示，在 100kV 条件下联合 ATCM，注射对比剂 1.0ml/kg（300mgI/ml）在主动脉 CTA 中的应用是可行的，与常规剂量 CTA 相比有效降低了辐射剂量和对比剂用量，同时能满足临床诊断要求。

近年来，剂量控制从单纯的降低扫描剂量向联合改进重建算法的方向发展。研究显示，70kV条件联合迭代重建算法在头颅 CT 血管成像中的应用是可行的，与 120kV 对照组相比，70kV 组图像质量可满足诊断要求，辐射剂量降低了约 80%，血管内 CT 值升高了约 76%。

多层 CT 不断发展，新技术不断涌现，使得冠状动脉 CTA 日趋简单易行。能谱 CT 进行冠状动脉 CTA 可以使用较少的对比剂，并对斑块成分进行分析；高分辨力 CT 可以提高空间分辨力，利用冠状动脉细小分支及支架内狭窄与否进行评估诊断；双源 CT 可以提高时间分辨力，减少冠状动脉运动伪影；宽体探测器 CT 使得冠状动脉检查更加简单，16cm 探测器可以覆盖整个心脏，加之机架旋转速度的提高及冠状动脉运动冻结技术的应用，可实现单心动周期的冠状动脉 CTA 成像。同时被检者无须服用降心率药物，不用屏气，冠状动脉 CTA 检查更加便捷，扩展了冠状动脉 CTA 的适应证。但其较高的辐射剂量和对比剂用量存在潜在危害，如何在保证图像质量能够满足临床诊断要求的前提下，尽可能降低辐射剂量和对辐射剂量的精确评估，是冠状动脉 CTA 亟待解决的问题。

6. CT 灌注成像的辐射剂量控制　头颅 CT 灌注成像可显示缺血灶的部位、范围和程度，判定急性期脑梗死的缺血半暗带，评估梗死区脑组织的预后；对于其他疾病如肿瘤，CT 灌注成像能够更好地评价实质脏器本身或病灶的微观血流动力学变化，对于肿瘤性病变的诊断和鉴别诊断、治疗后的疗效评价与预后判断等都具有重要价值；而心肌灌注显像作为一种功能性成像手段，可以动态观察心肌灌注，评价血管狭窄后心肌缺血的程度和范围，判断心肌活性变化情况。但灌注成像需对同一部位进行多次扫描，辐射剂量较高，可以考虑在 80kV 条件下进行检查，尽可能降低被检者的辐射剂量；如果需要增强后的图像，可采用 100kV 的条件，既保证原始图像的质量，又控制了总的辐射剂量。

7. CT 增强联合检查中的剂量控制 一站式或联合检查，是指在一次注射对比剂的时间内完成两个以上部位或不同项目内容的检查，包括相同或不同部位的动脉成像、静脉成像、增强检查或灌注检查，以获得更全面的诊断信息。但同时要优化扫描方案，降低辐射剂量；减少对比剂用量，降低对比剂不良反应发生的可能性。

在很多情况下，如 CTA 和增强检查，可以采用一次扫描，采用不同的图像后处理方式重建不同的图像，不增加辐射剂量。特别是对于腹部多期增强，根据临床需要调整检查方案，动脉期参数选择可侧重血管成像，降低管电压；动脉晚期、静脉期及延迟期侧重观察病变。不同期相扫描根据检查目的采用不同的扫描参数，达到个性化的检查方案和更低的辐射剂量。

对于胸痛三联征被检者进行的肺动脉、冠状动脉和主动脉 CTA 的联合扫描，虽然检查部位多，范围大，但是检查方案可以有不同的选择，应根据主要怀疑的病变选择合适的扫描方案，可以单次扫描、两次扫描或者三次扫描。

当前，随着辐射防护意识的不断提高，CT 检查所涉及的 X 射线电离辐射危害已得到广泛关注。如何控制和降低 CT 增强联合检查中的辐射剂量，在保证图像质量的同时，实现低辐射剂量扫描，是联合检查中扫描方案优化的重要内容。

8. "双低" CT 增强检查 在满足图像质量前提下，CT 增强检查要尽可能降低对比剂的用量。降低使用对比剂引起的理化反应发生率，减少对比剂肾病的发生危险。管电压不仅是影响 CT 辐射剂量的主要因素，也是影响对比剂强化表现的重要因素。与标准管电压相比，低 kV 扫描时，含碘血管的光电效应增加，图像的 SNR 和 CNR 都会提高。低 kV 和低对比剂用量的 "双低" 扫描，同时降低了辐射剂量和对比剂使用量，还可降低对比剂肾病的发生风险。

综上，低辐射剂量 CT 检查是与常规检查比较而言的相对概念，不宜绝对化，单纯强调低剂量阈值亦缺乏实际意义，深刻理解、掌握低剂量成像技术，并实际运用到临床实践中，合理使用剂量才是 ALARA 原则的精髓。

三、CT 成像形态学的研究

医学影像检查包括 X 射线检查、CT 检查、MRI 检查、超声检查等都是以研究人体解剖结构为主要内容的技术。近几年 CT 设备硬件与软件的快速发展，尤其随着多排螺旋 CT 的广泛应用，为 CT 成像技术在影像结构学方面进行研究和再利用提供了数据基础，人工智能的应用，给 CT 成像形态学的研究赋予了新的生命。下面以胸部为例进行阐述。

1. 病灶定位 CT 在肺部病灶定位方面具有很大的优势。如果图像后处理重建技术结合深度学习，图像的重建将速度更快、质量更好、病灶定位更准。例如螺旋 CT 结合三维重建技术在气管支气管异物诊断中的准确率明显高于胸透和 X 射线胸片，采用此种诊断手段被检者也容易接受，没有刺激、没有痛苦、没有创伤性，且可以将气管支气管异物的情况进行准确的判断，为手术提供有效的依据。

2. 病灶定性 支气管与肺病变的主要定性依据是病灶的形态学特征，对肺部病变形态学特征的显示 CT 最佳，多种重建技术可多角度、多平面观察肿块，实现病灶细节的显示，而且 CT 优秀的密度分辨力使其对于病变内部坏死、钙化、有无强化、空泡征及支气管征等的显示非常敏感，结合深度学习能明显提高病灶的定性准确性。例如 MSCT 用于气管肿瘤早期诊断的价值较高，与

MR 比较分辨力更高，解剖细节显像清晰，可多角度观察管腔内部及外部病变，对手术方案的制订及预后判断有重要的指导意义。在肺癌的诊断和治疗中，CTPI 可提供血流动力学信息，实现对病灶动态及功能信息的观察。

3. 肺结节良恶性评估、预后、随访及疗效评价 随着肺癌低剂量CT筛查的广泛应用，肺结节被越来越多地检出，造成众多肺结节被检者焦虑、抑郁等社会问题。因此，肺结节的管理，肺癌早期发现、准确诊断、预后和随访评价等具有非常重要的临床意义。

（1）基于人工智能的肺结节的良恶性判断、生长速度预测、预后及随访等研究，能够指导制订肺结节临床治疗计划，具有重要的临床意义。

（2）肺癌手术后评估是否有残留、复发、局部淋巴结和远处转移，这对于预后判断、随访及疗效评价十分重要。一般肺癌被检者术后3个月的胸部增强CT可作为随访对比的基线，以后每半年CT平扫随访，发现形态学异常时进一步增强检查进行诊断。但肺癌术后往往形成纤维化、坏死及瘢痕组织，单纯依靠CT很难从形态学上与肿瘤的残留、复发鉴别。

（3）CT可以对肺癌放疗或化疗早期的疗效进行形态和功能两方面的评价。形态学上可以测量肿瘤体积的大小变化以及是否发现新发病灶。功能学上可以通过CT灌注成像比较化疗前后肿瘤的血流动力学变化进行疗效评价。

4. 肺叶以及肺气管树的分割 CT影像作为最灵敏的胸部成像模态，在肺部疾病的诊断中得到了广泛应用。尤其多层螺旋CT技术的快速发展使得基于医学影像的肺部疾病计算机辅助诊断与量化评估成为可能。

CT影像中肺叶与肺气管树分割是肺部疾病分析、病理参数测量和后续图像配置的基础，可以进行虚拟支气管镜检查，同时提供精确的各级气管道尺寸信息用于临床。三维肺气管树可以分析、评价气管树的相关功能和结构，获取支气管腔的横截面，直观或定量地对支气管腔的正常与否进行判断，有助于临床上支气管扩张病例的诊断与治疗方案的制订。

四、CT成像功能学的研究

随着影像学设备及成像技术的快速发展，医学影像学已经进入了功能诊断研究的新时代。关于心脏、肝脏、肾脏等脏器的功能研究也通过包括CT等影像学技术和手段分别展开，期望从活体的角度研究体内的生理或者病理过程，可以说，影像学研究正在从过去的结构影像学走向功能影像学。

（一）CT灌注成像

CT灌注成像（CTPI）是一种能无创、真实反映活体内组织器官血管化程度和微循环血流即灌注状态从细胞水平揭示疾病如脑梗死、肿瘤等的病理生理改变的功能CT成像方法，通过数学模型能够计算局部组织的灌注参数，包括血容量（BV）、血流量（BF）、达峰时间（TTP）、平均通过时间（MTT）、表面通透性（PS）。

CTPI主要应用于急性及超急性缺血性脑卒中检查，CTPI参数能定量评估脑梗死后缺血半暗带范围及演变，评估脑缺血或梗死溶栓治疗后改变及缺血再灌注损伤，具有重要的临床价值。CTPI的辐射剂量较高，易受运动伪影影响。随着CT硬件设备和软件的更新迭代，降低了CTPI的辐射剂量，拓展了CTPI在体部的应用。

CTPI还能无创评估肿瘤特性，灌注参数与血管生成的生物标志物如微血管密度（microvascular density，MVD）或血管内皮细胞生长因子（vascular endothelial growth factor，VEGF）密切相关，能客观反映活体肿瘤微血管密度，早于常规CT肿瘤形态学改变反映肿瘤血管生成状态的改变，评估整个肿瘤早期治疗反应，并能动态监测治疗效果，已成为定量反映肿瘤治疗反应的影像生物学指标。此外，CTPI在鉴别恶性肿瘤淋巴结肿大性质方面也发挥重要作用。

CTPI不仅在肿瘤诊断和治疗领域具有重要价值，在非肿瘤疾病的诊断与预后、疗效评估中也有重要作用。例如：评估自身免疫性胰腺炎激素治疗反应；在肝硬化程度分级的辅助诊断作用；心肌CTPI不仅能完整显示整个心脏和冠状动脉的解剖学形态，还能定量评估心肌缺血范围和程度，已成为一种成熟的心脏解剖和功能CT评价方法，在临床实践中显示出巨大的优势和应用前景。CTPI还可以联合其他评估方法，如冠状动脉CT血管成像和（或）单光子发射计算机断层成像（single-photon emission computed tomography，SPECT/CT）。

（二）冠状动脉功能学评价

血流储备分数（fractional flow reserve，FFR）是指病变血管的最大血流量与理论上该血管无病变时最大血流量的比值。大量的循证医学证据已经证实了FFR对冠状动脉功能学评价的有效性和准确性。近几年，基于深度学习与冠状动脉CT血管成像的无创CT-FFR的研究已取得较大的进展。

1.定量血流分数（quantitative flow ratio，QFR）　QFR是一种基于冠状动脉造影的三维重建和血流动力学分析得出的FFR。QFR的获得不需要药物性充血诱导，减少了手术时间、风险及成本，使得基于FFR的病变评估有了更加广泛的应用。

2.无创CT-FFR与人工智能　冠状动脉CTA是一种无创性结构检查手段，可用于评价冠状动脉的解剖学形态但是不能反映功能学情况。而FFR作为评价冠状动脉功能学状态的"金标准"，因其本身固有的有创性及操作的复杂性限制了其在临床的广泛应用。基于冠状动脉CTA的无创CT-FFR评估手段成为评价冠状动脉功能学意义的一种新型无创技术。但是既往CT-FFR值的计算需要耗费大量的时间和精力，CT-FFR的计算机器体积相对较大，也限制了其在临床上的使用，但人工智能与CT-FFR的结合很好地解决了这一关键性难题。在临床实践中，人工智能通过对大量冠状动脉临界病变CT-FFR值相关临床数据的深度学习，可以在临床应用时短时间内精确地计算相关冠状动脉的CT-FFR值，并且具有很高的准确性。相信随着人工智能不断地学习和积累，其对冠状动脉功能学评价的准确性和时效性会进一步提高。

总之，目前各种图像后处理技术的应用使得冠状动脉功能学评价更加精确，QFR与CT-FFR的创新性应用及临床进展，为心内科介入医生更加便捷、有效地进行介入治疗提供了技术支持。

（三）CT能谱成像

CT能谱成像的出现极大地拓展了常规CT的应用范畴和诊断潜能，不仅能反映常规形态学信息，还能反映组织定量生物学信息，对疾病进行全面的定性和定量诊断。但目前能谱CT的价值仍需大量研究去证实，在临床应用中仍存在相对局限性：对肿瘤淋巴结的定性，仍存在不确定性，还需进一步扩大样本研究；对肥胖被检者应用价值相对受限、对软组织分辨力不及MRI等。相信随着研发技术的进步，其临床应用还将有大量创新成果涌现，能谱或多能谱CT正在成为CT成像的主流检查方法。

五、基于CT影像的影像组学研究

影像组学（radiomics）主要通过高通量的数据提取影像图像的特征，并用经过处理的特征建立模型来诊断和预测临床疾病的一种技术。影像组学的图像处理过程包括图像数据采集、图像分割、特征提取及筛选、数据分析四大环节。它可以将CT、MRI、PET原始图像转换成高通量的数据，进行更深入的图像信息分析，实现对被检者影像特征的深度、高维度分析，从而建立疾病早期诊断预测模型、生存分析模型、疗效评价模型等一系列临床应用模型，将在个体化精准医疗方面发挥重要作用。影像组学还可以揭示影像学特征相关的肿瘤表型和基因特征，用宏观主观评价信息间接反映微观分子水平信息。但目前尚无全自动的图像分割方法，特征提取及筛选的方法较多，尚无对同一组织器官大样本的多个特征提取及筛选方法的对照研究，每种方法的优劣尚不明确，均处于探索阶段，且组学特征受机器型号及重建方法的影响，研究发现不同机器扫描的组学特征存在差异，提示在实际应用中需要考虑扫描机器之间的差异，将这些差异最小化是今后的一个研究方向。

影像组学最早应用于肺癌，在肺部的应用主要集中于肺结节的自动识别和分割、肺癌组织学类型、肺腺癌病理亚型、肺癌远处转移、肺腺癌基因突变的 CT 和 PET/CT 的影像组学研究。由于肺结节的不均质性，或与邻近血管、支气管、胸膜粘连，或磨玻璃密度结节与背景肺组织的对比度较低等原因，使得肺结节的自动识别和分割存在一定的困难。但基于影像组学的多变量分类器可以准确地预测肺癌的病理类型，有助于指导精准治疗。利用神经网络人工智能算法的特征分析也能预测肺腺癌的侵袭性。CT 影像组学特征在预测肺腺癌的远处转移方面有一定价值，有研究发现 35 个组学特征可以预测肺癌的远处转移，12 个特征可以预测肺癌的生存期。影像基因组学是将组学特征与肿瘤的基因表型相结合，分析组学特征预测肿瘤基因表型的能力。已有研究发现肺腺癌的 ALK，ROS1 和 RET 融合基因突变具有特定的 CT 和 PET/CT 组学特征。在肺癌治疗的疗效评价及放射性肺炎方面，基于影像组学的 CT 特征与辐射剂量和肺部放射性肺炎发展变化存在一定的相关性，说明影像组学作为一个定量、个体化的方法在肺癌疗效评价中具有较大潜力。除肺癌之外，基于分形维数分析的影像组学可以应用于肺部其他疾病，如慢性阻塞性肺疾病、哮喘、结核的诊断和病情监测，目前已有动物模型的初步探索性研究。

影像组学作为一个无创、廉价的定量影像方式，在全身各部位的肿瘤早期诊断、组织亚型分类、预后预测、疗效评价、基因突变预测及其他病变等方面均具有较大的应用潜力。

六、基于 AI 技术的 CT 成像研究

人工智能（artificial intelligence，AI）定义为用机械和电子装置来模拟和代替人类的某些智能，又称"机器智能"或"智能模拟"，用以描述计算机系统模拟认知过程。利用 AI 提高 CT 图像在采集、重建以及后处理方面的应用已经成为被广泛关注的现代医学技术。

（一）基于深度学习的人工智能

1956 年，JohnMcCarthy 教授在达特茅斯会议上首次使用了"人工智能"这一术语，正式开启了人工智能领域的专门研究。深度学习是人工智能机器学习领域的一个分支，以卷积神经网络（convolutional neural networks，CNN）为代表，在医学图像分割、计算机辅助检测等方面也得到广泛应用。

人工智能，特别是深度学习，在医学影像领域具有极大潜在的优势。首先，当工作负荷过重的时候，医生的诊断准确率和速度难免会受影响，人工智能能够把医生从一部分负荷重的重复劳动中解放出来。其次，不同于"专家系统"，深度学习的准确率会随着机器阅片数量的增加而提高，从而逐步进化；同时，又区别于人类医生，深度学习能够不受时间和疲劳感的限制不停地、快速地学习。深度学习可以通过学习海量的医学影像达到并且最终超越医生在特定场景的判断准确率。最后，深度学习通过微观化传统定义的特征，可以使得对医学影像特征的分析更接近影像的本质，从而提高准确率。

数据的数量和质量是实现人工智能医学影像诊断的必要条件，同时也是潜在的局限。首先，基于深度学习的人工智能医学影像诊断准确率会随着数据数量级的提升而稳步提升，但是训练数据的扩大并不容易。其次，高质量的数据是建立高质量深度学习模型的前提，因此有病理结果证明作为金标准的影像数据训练出的模型会相对更加可靠。最后，一些罕见的疾病，要收集到大量的训练数据非常的困难，深度学习在短时间内可能并不是此类应用场景的最佳方法。

（二）人工智能在 CT 成像技术方面的研究及应用

在 CT 检查流程方面，如发热门诊"无人"CT，支持"无人模式"下技师远程操控方舱 CT，方便技师远程完成检查和后处理操作，包含曝光、进退床和紧急停止等功能，确保在发热门诊等特殊场景下"无人"CT 安全有序的运行，影像技师可以在最远 300m 距离的医院另一层楼操作发热门诊 CT。

在CT图像采集方面，使用深度学习的超高分辨力技术，可以将常规CT图像获得的薄层图像作为数据集进行训练，然后应用于层厚较大的图像，可以生成虚拟薄层图像，可以缩短图像的采集时间。

人工智能在计算机断层重建方面是一种新兴的技术，发展目标是通过提高图像质量减少辐射剂量。人工智能在CT图像重建方面的应用，一方面是应用深度学习将低剂量CT图像训练成常规剂量的图像；另一方面是优化红外算法。深度学习的方法可以实现CT的低剂量和稀疏采样，红外算法可以在人工设计的先验函数下实现低噪声而不损失结构的图像。这些人工智能技术都可以在降低辐射剂量的同时加速重建时间，也可以优化图像质量。

深度学习是一种数据驱动的方法，可以在降噪方面产生更好的效果。研究显示，基于AI的算法在噪声抑制、结构保持方面具有提高图像质量的能力。人工智能已经被研究用于在胸部、腹部和心脏灌注中减少CT图像的噪声、提高图像空间分辨力等方面，并取得了较好的结果。

人工智能在图像处理和模式识别等领域也取得了巨大的成功。深度学习可以减少CT伪影，在对CT图像伪影抑制的同时，能够较好地保护图像中组织结构的边缘；另外深度学习也可以通过应用设计的组织处理技术，产生良好的先验信息来进一步抑制伪影；对于减少金属伪影，CT图像后处理中使用深度学习也能取得很好的效果，明显提高CT图像质量。

（三）人工智能在心血管CT图像重建方面的研究及应用

目前已有较为成熟的产品应用AI改进心血管CT的图像重建，优化影像质控流程，并应用于图像分割与计算。例如基于三维CT数据的深度卷积神经网络可以优化图像去噪方法，在减少辐射剂量同时可明显缩短影像处理时间；基于深度学习算法的迭代重建技术也减少了影像重建时间。深度学习方法还可用于识别和量化冠状动脉运动伪影，评价其对冠状动脉CCTA影像诊断可靠性和影像质量的影响，进而提高影像质量。另外，AI算法可以全自动分割冠状动脉CTA上的非钙化斑块和钙化斑块，以及心外膜脂肪组织，与医生手动分割的结果无显著差异且有良好的相关性。

虽然AI技术在心血管影像的应用与研究还处于初级阶段，但随着心血管影像数据规范程度的提高，AI在心血管病预防、预后评估及危险分层方面也展现了较好的价值。最近的一些研究关注了AI在冠状动脉钙化积分中的应用，包括冠状动脉钙化积分自动化计算系统的开发和验证、非门控胸部CT钙化积分自动化检测的验证及预后价值，体现了很好的应用前景。AI还可用于评价冠状动脉狭窄的血流动力学意义。相比常规通过CCTA对冠状动脉特异性缺血病变的诊断，由机器学习算法计算得出的CT血流储备分数提高了这一性能。此外，很多研究还利用机器学习算法构建疾病结局的预测模型。相比于传统风险评估方法，AI技术拥有更好的特征筛选及融合能力，因而风险评估能力更强，例如基于随机森林构建的机器学习模型具有较好的心血管疾病不良事件预测能力。

七、CT检查技术质量评价和管理研究

CT成像新技术的广泛应用带来了CT检查同质化及互认的问题。鉴于此，有必要加大对CT成像技术的质量评价和管理进行研究，以此来规范CT检查技术流程，规范CT检查技术选择及标准，提高CT检查技术质量，以期逐步解决影像学检查中存在的重复检查、过度检查的现状，缓解由此所造成的卫生资源浪费、诊断成本上升之间的矛盾。

CT检查技术质量的评价包括技术评价和管理评价两个层面。基本要求是对于所检查的疾病，使用的每一种影像学检查技术都应该是必要和适当的，应该达到诊断效能最高，并且符合卫生经济学要求，同时图像质量要满足诊断需要，以及能够及时和正确地被影像医生识别并做出正确的诊断，为临床诊治提供依据。

（一）CT检查技术质量的技术评价及方法

1. 技术评价内容 CT检查技术（包括外部条件、影像方法和设备）、技师和诊断医生这三个因素决定着诊断质量的高低，当这三个因素中的任何一个因素发生变化时，CT 检查质量就可能发生变化。因此 CT 检查技术评价具体内容应包括：① CT 检查技术的合理选择，其基本原则是使用最低价格、选用最适当的检查技术，对此进行符合卫生经济学和疾病临床评价指标的常见主要疾病影像诊断技术的比较研究；②合理利用 CT 新技术并进行诊断价值评价；③影像技师的规范化检查及影像技术的优化；④影像医生的合理、科学、准确的诊断包括常见主要疾病影像诊断标准的制订，借此提高影像诊断精度、缩小诊断差异、提高诊断效能的一致性及其与临床、病理诊断的符合率。

2. CT 检查技术质量的 ROC 评价 观测者操作特性（receiver operating characteristic，ROC）曲线分析法是首选的统计方法。采用 ROC 曲线分析法，可以对一种 CT 检查技术的诊断效能作出评价，或对 CT 与其他影像检查技术的诊断效能作出比较，具体方法为：①采用一种 CT 检查技术对一种或多种疾病的鉴别诊断价值的评价；②比较 CT 与其他影像学检查技术及设备对一种或多种疾病的诊断价值的评价。ROC 曲线下的面积是以上评价的客观指标，ROC 曲线分析法现已成为影像检查技术和影像诊断方法效能评价的客观标准。

（二）CT 检查技术质量的管理学评价

管理不仅是提高医院经济效益的重要手段，对提高医疗机构的服务质量也有重要意义。医疗机构要发挥应有的作用，必须要有有效的管理。CT 检查技术质量同样需要科学的管理，CT 检查技术质量的管理包括 3 个方面：① CT 设备及检查技术；②质控环节；③人为因素。

1. CT 设备及检查技术选择的管理学评价及方法 CT 检查设备的使用情况，包括运行状态、维护与维修等对 CT 检查技术质量的管理非常重要，同时不同的 CT 设备对影像检查的成功与否也有着重要的影响，例如冠状动脉 CTA 应该尽量选择 64 排及以上 CT 检查，而 16 排 CT 就不适合进行冠状动脉 CTA 检查。

2. 质控环节的管理学评价及方法 结合 CT 检查工作实际情况，利用数据从各个角度、方面进行分析。分析质控管理问题产生的原因时，不要只看到表面的现象，环节的评价因素主要有以下 4 个方面。①检查技术因素：CT 检查是否严格按照临床申请单要求进行，检查时间长短、CT影像质量是否符合临床要求。② CT 设备因素：CT 设备的操作是否规范和熟练及设备有无定期保养等。③服务工作因素：急诊CT检查的开展项目、与临床科室的合作情况及被检者的满意度。④诊断因素：CT 报告内容被临床认同的程度，诊断结论及其他影像学检查结果与手术、病理的对照分析，开展科研及论文发表情况等。

3. 人力资源的管理学评价及分析 主要是指技师个人对 CT 检查技术的理论知识的掌握水平，临床实践时间的长短，对其他影像学科和临床学科知识的掌握程度等。

（三）CT 检查技术质量评价的应用

1. 多种影像检查技术在疾病定性诊断和分级中的比较研究 例如冠状动脉 CT 成像与冠状动脉 DSA 血管造影在冠状动脉狭窄评估精准度的研究。

有关疾病影像学检查技术之间的比较研究与影像学检查新技术诊断价值应用方面的研究，在疾病诊断技术日益增多的现在显得尤为必要。这不仅涉及各种影像检查技术诊断效能的问题，更多的是解决卫生资源的合理分配，降低检查成本，以更加符合卫生经济学的要求，因而针对疾病的影像学检查技术诊断效能评价有重要的临床应用价值和政策需要。

2. 合理利用 CT 新技术并进行诊断价值评价 随着新型医疗保障制度的贯彻实施，大型医院CT 检查被检者量剧增，工作强度加大，在这种医疗环境下，针对提高工作效率，加快诊断速度的新技术评估也有重要的研究价值。同时无效的或低效的检查结果，不仅造成资源的浪费而且给被检者及家庭带来较重的经济负担。但是要限制使用或摒弃无效检查，则必须依据检查质量评价结果做出合理的决策。

3. 研究应注意的问题

（1）课题设计的前瞻性：开展疾病影像诊断质量评价的研究时，要注意课题设计的前瞻性，针对 CT 检查技术质量评价的不同内容制订不同的技术路线，并进行 CT 检查技术质量的 ROC 评价，只有这样才能保证研究结果的真实性和可推广性。

（2）评价指标的规范化：在应用任何一种方法对系统方案进行评价之前，都要对每个方案的评价指标进行规范化。在系统评价中，通常采用的指标评分法有排序打分法、专家评分法、两两比较法、连环比值法、逻辑判断评分法等。医学研究中专家评分法应用得较为广泛。CT 检查技术质量评价的目标是建立规范的影像检查程序，制订相应的技术标准，提高影像检查技术的诊断效率和效能，进而节约检查成本，提高有限卫生资源利用率。

八、基于计算机技术的影像数据库信息平台

计算机和信息技术是推动医学影像学发展的动力，将该学科带入了信息爆炸的新时代，使影像学出现了以下新特征：①计算机和信息技术的进步是各种医学影像设备进展基础；②医学影像的全数字化及网络化是当代影像医学发展的主流趋势。面对影像信息爆炸的现状，对其进行有效集成、挖掘，充分开发各种医学影像学和临床信息已经成为各国迫切需要研究和解决的重大课题；③以计算机技术为核心的信息技术进步，为研究、开发"医学影像数据库信息平台"奠定了良好的基础。

（一）医学影像数据库信息平台研究现状

影像学数据信息是医学信息最重要的组成部分，尽管国内大部分医疗单位已经建立了医院的 HIS 和 PACS，但是，大量已经被传输和存储的医疗信息未能充分有效地利用。影像资源的巨大浪费，已经成为当前以及今后若干年内都要关注和解决的重大问题。所以，建立基于"知识库"的医学影像数据库信息平台将成为重大事宜。

目前高端的医学影像学设备还依赖进口，同时国内至今还没有建立具有自主知识产权的国人人体影像学数据库及国人重大疾病的影像学数据库和知识库。加速发展我国自主知识产权的医学影像学设备替代进口产品，节约国家用于购买进口影像学设备的大量资金，同时深入研究国人活体正常结构、疾病与人体功能等方面均具有重大科学意义与社会价值。

将影像学专家的知识、实验室检查、病理结果及其他相关临床信息，进行集成、分类和挖掘，构建一个影像学专家知识库，采用人工智能技术来"模拟、仿真"影像学诊断专家的工作，并以集成、量化、规范的方式，为不同级别的影像诊断医生和临床医生提供培训、教学和学习的工具，使不同级别医院（尤其中小型医院）的医生提高诊断水平。因此，构建"影像知识库信息平台"十分必要，对改变传统医学诊断模式具有重大意义。

（二）医学影像数据库信息平台研究内容

1. 国人活体的标准数字化影像　建立中国男性和女性的全身体层扫描数据库，研究国人人体的基本特性，以获得国人具有统计学意义的人体数据库，为医学、生理学、病理生理学等相关学科的发展奠定应用基础，并可用于法医、运动医学、航天等领域。

2. 建立影像学中国疾病谱统计数据库　按照人体的不同部位分组，收集不同地区、不同民族、不同年龄、不同性别、不同疾病谱的国人影像学数据，从疾病的形态、功能等方面分析国人疾病谱的统计参数，并具备图像处理、图像分析、参数测量、统计分析等数据库的工具。

具有自主知识产权基于临床诊断思维模式的新型实用性应用软件的开发研究对所有影像学检查手段、实验室检查和临床相关信息进行分类、整合构建信息平台，并以此作为支撑，进一步对所有信息进行数据整理、挖掘和再利用，使之成为实用性强，使用范围广的国家层面上的专业化数据库。

在建立以临床诊断思维模式为主的"具有统计学意义的国人人体影像学数据库与知识库"和"国人重大疾病的数据库与知识库"，开发具有实用性和自主知识产权的应用软件，对改变传统医

学模式必将产生深远意义。

3. 医学影像专病数据库构建方法研究　目前，影像学所获取的数据量越来越大，面临的突出问题是人们对大量影像学数据利用不足，因而影像学数据的再利用将会成为下一个研究的热点。

（1）构建影像数据库医学数据项设计的基本方法：收集病例需要经过金标准或者临床标准证实的病例，所提供病例的一般要求包括（但不限于）以下内容：①年龄、性别、出生地、工作地、婚育情况、职业；②临床主诉；③临床表现；④实验室检查；⑤病理学结果；⑥影像学检查方法；⑦影像学表现；⑧影像学诊断分析；⑨影像学检查、诊断标准和质量控制研究。

（2）影像数据库检索方式的实现：对医学影像数据库的数据检索、挖掘的方式，要着眼于：①从疾病到影像学表现检索方式。目前国内外基于 WEB 技术的影像学数据库都是为了医学的继续再教育服务，因此大多数都是从疾病着手进行教学的，其检索策略和普通专著相似。②以临床诊断思维模式为基础的基于文字（图像）检索的计算机辅助诊断检索方式。检索方式从日常工作出发，从疾病的影像学基本征象着手，完全模拟临床影像学诊断规则和模式，首先确定基本征象好发于哪一类疾病，它们之间有什么内在的联系，再结合被检者的临床表现如年龄、性别、病史、体征，得到影像学诊断。因此，这种方式是实用性很强的基于文字检索的计算机辅助诊断方式。③构建基于 WEB 的影像学诊断知识库，将可能实现以临床诊断思维模式的检索方式，将有可能实现基于文字、图像的计算机辅助决策、诊断和知识发现体系。

随着计算机技术的发展，作为从事影像学临床工作和研究的人员，应该逐步具有跨学科的知识框架和理念，充分地将先进技术逐步地应用于临床之中，以改变"信息爆炸，知识贫乏"的现状。按照系统研究的观点，提出合理的需求，这样医工结合必将促进影像学的发展。

第四节　CT 成像论文撰写及研究范例

一、CT 成像论文的撰写

（一）论文撰写规范

CT 成像技术包括 CT 成像原理、CT 扫描方法与图像质量控制、检查前准备、各部位的 CT 检查技术、CT 图像重建、CT 图像三维后处理及 AI 人工智能等等。CT 成像技术的每一个环节，都可以进行研究，近些年来 CT 设备的发展日新月异，有很多新的方法和新的成像技术的出现，新方法的探讨及经验交流，需要影像技师在学习前人及他人经验的同时，将自己的研究和在实践中取得的结果及经验，进行探讨和交流。CT 检查与实际临床工作联系紧密，从实际工作当中发现问题、提出问题、研究问题，并且提出解决问题的方法。在写文章之前，作者对问题的认识要有一个清晰的脉络，如所论述问题的研究进展、目前存在的问题及解决问题的办法等等。

（二）论文的写作过程

1. 资料的准备　包括围绕问题收集资料和研究资料，查阅相关文献。

2. 写作构思　构思是对整个文章的题目、内容、布局、顺序、层次、段落、内容、观点、材料、怎样开头和结尾的思维，文章的主题中心要明确，用以表现的材料要充分、典型、新颖，结构上要严谨。

3. 拟定提纲　先完成正文，最后再写摘要和关键词，主要由摘要、关键词、引言、材料与方法、结果、讨论、参考文献等构成。通过提纲把作者的构思、观点用文字固定下来，做到目标明确。提纲作为全文的框架，明确重点和层次，提纲的拟写多采用标题式和提要式两种。标题式提纲，以简明的标题形式把文章的内容概括出来，用最简明的词语标示出某部分或某段落的主要内容，这样既简明扼要，又便于记忆，比如材料与方法、结果、讨论、参考文献等，这种标题式提纲是医务工作者最为常用的撰写论文的方法。在实际的写作过程中作者应做到既有纲可循，但又不拘泥于提纲，尽可能地开拓思路，才能写出优秀的论文。

4. 完成初稿　是指根据提纲，把要写的内容依次连接起来，把实验数据和资料进行分类分析。按照提纲分段写作，最后依次组合而形成初稿。

5. 修改文章　把初稿反复多看几遍之后，再做修改，在初稿完成后都要经过一番审读、推敲、修改才能定稿。修改过程中应注重以下几个方面的内容：文题是否相符，论点是否鲜明，论据是否充分，论证是否严密，布局是否合理，结论是否科学客观，用词是否符合医学术语，文稿是否符合医学论文辅导规范或稿约要求，标点符号应用是否正确，有无错别字等。必要时请专家修改，或提出意见。

6. 标注文献　在正文中引用文献时，在引用文献的位置采用顺序编码，标注出著者姓名、文献的题目、文献类型标志、刊物名称、年份、卷、期、引文页码。

二、CT成像研究范例

题目：DSCT对泌尿系统结石成分分析的临床价值探讨。

（一）课题可行性论证

课题可行性论证包括课题研究意义，国内外研究现状、水平和发展趋势，本课题立论根据、学术思想和科学意义，并附上主要参考文献及出处。

泌尿系结石症（urinary stones disease）简称尿石症，是最常见的泌尿外科疾病之一，据统计在一般人群中发病率达5%～15%，并且仍有继续升高的趋势，其中约25%的被检者需住院治疗，治疗后易复发，10年复发率高达50%。我国南方地区是世界三大结石病高发地区之一，云南省尤为高发，尿石症被检者占泌尿外科急诊、住院、手术的第一位，并呈现逐渐增加的趋势。结石病好发于青壮年，男性比女性多发，结石能够引起腰痛、血尿、尿路感染等临床症状，与泌尿系肿瘤也有一定的关系。病程较长的结石会引起肾功能的逐步损害，晚期肾功能完全丧失而导致不得不手术切除患肾，给被检者带来很大痛苦，甚至会威胁被检者生命。因此，研究尿石症发病的危险因素，制订有效的防治措施成为医疗卫生领域中的一个重要任务。但泌尿系结石成因复杂，具体发生机制未明，据流行病学研究表明，结石形成与地理环境、饮食习惯、遗传因素及机体情况都密切相关。根据其化学成分是否含有无机盐可将结石分为草酸钙结石、磷酸钙结石、磷酸镁铵结石（又称鸟粪石）、胱氨酸结石、尿酸结石、混合性结石和其他一些比较罕见的结石，其中尿酸结石和含钙结石占90%左右。根据结石成分不同，可大致推测其成因，检出结石中含有胱氨酸成分，可确诊为胱氨酸尿症；检出磷酸铵镁成分，可推测出结石是由细菌感染所致；发现纯磷酸钙结石时，应疑诊肾小管性酸中毒；结石的核心为纯磷酸钙而外层为草酸钙时，可能为甲旁亢引起的肾结石。不同成分的结石病，采用的治疗方式也不同，比如尿酸结石和胱氨酸结石首先碱化尿液，一水草酸钙结石因其硬度较大，体外冲击波碎石术（ESWL）治疗效果差；而磷酸镁铵结石需进行抗感染治疗。目前临床上尚无法在治疗前获取结石的成分资料，90%以上的结石被检者首选ESWL治疗，这不仅为被检者带来有创痛苦，也加重经济负担，造成医疗资源的浪费。有文献统计治疗方法的进步并没有降低结石的复发率，说明盲目选择治疗方式对结石病的治疗及预防并未取得理想的效果。因此治疗前分析结石成分具有重要的临床价值，不仅能指导治疗方案的选择，而且能为预防结石复发提供依据。

目前，临床医生常根据被检者的病史、尿液检查、X射线片及超声检查等经验性地推测结石成分，但是准确性不高，缺乏可靠的依据。至今临床上还没有一种可靠的检测手段能够在具体治疗实施之前准确判断体内结石的成分。传统分析结石成分的方法包括化学定性或定量分析、光谱分析、X射线衍射分析、热重分析、扫描电镜分析及偏光显微镜等，阴极发光技术及离子色谱法等，上述方法操作复杂，耗时较长，花费昂贵，并且局限于体外。影像学的发展对泌尿系结石的诊断起到了重大推进作用。普通X射线、B超、普通CT等对结石的诊断有一定的价值，但上述方法均无法准确判断结石的成分。国内外专家通过螺旋 CT 扫描测量泌尿系结石的 CT 值可以大致分析某些结石的成分。1998 年穆斯塔法维（Mostafavi）等利用螺旋 CT 分别用 80kV、120kV 扫描 102 例体外结石，通过测量其平均 CT 值范围，认为可以精确分析尿酸，磷酸铵镁和草酸钙结石，但无法将磷酸氢钙和草酸钙结石分开，也无法区别胱氨酸结石和鸟粪石。测得几种结石的 CT 值范围如下：尿酸（437HU±45HU）、磷酸铵镁（461HU±117HU）、胱氨酸（625HU±23HU）、一水草酸钙（797HU±94HU）、草酸钙石（1017HU±201HU）和磷酸氢钙（1216HU±150HU），这与巴赫曼（Bachmann）、格罗让（Grosjean）等结论一致。但与多位研究者测量磷酸铵及胱氨酸的结果相反。2004 年扎尔斯（Zarse）等用 1mm 层厚扫描体外结石发现其 CT 值范围不重叠，尿酸结石为 566～632HU，鸟粪石为 862～944HU，草酸钙结石为 1416～1938HU，羟基磷灰石为 2150～2461HU。同年贝林（Bellin）等利用螺旋 CT 将 100 例人结石置于猪肾中进行扫描，通过测量结石的最大 CT 值、最小、平均 CT 值及密度，认为可以区分胱氨酸，一水草酸钙结石和磷酸氢钙。2005 年我国学者陈志强采用螺旋 CT 体外扫描 30 例尿路结石样本，也通过测量其 CT 值范围，认为螺旋 CT 可以在体外预测 5 种结石成分，CT 值由高到低依次为草酸钙（1890±100）HU、磷酸钙（1382±74）HU、胱氨酸（1089±22）HU、磷酸镁铵（674±37）HU 和尿酸（148±88）HU，各混合成分结石的 CT 值均在相应纯结石 CT 值之间。上述结果均在 120kV 条件下测得的结果。有研究表明不同的管电压值对结石成分分析有一定差异。Mostafavi 等认为判断结石成分的最佳参数是在 120kV 电压下结石的 CT 值，但是在区分草酸钙结石和磷酸钙结石以及在区分胱氨酸结石和磷酸镁铵结石有困难，Bellin 等则认为 80kV 是最佳选择。随着扫描电压的增加，CT 值会相应减小，CT 值相近的结石组之间数值会发生部分重叠，这就增加了区分结石的难度。目前临床上 CT 检查最常采用的扫描电压是 120kV。虽然一些体外研究证实螺旋 CT 可以预测尿路结石化学成分，但是体内研究相对较少。2000 年，纳卡达（Nakada）等使用螺旋 CT 扫描 129 例体内结石，通过测量 CT 值峰值及 CT 值与结石大小比值，认为可以区分尿酸结石与草酸钙结石。2003 年德米雷尔（Demirel）等利用螺旋 CT 扫描了 87 例泌尿系结石，CT 值分别为草酸钙结石（812±135）HU、鸟粪石（614±121）HU、尿酸结石（413±143）HU，各类结石的 CT 值差异有统计学意义。2004 年德韦吉（Deveci）利用螺旋 CT 在体外扫描 107 例泌尿系结石通过测量密度差异可以区分尿酸、磷酸铵镁、胱氨酸、磷酸钙、一水草酸钙、二水草酸钙和钙石。同年，我国学者沈肖曹等对 12 例含钙结石与 4 例尿酸结石被检者行螺旋 CT 扫描，通过测量 CT 值范围认为含钙结石与尿酸结石差异有统计学意义。从以上研究我们可以看出，螺旋 CT 对体内、外结石进行扫描，在不同管电压下以测量结石的 CT 值范围来推测结石成分的各种研究显示结论尚有争议，主要原因是结石成分均为异常高密度，差别不大，仅通过密度差异是很难提供特异性结石成分诊断信息的；不同成分的结石 CT 值有部分重叠；操作者的个体差异性和人眼的灰阶分辨力的限制；不能够准确识别不同成分的结石。此外由于技术条件、对体外结石的处理、测量结石成分的指标及样本量等因素均可能导致结果的偏差。

双源 CT 把两套 X 射线管系统和两套探测器整合到了一个机架内，能够分别采用不同能级的 X 射线在同一扫描时间内进行扫描，而不同物体对不同能量的 X 射线的衰减值的差值是各不相同的，这种差值的大小反映出被照射物体对 X 射线能量敏感性的大小，我们可以利用这种差值进行成像，从而得到反映被扫描物体的能量敏感性图像，简称能量图像。物体对不同 X 射线能量的敏感性不是由其密度决定的，而主要是由其化学成分决定的。因此物体的 X 射线能量图像所反映出的信息和传统的物体 X 射线图像（密度图像）所反映出的信息是不同的，密度图像则表达出的是物体的密度差异性，而能量图像表达出的是物体的不同化学成分信息。DSCT 进行双能量扫描时，两个 X 射线管的管电压分别为 80kV 和 140kV，输出的 X 射线能量分别为 53.3keV 和 71.0keV，同时为保证低管电压 X 射线管能够输出足够的 X 射线，其管电流约为高管电压 X 射线管的 3 倍。扫描时，两个 X 射线管分别以各自设定的管电压同时发出 X 射线，然后经被检者衰减后同时又被相应的探测器采集，从而获得两组原始的双能量数据，再对获得的数据进行一系列相应的数学算法即可得到需要的双能量图像。不同成分的结石所含的化学元素不同，尿酸盐结石的化学元素（如 H、C、N、O）的原子序数相对低，在高和低电压条件下 X 射线衰减明显不同；而非尿酸盐结石所含化学元素（如 P、Ca、S）的原子序数高，在不同管电压下密度变化明显，因此利用能谱成像理论上来说可以区分尿酸结石、胱氨酸结石、磷酸羟灰石及草酸盐结石。利用 DSCT 配套的结石分析软件，可以将不同成分的结石以不同颜色显示出来。目前，国外已出现少量利用双能量 CT 分析泌尿系统结石成分的报道。2008 年，施托尔茨曼（Stolzmann）等通过 DSCT 扫描体外结石 40 例，认为利用双能结石分析软件分析含尿酸成分的结石敏感性、特异性、阳性率及阴性率均为 100%；同年格拉泽尔（Graser）等通过双能 CT 扫描体外结石 24 例，利用结石分析软件自动分析结石成分，认为可以区分出尿酸、胱氨酸、鸟粪石。此外，2008 年布里安（Brian）等利用双能 CT 对体内结石进行扫描，通过测量不同能级下结石的 CT 差值及比值，认为能谱 CT 不仅能区分碳酸钙结石和尿酸结石，而且能区分含不同成分钙盐的含钙结石。2010 年希道什（Hidas）等利用 DSCT 扫描 27 例体外结石，通过测量低管电压与高管电压下的结石衰减值比值，认为比值<1.1 为尿酸，比值为 1.1～1.24 为胱氨酸，比值>1.24 为含钙结石，并且得出双能 CT 对结石成分分析的准确性为 82% 的结论。同年，迈克尔（Michael）等利用 DSCT 对 50 例体外结石进行扫描，认为可以鉴别磷酸氢钙、草酸钙、磷酸钙、磷酸铵镁、胱氨酸和尿酸。由上述研究可以看出，由于病例数不同，采取的扫描条件不同，测量指标不同，利用能谱 CT 对结石成分分析的特异性、敏感性等指标相差很大，能区分的结石种类结果也有很大争议，此外，也有可能和结石的发生区域相关。因此探索云南省本地区的结石相关问题也具独特性。

综上所述，治疗前获取结石的成分信息有较大的临床意义，不仅对治疗方案的选择有指导意义，对结石成因的推测及结石预后也具有重要意义。双能 CT 对泌尿系统结石做到定位、定性诊断，可作为一站式检查。查阅相关文献，利用双能 CT 分析泌尿系结石成分的报道较少，结论尚有争议，未见双能 CT 对体内、外结石成分差异性的研究报道。国内尚无双能 CT 对泌尿系结石成分分析的报道。

（二）研究目标和主要研究内容（含创新点）

1. 主要内容 研究分为两部分。

第一部分：体内结石成分分析。收集病例术前行 DSCT 双能扫描（80kV/140kV）及常规 120kV 扫描 40 例结石病例，所有病例均获得结石标本。

第二部分：体外结石成分分析。收集 80 例结石，置于新鲜猪肾内模拟人体环境，采用同样方式行 DSCT 双能扫描（80kV/140kV）及常规 120kV 扫描。

两组扫描均分别测量 80kV、120kV、140kV 下结石的 CT 值，HU 差值=$HU_{80kV}-HU_{140kV}$；HU 比值=HU_{80kV}/HU_{140kV}；双能量指数（dual energy index，DEI）：DEI=$HU_{80kV}-HU_{140kV}/HU_{80kV}+HU_{140kV}+2000$。DSCT 配套的双能肾结石分析软件行结石成分分析；120 例结石进行化学成分分析，作为金标准。分析以下指标：阳性率、阴性率、假阳性率、假阴性率、敏感性、特异性、准确性。通过卡方检验、配对和成组 t 检验、方差分析等统计学处理实验结果，分析体内结石组、体外组是否具有统计学意义；DSCT 结石分析软件分析结石与 CT 值分析结石是否具有差异；不同 kV 值下（80kV、120kV、140kV）对结石的成分分析是否具有差异性。

2. 研究目标

（1）通过测量不同管电压下结石的 CT 值，评价不同管电压值对结石成分分析的影响。

（2）评价双源双能 CT 区分主要的 4 种不同成分泌尿系结石的敏感性、特异性、准确性。

（3）探讨双源双能 CT 对体内、外结石成分分析的差异性。

（4）比较常规 CT 与双能 CT 鉴别体内、外结石成分分析的差异。

3. 创新性 国外利用 DSCT 双能量技术分析结石成分的报道较少，病例数少，观察指标少，结果尚不肯定。国内未见相关报道。

（三）主要技术路线及研究方法

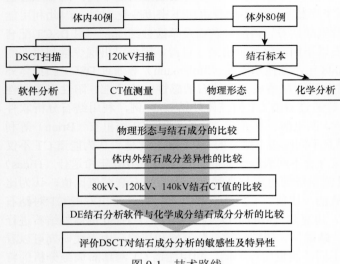

图 9-1　技术路线

1. 技术路线（图 9-1）

2. 研究方法

（1）临床资料的收集：收集被检者的临床资料（如性别、年龄、家庭住址、生活习惯，结石是单发、多发还是复发，结石所在部位，是否有家族史等），建立临床资料档案库。

（2）结石标本的收集：收集手术后、碎石或排石标本及对结石标本的形态学分析包括结石外观、颜色、硬度、大小等。

（3）CT 扫描方法：体内扫描是对泌尿系结石被检者行双源双能量及常规 CT 平扫。体外扫描将结石放入模拟人体标本（新鲜猪肾）内行双源双能量及常规 CT 平扫，获取扫描数据并测量 HU 值、HU 差值、HU 比值及双能量指数等指标。扫描参数：双能扫描为管电压 80/140kV；管电流量 297mAs、70mAs，准直器 64mm×0.6mm，重建层厚及层间距分别为 0.75mm、0.5mm，X 射线管旋转时间 0.33s，螺距 0.7。常规扫描为 120kV；管电流量 200～250mAs，准直器 64mm×0.6mm，重建层厚及层间距分别为 0.75mm、0.5mm，X 射线管旋转时间 0.5s，螺距 0.9，采用 CareDose4D 自动管电流调制技术。

（4）CT 值测量：分别测量 80kV、120kV、140kV 下结石的 CT 值，HU 差值=HU_{80kV}–HU_{140kV}；HU 比值=HU_{80kV}/HU_{140kV}；双能量指数（DEI）；DEI=HU_{80kV}–HU_{140kV}/HU_{80kV}+HU_{140kV}+2000。

（5）双能肾结石分析：将 140kV 和 80kV 两组数据载入 DE kidney stone 软件，调节属性曲线，在能量图像上对最常见的 4 种肾结石成分进行识别、显示、诊断。通过多方位重建采用不同颜色显示最终结果。

（6）结石化学成分分析：采用北京大学泌尿外科研究所科技开发中心提供的标准结石定性成分分析试剂盒进行草酸盐、磷酸盐、尿酸盐、胱氨酸、碳酸盐、铵、钙、镁等尿路结石化学成分分析。其结果作为结石成分分析的金标准。较小的结石直接研成粉末，较大的结石分层取样研成粉末，取 1～2mg 结石粉末置于瓷滴板孔内等待检测，分别在板孔中加入不同成分试剂，根据其颜色改变作为判定标准。如加入尿酸试剂 I、II 各两滴，呈蓝色为阳性，则结果为尿酸结石。

（7）分析指标：阳性率、阴性率、假阳性率、假阴性率、敏感性、特异性、准确性。通过卡方检验、配对和成组 t 检验、方差分析等统计学处理实验结果，分析体内结石组、体外组是否具有统计学意义；DSCT 结石分析软件分析结石与 CT 值分析结石是否具有差异；不同管电压值（80kV、120kV、140kV）下对结石的成分分析是否具有差异性。

（王世威　吴　岩）

参 考 文 献

李艺钏，王洁，黄慧敏，等，2020. 广西某高校附属医院 2015～2019 年科研立项情况分析. 医学信息，33(24): 140-142.

任湘鹏，徐煌，潘巍巍，2022. "新医科"背景下医学本科生科研素质和创新能力的培养. 嘉兴学院学报，34(6): 136-140.

沈宁，胡良平，2017. 医学科研设计方法概论. 四川精神卫生，30(4): 301-305.

史晓林，李春雯，2020. 提高研究生开题报告质量. 教育教学论坛，(29): 95-97.